Shiatsu als Therapie

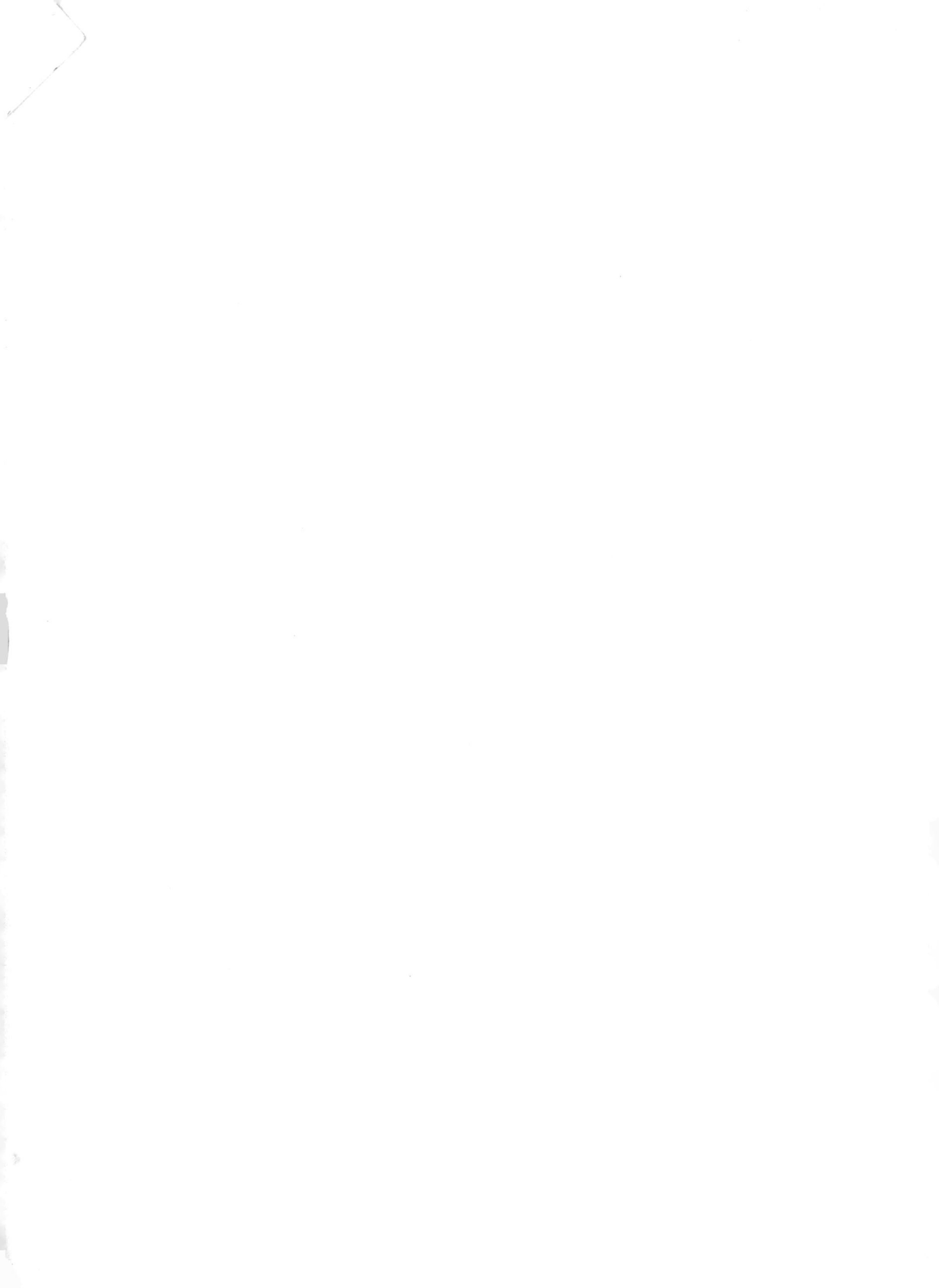

Peter Itin

Shiatsu als Therapie

Rahmen – Essenz – Felder

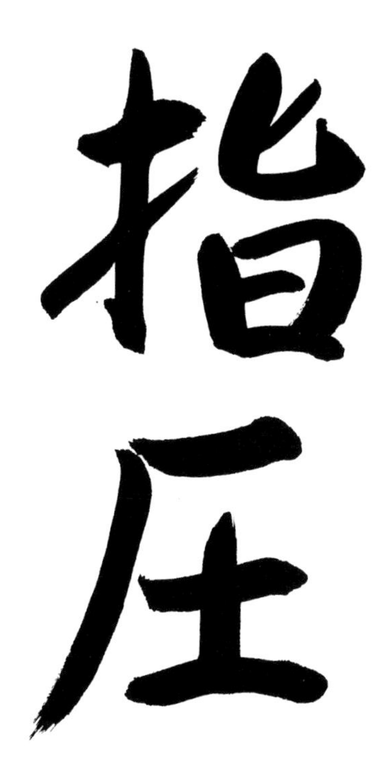

Anschrift des Autors
Peter Itin
Rheinfelderstrasse 34
CH-4058 Basel
info@peteritin.ch

Bibliografische Information der Deutschen Nationalbibliothek:
Die Deutsche Nationalbibliothek verzeichnet diese Publikation in
der Deutschen Nationalbibliografie; detaillierte bibliografische Daten
sind im Internet über < http://dnb.d-nb.de > abrufbar.

© 2007 Peter Itin
Satz, Umschlagdesign, Herstellung und Verlag: Books on Demand GmbH, Norderstedt
ISBN 978-3-8334-8319-6

Inhaltsverzeichnis

Vorwort

Dieses Buch handelt von Shiatsu als Therapie
- zur Unterstützung und Begleitung von Menschen,
- die an Krankheiten, körperlichen Beschwerden und seelischen Schwierigkeiten leiden
- zur nachhaltigen Gesundheitsförderung.

Das vorliegende Buch unterscheidet sich von herkömmlichen Shiatsu-Lehrbüchern, weil es nicht die Grundlagen der Ausbildung sondern die konkrete Berufspraxis zum Ausgangspunkt hat. „Was denken Sie, wenn Sie Shiatsu geben?", fragte mich kürzlich ein Klient. Die Frage verweist darauf, dass das Wesentliche einer Shiatsu-Behandlung nicht die Daumentechnik ist. Die Behandlung folgt auch nicht einem denkenden, dominierenden Verstand, sondern sie entfaltet sich intuitiv, indem die TherapeutIn mit allen Sinnen voll im Moment präsent ist und mitfühlend mit der Klientin mitschwingt. Das Autofahren kann als Bild dienen. Beim Fahren wirkt vieles untrennbar zusammen: Das erlernte Können und die erworbene Erfahrung des Lenkers, die Bedingungen der Strasse und das Fahrzeug selbst. Der Fahrstil des Lenkers kann für andere Verkehrsteilnehmer gefährlich, rücksichtslos oder respektvoll sein. Die Wirkung wird durch seine innere Haltung und seine Ziele geprägt. Diese sind Ergebnis seiner individuellen Persönlichkeit, aber auch der Kultur seines Landes. Der Daumen der TherapeutIn ist wie das Auto bloss Instrument. Im Zentrum dieses Buches steht die Essenz des heutigen Shiatsu, das was seine Kraft und Wirksamkeit ausmacht.

Der einleitende Teil Eins des Buchs heisst „Rahmen". Ein Rahmen gibt dem Bild noch mehr Klarheit und Kontur. Ein erstes Kapitel steckt ab, wie sich Shiatsu als therapeutischer Beruf entwickelt hat. Die Geschichte des Shiatsu von seinen allerersten, fernöstlichen Ursprüngen bis hin zur gegenwärtigen Stil-Vielfalt macht Zusammenhänge zwischen den Wurzeln, dem Gewachsenen und der individuellen Arbeit verstehbar. Das zweite Kapitel reflektiert die berufliche Identität und die Positionierung von Shiatsu als Therapie vor dem Hintergrund unterschiedlicher, politisch-rechtlicher Entwicklungen in Europa. Das dritte Kapitel erläutert verschiedene Konzepte des Gesundheitsverständnisses und der Gesundheitsförderung und zeigt auf, wie diese die Philosophie von Shiatsu als therapeutischer Beruf beeinflussen.

In Teil Zwei des Buchs entfaltet sich die „Essenz" des Shiatsu. Ein erstes Kapitel enthält das, was in meinem aktuellen Verständnis das Wesentliche und Ureigene von Shiatsu als Energiearbeit ausmacht. Grundlage bilden traditionelle fernöstliche Erkenntnisse über die Lebensenergie Qi und westliches Wissen über Energie. Ich habe vier Dimensionen der Energiewahrnehmung und Energiearbeit herausgeschält, welche im Shiatsu enthalten sind. Die jeweiligen theoretischen Konzepte, Wahrnehmungsformen, Arbeits-Ziele und Arbeits-Techniken werden beschrieben. Ein zweites Kapitel zeigt auf, wie die therapeutische Gesprächsführung die Behandlung ergänzt, um nachhaltige Prozesse der Gesundheitsentwicklung zu unterstützen. Wege zur Schulung des Bewusstseins und der inneren Ausrichtung zur Entwicklung der Qualität der therapeutischen Arbeit runden in einem dritten Kapitel diesen Teil ab.

Teil Drei heisst „Felder" und bezieht sich auf die wichtigsten Anwendungsgebiete Shiatsu als Therapie. Das einleitende Kapitel gibt eine Übersicht über typische Behandlungsgründe, Ziele und Wirkungen. Zu fünf verschiedenen Typen von Beschwerden werden jeweils in einem eigenen Kapitel Informationen aus medizinischer und energetischer Sicht zusammengestellt, und es werden Hinweise und Beispiele zur Shiatsu-Arbeit und zur Gesprächsführung gegeben. Die fünf Themenkreise betreffen Rückenbeschwerden, Kopfschmerzen/Migräne, frauenspezifische Beschwerden (Zyklus, Schwangerschaft, Brustkrebs, Menopause), psychische Probleme (Stress, Burnout, Lebenskrisen, Depression) und Traumafolgen.

Das vorgelegte Werk wäre nicht möglich geworden ohne meine langjährige Beschäftigung mit Shiatsu als Klient, Studierender, Praktizierender, Unterrichtender und als Verbandspolitiker für die Shiatsu Gesellschaft Schweiz, den Dachverband Xund und das Internationale Shiatsu Netzwerk ISN. Mein Shiatsu ist stark geprägt von Cliff Andrews und Pauline Sasaki, welche das Zen-Shiatsu von Shizuto Masunaga weiterentwickelt haben. Zudem haben sich meine Erfahrungen mit Thich Nhat Hanh (Zen-Meditation und Achtsamkeitstraining), Chen Xiao Wang (Taiji Quan und Qi Gong), Maura Sills (Core Process Psychotherapie) und Peter Levine (Trauma-Heilungs-Therapie Somatic Experience) in mein Shiatsu eingewoben. All diesen Menschen gilt mein tiefster Dank.

Wertvolle Anregungen zu Manuskriptentwürfen erhielt ich von Friederike Denner, Doro Mutz-Negenborn, Barbara Frank und Eduard Tripp, denen ich für ihre Unterstützung herzlich danke.

Für die japanischen Schriftzeichen danke ich Frau Margarete Müller, deren Kalligraphien meinem Praxisraum eine energetisch wunderbare Ausstrahlung verleihen. Die in diesem Buch verwendeten Schriftzeichen sind

- Shiatsu (Titelbild und Teil 1)
- Ki (Teil 2) und
- Kyo/Jitsu (Teil 3).

Was die sprachliche Gleichbehandlung betrifft orientiere ich mich am Leitfaden der Schweizerischen Bundeskanzlei. Um stilistische Schwerfälligkeiten zu vermeiden, habe ich oftmals nur die weibliche Form gewählt, da im deutschsprachigen Raum Shiatsu-TherapeutInnen und KlientInnen mehrheitlich weiblichen Geschlechts sind. Ich schliesse alle Männer damit ein, sofern nicht geschlechtsspezifische Themen behandelt werden.

Textpassagen, die mir persönlich besonders wichtig sind, sind in Kasten gesetzt wie der folgende:

Ich danke von Herzen allen Personen die mein Shiatsu bereichert und unterstützt haben: LehrerInnen, Verbands- und Berufs-KollegInnen, KlientInnen und KursteilnehmerInnen. Ein besonders grosser Dank gilt meiner Frau Bettina, die dieses zeitaufwändige Vorhaben geduldig unterstützt hat.

Dieses Buch ist auch ein Dank an Shiatsu, das meinem Leben eine neue Ausrichtung gegeben hat. Es ist ein Dank an die Lebenskraft Ki, an meine Eltern, die mir reichlich davon mit auf den Lebensweg gegeben haben, und an das Mysterium Leben an sich.

Ich wünsche Ihnen, dass Ihnen das Buch Inspirationen zum eigenen Weiterforschen gibt.

Peter Itin, Basel und Tessin 2007

Teil 1
Rahmen

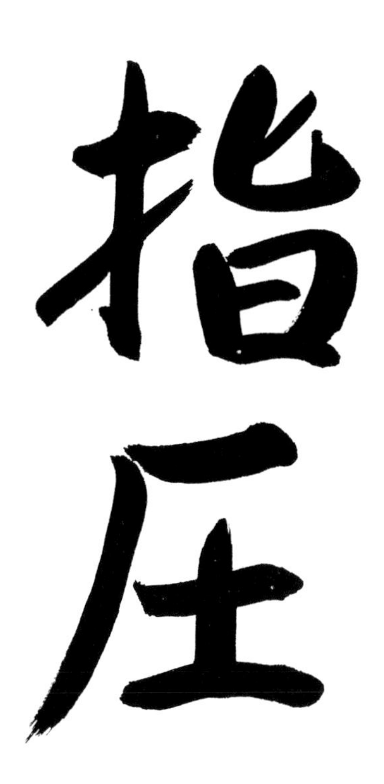

Von den historischen Wurzeln zum heutigen Shiatsu

Was ist Shiatsu?

Shi heisst Finger, atsu heisst Druck, Shiatsu heisst Fingerdruck. Soweit, so klar. Bea Cappellini, Schulleiterin im Tessin, definiert Shiatsu als „japanische Methode mit chinesischem Hintergrund und westlicher Interpretation". Diese Kurzformel bringt einen grundlegenden Wesenszug von Shiatsu sehr prägnant zum Ausdruck: die Verschmelzung von östlichen und westlichen Philosophien, Konzepten und Techniken.

Als ich damit anfing, Zen-Shiatsu zu unterrichten, hatte ich zuerst folgende Fragen zu klären: Was ist das Individuelle, das „Meine" in der Shiatsu-Arbeit, und was sind allgemeingültige, „verbindliche" Grundlagen? Was hatte Shizuto Masunaga, der Begründer des Zen-Shiatsu, wirklich unterrichtet, und was sind Interpretationen und Weiterentwicklungen seiner Arbeit? Auf welche Grundlagen hatte Masunaga selbst sich bezogen? Beim Klären dieser Fragen stiess ich auf viele Informationslücken und auch auf widersprüchliche Aussagen. Unversehens war ich in der Erforschung der Wurzeln des Shiatsu gelandet. Ich studierte verschiedene Quellen aus der ganzen Welt. Sie fügten sich endlich wie Puzzleteile zu einem klaren Bild über die wechselvolle Geschichte des Shiatsu zusammen.

Die Wurzeln des Shiatsu in Japan

Zoomen wir zuerst so weit als möglich in die Vergangenheit zurück. Jeder Kulturkreis dieser Erde kennt ursprüngliche Formen der Heilung und Schmerzlinderung mittels Berührung und Handauflegen. In der Früh-Geschichte Japans war eine solche Behandlungsform unter dem Namen te-ate bekannt gewesen (te = Hand, ate = Berührung). Ebenfalls kennt jeder Kulturkreis einfache Formen der Selbstbehandlung. In Japan ist dies das Do-In. Es umfasst Selbstmassage, Atem- und Bewegungsübungen. Es sind Praktiken, um die Lebensenergie Ki im ganzen Körper harmonisch zirkulieren zu lassen.

Rund 500 Jahre nach Christus wurde die chinesische Kultur von Korea nach Japan gebracht. In der Folge verschmolz sie mit der japanischen. Die chinesische Heilkunde entwickelte sich unter dem Namen Kampo (= chinesisches Verfahren) zur massgeblichen Form der japanischen Heilkunst.

Man geht davon aus, dass sich auch die Akupunktur ursprünglich aus manuellen Techniken entwickelt hat. Die Akupunkturpunkte wurden zuerst von Hand erspürt und behandelt, bevor man auch mit Nadeln und Hitze (Moxa) auf sie einzuwirken begann.

Der „Gelbe Kaiser“ ist das wohl wichtigste und heute noch gültige Grundlagenwerk der Traditionellen Chinesischen Medizin (TCM) und wurde vor ca. 2 000 Jahren verfasst. Es ist benannt nach einem Herrscher, welcher der Legende nach um 2 700 vor Christi gelebt haben soll, also vor 4 700 Jahren. Der „Gelbe Kaiser“ ist „der“ Klassiker der TCM und in Form eines Dialogs zwischen dem Regenten und seinem Minister geschrieben.

Der Gelbe Kaiser stützt sich auf das philosophische Gerüst des Daoismus ab. Die historische Entstehung des Daoismus wird auf mindestens 1000 v. Chr. zurückdatiert. Es ist umstritten, ob der bekannteste Autor, Laotse, als Person wirklich gelebt hat. Das ihm zugeschriebene Tao Te King wird im 6. Jahrhundert v. Chr. angesiedelt. Es ist ein Leitfaden (King), wie das Wirken (Te) des Dao (Tao) vom Menschen genutzt werden soll. Der Begriff Dao steht für das kosmische Prinzip, aus dem die Schöpfung der Welt entsteht, welche Tag und Nacht, Yin und Yang, die Lebensenergie Qi, die Jahreszeiten, die fünf Wandlungsphasen und die 10 000 Dinge (d. h. alle Erscheinungen) hervorbringt.

Das umfassende System der chinesischen Medizin enthält bis heute eine Massageform, genannt Tuina-Anmo. Sie umfasst verschiedene Techniken wie Tui = Schieben, Streichen, Na = Greifen, Kneifen, An = Drücken, Mo = Reiben, und weitere wie z. B. Klopfen und Vibrieren von Körperarealen. Aus Tuina-Anmo entwickelte sich die „japanische Massage“ genannt Anma.

Das traditionelle Anma ist die eigentliche Wurzel des Shiatsu. Alle japanischen Kampo-Ärzte mussten früher auch Anma erlernen, um ein Grundverständnis des Körpers und des Meridiansystems zu erhalten. Das traditionelle Anma ist eine energetische Ganzkörperbehandlung. An ist zu übersetzen mit „die Hand ruhig halten, anlehnen“, Ma bedeutet „die Hand schnell bewegen um zu entfernen“.

Das traditionelle Anma beruhte auf Arbeitsphilosophien, auf die sich auch das Shiatsu von Masunaga abstützt: tonisieren (stärken) von Leere (Kyo) und sedieren (verteilen) von Fülle (Jitsu). Masunaga verweist auf einen Anma-Führer aus dem Jahre 1799, der als Zielsetzung formuliert, Blockierungen und Spasmen durch die Behandlung der 14 Meridiane aufzulösen, und Kyo und Jitsu auszugleichen, um organische Dysfunktionen zu beheben.

Nach einer 300-jährigen Abschottung in der feudalen Edo-Zeit (1600–1868) erzwang die amerikanische Flotte die Öffnung Japans gegenüber der westlichen Welt.

Im Zuge der so genannten Meiji-Restauration (1869) wurde in Japan auch die westliche Medizin eingeführt. Mit der zunehmenden Verbreitung der westlichen Medizin verlor die Kampo-Medizin ihre Bedeutung. Zu Beginn des 20. Jahrhunderts war die therapeutische Anwendung von Anma in Japan weitgehend verschwunden. Eine stark vereinfachte Form des Anma wurde häufig von Blinden praktiziert, nachdem in der Edo-Zeit Programme entwickelt wurden, um ihnen zu einem Beruf und wirtschaftlichen Auskommen zu verhelfen. Die Blinden zogen durch die Strassen und priesen mit lauter Stimme ihre Dienste an. Ihr Anma beschränkte sich auf Bauchmassagen (Ampuku), sowie auf das Lösen von steifen Schultern und Rückenverspannungen. Der Bezug zu den Meridianen war verloren gegangen. Die Arbeitsweise war technisch, schnell, hart, sedierend. Ferner setzten Hebammen („Sambas") Anma häufig zur Geburtsbegleitung und -unterstützung ein. Das „moderne" Anma diente der Entspannung und der Förderung des allgemeinen Wohlbefindens. Es war auch in Badehäusern sehr verbreitet.

Der Begriff Shiatsu wurde 1919 von Tenkei Tamai geprägt und erstmals öffentlich verwendet. Er schuf diesen neuen Begriff, um seine therapeutische Arbeit von der verbreiteten „Wellness"-Form des Anma zu unterscheiden. Tamai gilt als der „Erfinder der Shiatsu-Therapie" und bezeichnete sich selbst so.

In seinem 1919 publizierten Standardwerk „Shiatsu-Ho" („Shiatsu-Methode") verband er westliches Wissen mit traditionellen Behandlungsformen. Seine theoretischen Ausführungen waren auf die westliche Anatomie und Physiologie bezogen. Er soll betont haben, dass man „spirituelle Kraft" benötige, um mit den Händen heilen zu können. Seine Technik basierte gemäss Masunaga auf Ampuku-Zukai („Ampuku durch Bild").

Ampuku-Zukai war der Titel eines Lehrbuchs, das 1827 von einem der ranghöchsten buddhistischen Mönche Japans veröffentlicht wurde. Dieser war selbst durch Ampuku von einer schweren Krankheit geheilt worden. Arbeitsziel war, „mit inspirierter Hand" tiefe Knoten und Verspannungen im Bauch zu lösen. Das Buch war rein praktisch orientiert und verzichtete auf theoretische Ausführungen. Der Autor (Jinsai Ohta) wandte sich gegen das vereinfachte „moderne" Anma und betonte den therapeutischen Nutzen seines Ampuku.

Der Begriff Shiatsu erhielt zwischen 1920 und 1930 öffentliche Bekanntheit durch „das rote Buch", einen Gesundheitsratgeber, der in Japan in hohen Auflagen publiziert wurde. Zu jener Zeit wurden viele Therapien aus den USA eingeführt, zum Teil direkt übernommen, zum Teil individuell modifiziert. Man zählte über dreihundert verschiedene Methoden. Sie wurden von den Behörden in Fachgruppen eingeteilt. Die Manualtherapien wurden 1922 reglementiert. Der Begriff Shiatsu wurde laut S. Ogoru als Sammelbegriff zur Reglementierung von verschiedenen Techniken verwendet, deren gemeinsamer Nenner das Ausüben eines senkrechten Fingerdrucks war. S. Ogoru verweist beispielsweise auf die Kiai-Jutsi-Technik (Konzentration des Ki). Sie war von M. Koyama zu einer Methode zur Förderung der Blutzirkulation entwickelt worden. Mit starkem Fingerdruck wurde auf tiefliegende Knoten im Bauch und anderen Körperstellen eingewirkt, um diese zu lösen.

Tenkei Tamai gründete im Jahre 1925 die Shiatsu Therapists Association. S. Oguro, der in der ersten Hälfte des 20. Jahrhunderts verschiedene Publikationen zu Shiatsu verfasst hatte, soll zu Masunagas Mutter gesagt haben: „Wer heute Shiatsu praktiziert macht dies direkt oder indirekt dank ihm." Er erwähnte allerdings auch, dass Tenkei Tamai zwar den Namen Shiatsu erfunden hatte, nicht aber die Technik selbst, die er bei seinem Lehrer studiert hatte. Er betonte damit auch die in Asien wichtige Weltanschauung, dass nichts unabhängig und eigenständig für sich existiert, sondern immer Resultat von Entwicklungen und Bedingungen ist und auf bereits Bestehendes aufbaut.

Die obigen Ausführungen beziehen sich auf einen Aufsatz von Masunaga aus dem Jahre 1977. Der 1925 geborene Masunaga stellte darin fest, wie stark sich in der kurzen Geschichte von Shiatsu Legenden und Wirklichkeit über seinen Ursprung bereits vermischen. Für uns im Westen kommt erschwerend dazu, dass die Quellentexte in japanischer Sprache verfasst sind und nur wenig Sekundärliteratur verfügbar ist. Wir müssen deshalb mit zum Teil widersprüchlichen, unvollständigen und ungenauen Ausführungen sowie mit Übersetzungsproblemen Vorlieb nehmen. So finden wir selbst für den Namen des Erfinders von Shiatsu verschiedene Schreibweisen, inklusive Verwechslungen von Name und Vorname. Tamai ist jedenfalls der Name und ein altes, aristokratisches Geschlecht. Beim Vornamen halte mich an Masunaga, der Tamai persönlich kannte und den Vornamen Tenkei (aufklärender Himmel) benutzte. Die Schriftzeichnen können heute aber auch als Tenpeki (blaugrüner Himmel) oder Tenpaku (weisser Himmel) gelesen werden. Dank persönlicher Besuche bei Masunagas Witwe ist es den italienischen Verbandspräsidenten Douglas Gattini und Fabio Zagato kürzlich gelungen, eine Kopie ihres Shiatsu-Ho Handbuchs zu erhalten. So werden wir auch im Westen dieses für Shiatsu historisch wertvolle Dokument studieren und dem Begründer des Shiatsu unsere Referenz erweisen können.

Tokujiro Namikoshi: die staatliche Anerkennung von Shiatsu

Tokujiro Namikoshi (1905–2000) hatte als Siebenjähriger seine Mutter von rheumatischer Arthritis geheilt, indem er seine Finger und Hände auf Stellen ihres Körper gepresst hatte. Vertreter des Namikoshi-Shiatsu führen den Ursprung von Shiatsu auf dieses Jahr (1912) zurück und bezeichnen alle anderen Shiatsu-Systeme als Weiterentwicklungen und „Derivat-Shiatsu“ (siehe www.shiatsupractor.org).

Namikoshi hatte westliche Massagetechniken wie auch Anma und das Shiatsu von Tenkei Tamai erlernt. Im Alter von 20 Jahren eröffnete er 1925, im Gründungsjahr der Shiatsu Therapist Association, seine Shiatsu-Praxis in Sapporo. 1940 gründete er seine eigene Shiatsu-Schule, das Japan Shiatsu College, in Tokio. Die Stadt wurde im Krieg 1945 vollständig zerstört. Auch die Schule von Namikoshi brannte ab und wurde mit vielen Helfenden neu aufgebaut.

Die Kampo-Medizin und darauf bezogene Behandlungsformen wurden nach dem zweiten Weltkrieg von der amerikanischen Besatzungsmacht unter General McArthur verboten. Dies galt auch für Anma und Shiatsu. Die Blinden wandten sich an Helen Keller, eine selbst blinde amerikanische TherapeutIn, die in den Kreisen der amerikanischen Armee ein hohes Ansehen genoss. Ihr Einsatz soll wesentlich dazu beigetragen haben, dass das Verbot wieder aufgehoben wurde. Unter diesen gesellschaftspolitischen Rahmenbedingungen setzte sich Namikoshi intensiv dafür ein, Shiatsu als therapeutischen Beruf staatlich anerkennen zu lassen, um einen wirtschaftlich und gesellschaftlich gesicherten Status zu erhalten. Zu jener Zeit war dies nur für westlich-medizinische Therapiemethoden möglich. „Mein Shiatsu hat keinerlei Einfluss von der Kampo-Medizin“ hatte Namikoshi deshalb stets betont. Die Reflexpunkte, auf die Druck ausgeübt wird, setzte er in Bezug zur westlichen Anatomie und Physiologie. Die westlich-medizinische Positionierung und Ausrichtung seines Shiatsu entsprach seiner Persönlichkeit, aber auch einer unternehmerischen Notwendigkeit angesichts des herrschenden Zeitgeists und der Rechtslage. Im Jahre 1955 wurde Shiatsu im Anschluss an ein öffentliches Hearing erstmal im Gesundheits-Gesetz unter dem Titel „Anma, inklusive Massage und Shiatsu“ aufgenommen und anerkannt.

Namikoshis Engagement zur Regulierung von Shiatsu als westlich-medizinischer Beruf und sein Anspruch, Gründer des Shiatsu zu sein, lösten in Japan eine Debatte aus zur Frage, was die Wurzeln und die Essenz des Shiatsu sind. Professor Fujii der Tokio Medizin-Universität hatte im Auftrag des Wohlfahrts-Ministeriums eine zweijährige Studie über Shiatsu durchgeführt, in welcher er 1950 zum Schluss kam, dass Shiatsu auf der westlichen Medizin beruhe. Professor Serizawa, eine Autorität im Gebiet der Kampo-Medizin, hatte demgegenüber Shiatsu als eine spezielle Ausprägung von Anma definiert. Er musste später jedoch dem wachsenden Einfluss von Namikoshi Rechnung tragen. 1957 hatte er ein Buch über „Shiatsu, Theorie und Praxis" veröffentlicht, in dem er Shiatsu nun auf zwei Ursprünge, Anma und eine eigenständige japanische Manual-Therapie, zurückführte. An der Feier zum achtzigsten Geburtstag von Namikoshi (1985) soll er dessen Erfolg und Lebenswerk so geehrt haben, dass er den Ausdruck verwendete „japanisches Shiatsu ist Namikoshi Shiatsu". Dieser Ausspruch entspricht nach wie vor der faktischen Situation in Japan.

1957 wurde Shiatsu in einer Publikation des Wohlfahrtsministeriums wie folgt definiert: „Shiatsu-Techniken beziehen sich auf den Einsatz von Fingern und Handflächen, um Druck auf bestimmte Stellen der Körperoberfläche auszuüben, mit dem Ziel, Unausgeglichenheiten des Körpers zu korrigieren, und die Gesundheit zu erhalten und zu fördern. Es ist auch eine Methode um zur Heilung spezifischer Krankheiten beizutragen."

Es fällt auf, dass diese allgemeingültige Definition die Frage der zugrunde liegenden Theorie oder Konzeption (TCM oder westliche Medizin) diplomatisch ausklammert und sich nur auf zwei Dinge fokussiert: Techniken und Anwendungsgebiete. Diese offene Formulierung des Ministeriums trifft allerdings letztlich auf alle Manual-Techniken zu und zeigt, dass die Gesundheitsbehörden mit dem Begriff Shiatsu eine Vielfalt von Methoden erfassten.

Im Rahmen von Regulierungsanpassungen erfolgte im Jahre 1964 die Anerkennung von Shiatsu als eigenständige, von Anma unabhängige Therapieform durch das japanische Gesundheitsministerium.

Marylin Monroe – Werbung für Shiatsu

Namikoshi wird als ein hervorragender Therapeut gerühmt. Er war ein westlich orientierter, dynamischer, extrovertierter, äusserst unternehmerischer Mensch. Er reiste 1953 in die USA und studierte dort Chiropraktik. Er hatte ein unnachahmliches Flair für Publicity und Selbst-Marketing. Er erschien anfangs der 50er Jahre prominent in der Presse, als er mithilfe eines reichen Klienten seine beiden Daumen für 100 000 Yen versichern liess (heutiger Wert ca. 10 Mio. Dollar). 1954 verbrachte Marilyn Monroe ihre Flitterwochen mit Joe DiMaggio, einem berühmten Baseballspieler, in Tokio. Sie hatte im Hotel einen Anfall von Magenkrämpfen. Als die Medikamente nichts halfen, holte man Tokujiro Namikoshi. Nach zehn Minuten Shiatsu verschwanden ihre Schmerzen. Während ihrer Frontbesuche in Korea liess sie sich mehrere Behandlungen von Namikoshi geben. Sie soll seine Schule auch finanziell unterstützt haben. Noch Jahre später soll Namikoshi jeweils an ihrem Todestag den Medien Interviews über ihre Begegnung gegeben haben. Ende der 60er Jahre nahm Namikoshi während zweieinhalb Jahren an einem Fernsehprogramm zu Gesundheitsfragen teil. Seine Schülerinnen und Klientinnen vervielfachten sich, und sein Buch „Shiatsu in drei Minuten" wurde in Japan zum Bestseller. In den 70er-Jahren gab er Muhammed Ali vor dem spektakulären Box-Weltmeisterschaftskampf gegen George Foreman ein Shiatsu. Das Pressefoto ging um die Welt, wie dem entspannt auf dem Rücken liegenden Ali von einem vergnügten älteren Japaner beide Arme hinter dem Kopf lang gezogen werden. Es zeigt Namikoshi in weissem Hemd, mit hochgekrempelten Ärmeln und Krawatte. Toru, der erstgeborene Sohn von Namikoshi, hatte gleichzeitig den unterlegenen Foreman behandelt; Namikoshi-Shiatsu wäre so oder so auf der Seite des Siegers gewesen.

Die weltweite Verbreitung von Shiatsu war die letzte grosse Mission von Tokujiro Namikoshi. Toru Namikoshi, als ältester Sohn der auserwählte Nachfolger, benutzte die „Hollywood-Connection" seines Vaters für die Etablierung des Namikoshi-Shiatsu in den USA und in Canada. Im 1979 fand ein internationaler Kongress in Japan statt, an welchem VertreterInnen aus zehn Ländern, auch europäischen, teilnahmen. Toru verstarb 1994, sechs Jahre vor seinem Vater Tokujiro. Der jüngste Sohn, Kazutami, wirkt als derzeitiger Präsident des japanischen Shiatsu College, ist jedoch selbst nicht therapeutisch tätig.

Namikoshi definierte als Ziel seines Shiatsu das Vorbeugen und Heilen von Krankheiten und die generelle Gesundheitsförderung. Die Wirkungen seines Shiatsu bezog er auf die Funktionen von Gelenken, Haut, Muskeln, Knochen, Nervensystem, Blutkreislauf, Verdauungsapparat und Hormonsystem zugleich. Sein Shiatsu regt den Kreislauf und die Ausschüttung von Hormonen und chemischen Stoffen an. Die Impulse haben zum Ziel, die Selbstregulierungskraft (Homöostase) des Körpers als Ganzes zu unterstützen. „Das Herz des Shiatsu ist wie die Liebe einer Mutter", war sein Motto. Seine Markenzeichen waren – auf jedem Foto gut sichtbar – sein breit lachendes Gesicht und sein energischer, optimistisch nach oben gerichteter Daumen.

Zentrale Merkmale des Namikoshi-Shiatsu sind folgende:

- Die Behandlung erfolgt am Boden, die KlientInnen liegen auf einem Futon.
- Die Behandlung bezieht sich auf Symptome, insbesondere auf Schmerzen.
- Der Druck wird vornehmlich mit übereinander gelegten oder parallel arbeitenden Daumen ausgeübt. Besonders auffällig ist eine Technik, bei der nur mit einer Hand gearbeitet wird, währenddessen sich die andere Hand auf dem Fussboden abstützt.

- Der Druck erfolgt auf Punkte, die in Reihen und in definierten Abständen angeordnet sind.
- Der Druck ist stark und wird mit Muskelkraft senkrecht in Richtung der Körpermitte der KlientIn ausgeübt.
- Die Dauer des Drucks ist festgelegt. Der Standard-Druck dauert 3 Sekunden, was dem Atemrhythmus entspricht.
- Der Behandlungsrhythmus ist in der Regel gleichmässig.
- Bei lokalen Problemen wird der am stärksten schmerzende Punkt gesucht, der lang anhaltend und besonders stark behandelt wird.
- Jeder Druck ist Behandlung und Diagnose gleichzeitig.
- Die TherapeutIn bringt ihren Körperschwerpunkt nach vorne und nimmt ihn wieder zurück, sie wippt mit dem Körper.
- Die Position der Behandlerin ist präzise vorgegeben, innere Ausrichtung und Interaktion zwischen Behandlerin und Klientin sind jedoch nicht thematisiert.

Masunagas Revolution

Shizuto Masunaga (1925–1981) übte in den 70er Jahren einen revolutionären und prägenden Einfluss auf Shiatsu aus. Masunagas Mutter hatte verschiedene Beschwerden, die mithilfe einer manualtherapeutischen Behandlung heilten. Sie erlernte daraufhin Shiatsu bei Tenkei Tamai und organisierte für ihn Kurse. Sie war ausserordentlich begabt und bekannt für ihre Bauchbehandlungen (Ampuku). Der Vater von Masunaga, ursprünglich Kimono-Schneider, studierte später ebenfalls bei Tenkei Tamai Shiatsu und wurde nach dem Krieg Therapeut. Er war während seiner Marine-Zeit Judo-Lehrer gewesen und arbeitete auch mit Judo-Seifuku, einer Methode zur Korrektur von Wirbelsäulen-Unausgeglichenheiten.

Masunaga hatte somit bereits als Jugendlicher mit Shiatsu Kontakt. Er hatte 1940 als 15-Jähriger Tenkei Tamai kennen gelernt, der damals beinahe 80 Jahre alt war, hatte dessen Buch gelesen und mit dem Üben von Shiatsu begonnen. Während seines Psychologiestudiums an der Universität Kioto hatte sich Masunaga in Werke aus allen Epochen vertieft, um eine Theorie über Shiatsu zu entwickeln. Er war ein Bewunderer des jung verstorbenen K. Hirata (1901–1945), der Psychologie, westliche und östliche Medizin studiert und mehrere Bücher verfasst hatte. Hirata hatte eine eigene Behandlungs-Methode entwickelt, die eine Synthese von Shiatsu und Setai war. Shiatsu erfolgte damals mittels Finger-Druck und in ruhiger Position, während im Setai Bewegung sowie der Einsatz von Ellbogen, Knien und Füssen von Bedeutung waren.

1950, nach Abschluss des Psychologie-Studiums, begann Masunaga, inspiriert durch seine Eltern, sein eigenes Shiatsu zu entwickeln. Er erlernte Shiatsu auch bei Namikoshi, graduierte bei diesem 1958 und unterrichtete während 10 Jahren an dessen Schule Psychologie. Er sprach sich, gestützt auf seine Studien alter Schriften, gegen die stark formalisierten Arbeitstechniken und den mit Muskelkraft ausgeübten Druck aus. Er bezeichnete das Shiatsu von Namikoshi als Yang, Geber-bezogen, absichtsvoll, symptomorientiert, lokal, sedierend. Es war damit seiner Meinung nach nicht geeignet, auf die Ursachen der Probleme einzuwirken. Er verliess 1968 die Namikoshi-Schule in Unfrieden und eröffnete seine eigene Shiatsu-Klinik.

Bereits 1960 hatte er die IOKAI-Akademie gegründet, einen Berufsverband (KAI) mit dem Ziel des Erfahrungsaustauschs. O steht für König, I für Medizin, Pflege und Gesundheitsstärkung zugleich. Masunaga war ein hervorragender Therapeut und ein vielseitiger, unermüdlicher und engagierter Forscher und Entwickler.

Masunaga prägte die fachliche Weiterentwicklung von Shiatsu und legte die Basis für das heute im Westen verbreitete Shiatsu. Er verankerte Shiatsu wieder in der fernöstlichen Gesundheitslehre und Medizin sowie deren philosophischen Wurzeln, Taoismus und Zen. Er verband fernöstliches Wissen mit Erkenntnissen von westlicher Medizin, Naturwissenschaft, Psychologie und Gesundheitslehre. Er entwickelte ein eigenständiges Shiatsu, das östliche Manualtechniken wie das ursprüngliche Anma, Ampuku-Zukai und Setai und Elemente westlicher Techniken integrierte.

Das Shiatsu von Masunaga hatte mit demjenigen von Namikoshi nur noch wenig gemeinsam, wobei eine fachlich uneingeweihte Person den Unterschied bei der Betrachtung der äusseren Form unterschätzen dürfte. Charakteristische und – aus historischer Perspektive – neuartige Merkmale des Shiatsu nach Masunaga sind insbesondere folgende:

- Sein Shiatsu bezieht sich auf das Energiesystem, nicht auf anatomische Gegebenheiten.
- Eine energetische Befunderhebung bildet die Basis jeder Behandlung.
- Aufgrund der energetischen Evaluation werden vor allem jene zwei Meridiane behandelt, welche am stärksten als energetisches Ungleichgewicht auffallen (maximales Kyo und Jitsu).
- Es findet immer eine Ganzkörper-Behandlung statt.
- Die Behandlung bezieht sich auf Meridianverläufe, nicht auf isolierte Punkte.

- Die Behandlung verfolgt klare Zielsetzungen: Stellen mit wenig Energie gilt es anzuregen und zu kräftigen, Blockierungen gilt es zu lösen, gebundene Energie zu befreien und zu bewegen.
- Arbeitsrhythmus, Druckstärke, Druckdauer und Anzahl der Wiederholungen werden intuitiv und flexibel den Gegebenheiten und Zielsetzungen angepasst.
- Es wird immer mit beiden Händen gleichzeitig gearbeitet. Diese übernehmen unterschiedliche Funktionen (Mutter- und Kindhand), arbeiten zusammen und stehen miteinander in Verbindung („Zwei wie Eins-Gefühl").
- Auch Ellbogen und Knie werden eingesetzt, um Druck zu geben.
- Der Druck resultiert durch das Gewicht des Körpers, mithilfe von entspanntem Anlehnen aus dem Bauchzentrum (Hara), ohne jegliche Muskelkraft.
- Das Gewicht der Behandlerin bleibt konstant vorne, ihre Aufmerksamkeit bleibt kontinuierlich im Meridian, in der Tiefe und der Weite des Körpers der Klientin.
- Es werden gezielt Dehnungen und Rotationen eingesetzt.
- Die mitfühlende Verbindung zwischen TherapeutIn und KlientIn ist für das Behandlungsergebnis bedeutsam.

Masunaga bezeichnete seinen eigenen Stil als Yin, flexibel, interaktiv und situativ auf das Geschehen bei den KlientInnen reagierend, sowie auf das Nähren des Bedürfnisses bezogen. Bei der Ansicht von Filmaufnahmen, die Masunaga bei der Arbeit zeigen, fällt seine tänzerisch-fliessende Arbeitsweise auf. Masunaga betonte den holistischen Aspekt, d. h. das ganzheitliche Verständnis des Menschen, die untrennbare Beziehung zwischen Körper, Seele und Geist, sowie den Zusammenhang von Lebensführung und Gesundheit.

Dank seiner vielfältigen Studien von historischen Grundlagentexten war Masunaga bei den japanischen Berufsverbänden der Kampo-Medizin und der Psychologie als Fachautor, Referent und Experte sehr geschätzt. Seine theoretischen und praktischen Forschungen führten zu den erweiterten Meridianverläufen, welche für eine Ganzkörperbehandlung im Shiatsu eine zweckmässigere Arbeitsbasis ergeben als die klassischen Verläufe der TCM. Die Meridianverlängerungen waren jedoch in Akupunkturkreisen umstritten und werden von ihnen noch heute nicht anerkannt.

Zen als Philosophie und Haltung

Der im Westen verwendete Begriff „Zen-Shiatsu" für das Shiatsu Masunagas soll von Wataru Ohashi geprägt worden sein. Masunaga selbst soll das amerikanische „Labeling" nicht sonderlich geschätzt haben. Die Fundierung seines Shiatsu im Zen ist jedoch tatsächlich ein fundamentales Charakteristikum, da es die innere Ausrichtung der behandelnden Person und damit Techniken und Arbeitsweisen bestimmt.

Zen heisst wörtlich übersetzt Meditation und bezieht sich auf eine entsprechende buddhistische Richtung. Der Zen-Buddhismus ist die japanische Weiterentwicklung des von Bodidharma begründeten chinesischen Chan-Buddhismus. Das Wort Chan ist gleichbedeutend mit Zen. Der Chan-Buddhismus verschmolz den indischen Buddhismus mit dem chinesischen Taoismus.

Die Zen-Meditation enthält zwei Aspekte: Anhalten und Tiefes schauen. Anhalten meint, Körper und Geist zu beruhigen, leer zu werden, sich zu sammeln und voll im gegenwärtigen Moment zu sein. Tiefes Schauen geht davon aus, dass das Wesentliche und alle Zusammenhänge und Wechselwirkungen unter der Oberfläche der Phänomene liegen. In der Stille der Sitzmeditation Zazen können sie erkannt, berührt und erfahren werden. In der Kontemplation kann die universelle Einheit, die Verbundenheit von Allem mit Allem, ganzheitlich erlebt werden.

Ohne Kenntnis der östlichen Lebensphilosophien, so eine pointierte Aussage von Masunaga, sei man nicht fähig, Shiatsu zu verstehen und korrekt anzuwenden. Masunaga wies seine Schüler beispielsweise an, nicht auf die äussere Erscheinung seiner Techniken zu achten. Er postulierte: „Der wichtige Aspekt des Lebens ist nicht die äussere Form, sondern die innere Dynamik, die die äussere Form erschafft und bewahrt". Der Bezug dieser Aussage zum Taoismus zeigt sich beispielsweise in folgenden Versen von Laotse:

- Wir fügen die Speichen in einem Rad zusammen, aber es ist das Loch in der Mitte, das die Bewegung des Wagens bewirkt. (Vers 11)
- Daher beschäftigt sich der Meister mit der Tiefe und nicht mit der Oberfläche. (Vers 38).

Für Masunaga wird das tiefe Verständnis der Situation der KlientInnen über die Berührung erreicht, nicht über eine intellektuelle Analyse und Befunderhebung. Dies zeigen z. B. folgende Zitate (aus dem Vorwort „Shiatsu und Zen"):

- „Sowohl beim Zen wie beim Shiatsu haben wir es mit etwas zu tun, das wir nicht verstandesmässig erklären können, sondern das wir mit unserem ganzen Wesen erfahren müssen“
- „Im Zen lassen sich Antworten nicht durch den Verstand finden“
- „Von besonderer Bedeutung ist, dass man durch Berühren diagnostiziert“
- „Der körperliche Kontakt, die Berührung ist im Shiatsu Beziehung, Behandlung und Diagnose zugleich.“

Die Masunaga besonders wichtige Zen-Philosophie des Nicht-Tuns bezieht sich darauf, dass man dem natürlichen Fluss folgen soll, sich nicht an feste Formen halten und nicht mit vorgefassten Konzepten behandeln soll. Die behandelnde Person soll sich entspannen, loslassen und sich von der Energie führen lassen. Nicht-Tun ist nicht Nichts-Tun sondern das Nicht-Tun tun: die aktive Verwirklichung von absoluter Präsenz. „Der Meister tut nichts, doch er lässt nichts ungetan“ (Laotse, Vers 38). Laotse fordert, dass man das richtige zur richtigen Zeit tut, aber auch die Umstände anerkennt wie sie sind: „es gibt für alles eine Zeit: eine dafür, kraftvoll zu sein, eine dafür erschöpft zu sein, eine dafür in Sicherheit zu sein, eine dafür in Gefahr zu sein“ (Vers 29). Man soll natürlich und intuitiv handeln, nicht kopflastig und „bemüht“ („Je mehr du weißt, desto weniger begreifst du“, Vers 47). Man soll voll bei dem sein, was man tut, und man soll es mit einer Einstellung tun, welche die andere Person voll respektiert. Selbst die ärgsten Feinde und kriminelle Personen sind Menschen. Deren Handeln ist als Folge ihrer eigenen Situation und Geschichte zu verstehen, auch wenn es nicht zu tolerieren ist. Laotse benutzte hierfür folgendes Bild: „In eine Schlacht zieht er ernst, voller Trauer und mit grossem Mitgefühl, als nähme er an einem Begräbnis teil“ (Vers 31).

Masunaga betonte die „Kommunikation von Herz zu Herz“, die Dinge vermittle, die jenseits der sprachlichen Ebene liegen. Er kritisierte, dass Shiatsu in Japan oft zu einer rein mechanischen Technik verkommen sei. „Wir suchen nicht nach einer Krankheit sondern bemühen uns, die Patienten psychisch und körperlich zu verstehen“. „Wir heilen keine Krankheit sondern unterstützen den Kranken“ sind zwei seiner Aussagen, die darauf hinweisen, dass die zentrale Aufgabe darin besteht, die Person zu Ganzes erfassen und deren Selbstheilungskräfte zu stärken.

Für Masunaga gewann in seinen letzten Lebensjahren die Hinführung seiner KlientInnen zu einer ausgewogenen und selbstverantwortlichen Lebensführung immer mehr an Bedeutung. Er verfeinerte sein System von Meridian-Dehnübungen, die er seinen „neuen Auftrag“ nannte. Sie basieren auf alten, Yoga-ähnlichen Do In-Übungen, die er systematisierte und dem modernen Menschen zugänglich machen wollte.

Masunaga verstarb im frühen Alter von 56 Jahren an Dickdarmkrebs. Seine letzten, schriftlich überlieferten Worte finden sich im Nachwort zur Publikation der Meridian-Dehnübungen:

> „Wir leben immer als Ganzheit, müssen uns dessen aber bewusst sein. Ganzheit des Lebens ist unser wichtigstes Ziel." (Shitsuto Masunaga)

„Westliches Shiatsu im Osten – östliches Shiatsu im Westen

In Japan ist das westlich-medizinische Shiatsu von Namikoshi auch heute noch weitaus stärker verbreitet als das an der fernöstlichen Philosophie orientierte von Masunaga. Die Situation im Westen ist genau umgekehrt.

Dieses scheinbare Paradox lässt sich mit dem kulturellen, gesellschaftlichen und rechtlichen Kontext und mittels Yin und Yang erklären. Während sich das traditionelle, abgeschottete Japan westlichem Wissen und Gedankengut öffnete, geschah im Westen genau das Gegenteil: man öffnete sich für das fernöstliche Gedankengut und adaptierte und integrierte Elemente davon. In den 60er-Jahren interessierte sich die Jugendbewegung stark für östliche Weisheiten aus Indien, China und Japan sowie für „Selbstverwirklichung". Man erinnert sich: die Beatles reisten zu einem Yogi nach Indien, und das Yin/Yang-Zeichen baumelte als Symbol für Love and Peace an den Halsketten der Hippies. Im geschockten Amerika der 70er Jahre, nach Golfkrise und Vietnam-Krieg nahm die Suche nach alternativen Lebensformen und Wertsystemen an Bedeutung zu. Die „New Age"-Bewegung verband Individualismus, Persönlichkeitsentwicklung, neue Wohn- und Lebensformen und kollektives Verantwortungsbewusstsein bezüglich Frieden, Umwelt, Welternährung und Gerechtigkeit als Teil der Lebensphilosophie. Ganzheitliche und natürliche Gesundheitsmethoden wurden populär. In der zweiten Hälfte der 70er-Jahre wurden viele innovative Entwicklungen ausgelöst. Das berühmte Esalen-Institut in Big Sur, Kalifornien wurde zum Mekka für Körpertherapie und Psychologie. Das eher „philosophische und individuelle" Shiatsu von Masunaga löste im Westen konsequenterweise ein stärkeres Echo aus als das eher technische und formalistische Namikoshi-Shiatsu, das sich an der klassischen Medizin orientierte und nicht von der Faszination für östliche Traditionen profitieren konnte.

Basis zur erfolgreichen Verbreitung des Zen-Shiatsu in Amerika legte Wataru Ohashi, der seine grossen Fähigkeiten als Therapeut und Lehrer mit Marketing-Talent und unternehmerischem Flair verbindet. Er führte in New York Workshops mit Masunaga durch, an denen bis zu 150 Personen teilnahmen, und er übersetzte Masunagas

Buch ins Englische. Den Grundstein für die Verbreitung des Zen-Shiatsu in Europa legten vor allem Personen, welche Ende der 70er- und anfangs der 80er-Jahre nach Amerika reisten, um Shiatsu kennen zu lernen. Einige davon gründeten in Europa eigenständige oder Ohashi-verpflichtete Shiatsu-Schulen.

Mit der Zunahme der Zahl von Shiatsu-AbsolventInnen wurden die europäischen Berufsverbände ins Leben gerufen. Bereits 1981 wurde als erste die Shiatsu Society in England gegründet. 1990 folgten die Shiatsu Gesellschaft Schweiz und die Federazione Italiana Shiatsu, 1992 die Gesellschaft für Shiatsu in Deutschland, 1993 der Österreichische Dachverband für Shiatsu, 1994 der französische und der schwedische Berufsverband.

Eine staatliche Anerkennung war für die Shiatsu-Verbände und LehrerInnen im klassisch-medizinisch dominierten Europa zunächst kein Ziel. Vielmehr wurde die Bedeutung von Shiatsu darin gesehen, dass die Methode natürlich ist und von jedermann erlernt werden kann. Masunaga selbst bezeichnete Shiatsu als „Volksmedizin“. In vielen Ländern wurde das Ausüben von Shiatsu geduldet, da es wirtschaftlich keine Bedeutung hatte, und da kein Heil-Anspruch im medizinischen Sinne erhoben wurde. Shiatsu war für die klassischen Berufe des Gesundheitswesens anfänglich weder als Konkurrenz von Bedeutung noch als Markt und Tätigkeitsfeld interessant.

Die Ausbreitung von Shiatsu in Europa beschleunigte sich in den 90er Jahren. Sie verlief in den einzelnen Ländern mit unterschiedlicher Geschwindigkeit, in Abhängigkeit von der rechtlichen und gesellschaftlichen Situation.

Eine grosse Verbreitung findet Shiatsu heute in Grossbritannien, wo klinisches und therapeutisches Shiatsu ohne rechtliche Einschränkungen praktiziert werden darf. Eine ebenfalls relativ grosse Verbreitung von Shiatsu kennt die Schweiz. Der schweizerische Berufsverband (SGS) zählt im Jahre 2007 über 1 000 beruflich praktizierende Aktiv-Mitglieder. Der deutsche Berufsverband (GSD) kommt auf weniger (700) trotz einer elfmal grösseren Bevölkerungszahl.

Die hohe Verbreitung in der Schweiz lässt sich auf zwei Faktoren zurückführen: Zunächst kann Shiatsu in den meisten Kantonen der Schweiz ohne gesetzliche Einschränkungen ausgeübt werden. Zudem leisten seit Mitte der 90er Jahre viele Krankenkassen einen erheblichen Beitrag an Shiatsu-Behandlungen im Rahmen freiwilliger Zusatzversicherungen, sofern die Praktizierenden eine qualifizierte Ausbildung nachweisen und die Behandlung aufgrund von Beschwerden in Anspruch genommen wird. Die Anerkennung von Shiatsu durch nahezu alle Krankenkassen ist Frucht des systematischen Engagements der SGS. Dank hoher Ausbildungs-Standards, als Folge der Fortbildungspflicht und bedingt durch die spezifische Marktsituation hat sich in der Schweiz ein qualitativ hochstehendes, therapeutisches Shiatsu entwickelt.

Vielfältige Ausdifferenzierung

Masunaga hatte mit seiner Forschungs-, Entwicklungs- und Lehrtätigkeit die Grundlagen für das heute verbreitete Shiatsu geschaffen. Seit seinem Tode 1981 entwickelte sich das Zen-Shiatsu in folgende Richtungen weiter:

- Yang-Orientierung (Tun): Es gibt verschiedene LehrerInnen, welche Shiatsu näher mit der Theorie und der Arbeitsweise der TCM verbinden und gezielt mit Punkten, symptomorientiert und technisch-konzeptionell arbeiten.
- Yin-Orientierung (Nicht-Tun): Shinmei Kishi, ein langjähriger Assistent Masunagas, entwickelte als Erster Shiatsu weg von der physischen Berührung und der Meridian-Ebene. Er abeitet primär im aurischen Feld, in grösster Ruhe, ohne vorgefasste Konzepte, mit wenig Berührung und Bewegung.
- Ausgleich: Eine Arbeits-Philosophie, die Yin- und Yang-Techniken wertfrei miteinander verbindet, entwickelte Pauline Sasaki (siehe unten).
- Spezifizierung: Es sind in den vergangenen Jahre neue Evaluations- und Arbeitstechniken entwickelt worden. Das Verständnis von Energie und von Meridianen wurde differenziert und erweitert. So arbeitet Ruyko Endo auch mit Supervessels, Ring- und Spiralmeridianen, Tetsuro Saito auch mit Verbindungskanälen, ozeanischen und kosmischen Meridianen. Beide arbeiten mit dem Konzept von Jaki („negativer Energie“), das von Masunaga nicht verwendet wurde.

Die Entwicklung seit Masunagas Tod hat inzwischen zu einer unübersichtlichen Vielfalt von Begriffen, Theorien und Techniken geführt. Wataru Ohashi kreierte das Ohashiatsu, Shinmei Kishi das Seiki, Pauline Sasaki das Quantum-Shiatsu, Ruyko Endo das Tao-Shiatsu, Tetsuro Saito das Shin So Meridian Shiatsu. Es lassen sich viele weitere Begriffe finden wie Tsubo-Shiatsu, Meridian-Shiatsu, Core-Shiatsu, Yin-Shiatsu, Shen-Shiatsu, Five Elements Shiatsu, Integrative Eclectic Shiatsu, Macrobiotic Shiatsu, Shiatsu Anma Therapy, Waveform. Es handelt sich mehrheitlich um individuelle Ausprägungen, welche als eigenständige Grund- oder Post-Graduate-Ausbildungen angeboten werden. Hierbei präsentieren sich die Situationen je nach Land unterschiedlich. Während sich die Mehrheit der Shiatsu-Ausbildungen in der Schweiz am Zen-Shiatsu Masunagas orientiert, ist in Frankreich eine besonders grosse Diversität von Systemen und Schulen zu beobachten.

Namikoshi-Shiatsu hatte sich bis vor kurzem nicht verändert. Die einfachen und standardisierten Techniken wurden durch Tokujiro und Toru Namikoshi in einem hierarchisch streng organisierten Schulsystem weitergegeben. Ihr Tod hinterliess zwar ein Vakuum, wird aber auch als Chance für eine Öffnung genutzt. Vor allem in Italien und Spanien ist eine zunehmende Verbindung von Namikoshi- und Masunaga-Shiatsu festzustellen. Gewisse Schulen nutzen das schneller zu erlernende Namikoshi-Shiatsu als Grundstufe der Ausbildung und unterrichten Masunaga-Shiatsu in der Oberstufe. Shigeru Onada, Präsident des 2005 gegründeten Verbands Namikoshi Shiatsu Europe, bezieht Elemente des Masunaga-Shiatsu ein, wie z. B. das Kyo/Jitsu-Prinzip, Ganzkörper-Betrachtungen und die Arbeit mit Ellbogen – Dinge, die vor wenigen Jahren noch tabu gewesen wären. Es ist offensichtlich, dass viele Druckpunkte des Namikoshi-Shiatsu, die meist linienförmig auf dem Körper angeordnet sind, mit Meridian-Verläufen übereinstimmen. Alles weist darauf hin, dass sich Formen von „Post-Namikoshi-Shiatsu" entwickeln dürften, welche Philosophien und Techniken des Meridian-Shiatsu integrieren. Die Distanz von der Gründergeneration ermöglicht es heutigen Vertretern beider Richtungen, das Verbindende und die jeweiligen Stärken zu anerkennen. Sie wollen Shiatsu als ein Ganzes verstehen und gemeinsam weiter entwickeln und stärken. Ein internationaler Namikoshi-Kongress im 2006 in Arbedo (Schweiz) war für die europäische Situation wegweisend. Die japanischen und europäischen Verantwortlichen des Namikoshi-Shiatsu luden erstmals Douglas Gattini (Präsident des italienischen Shiatsu-Berufsverbands FIS) und den Schreibenden als Verbandsvertreter des Masunaga-Shiatsu zu offiziellen Begegnungen und zum Durchführen von Masunaga-Workshops für Namikoshi-Praktizierende ein.

Post-Masunaga-Shiatsu

Der Begriff „Post-Masunaga-Shiatsu" bezieht sich auf das heute praktizierte Shiatsu, das jene Weiterentwicklungen umfasst, die auf Masunaga aufbauen.

Einen in Europa und USA prägenden Einfluss hat Pauline Sasaki, eine langjährige Mitarbeiterin und Assistentin von Masunaga, welche die Erkenntnisse der Quantenphysik auf Shiatsu bezog. Die Entwicklung ihres Quantum Shiatsu in Amerika geschah in der Zeit, als Fritjof Capras Buch über das „Tao der Physik" den Höhepunkt seiner Popularität erreichte. Capra wies die Nähe zwischen der modernen Physik und östlichen Philosophien nach. Quantum-Shiatsu bezieht sich auf Erkenntnisse der Quantenphysik: dass wir im Shiatsu auf der Teilchen- und der Wellenebene arbeiten. Die ganzheitliche Arbeits-Philosophie bezieht Yin- und Yang-Techniken, westliche und östliche Erkenntnisse gleichwertig nach dem Grad ihrer Angemessenheit in eine Behandlung ein.

Pauline Sasaki erweiterte die Palette der Arbeitstechniken insbesondere um folgende:

- Innere Ausrichtung: Arbeiten aus der Wirbelsäule, die als Verbindungslinie zwischen Himmel und Erde alle Schwingungsebenen empfängt: körperlich, emotional, mental und spirituell (Masunaga zentrierte sich im Hara)
- Expansion: Öffnung, Entspannung und Ausweitung des eigenen Energiefelds, offener, peripherer Blick. Arbeit auch im ätherischen Feld mit Energiemustern der KlientIn, die den Körper umgeben und beeinflussen.
- Arbeits-Fokus: Das Bewusstsein der Therapeutin beeinflusst gemäss den Erkenntnissen der Quantenphysik das Ergebnis. Ein entspannter Fokus ist gleichzeitig Masstab zur Beurteilung der Wirkungen (bei Masunaga war der Kopf möglichst leer)
- Resonanz: Das Arbeiten mit der Technik des Modell-Seins erhöht die Wirkung durch positive Interferenz (TherapeutIn entspannt bei sich selbst jene Zone des Körpers, die sie bei der KlientIn behandelt)
- Rhythmus: schnelles Arbeiten mit zwei alternierenden Daumen (Masunaga: Mutter-/Kindhand)
- Doing/Nondoing: Es gibt eine ganze Palette von Interventions-Absichten: Energie führen und kontrollieren (max. Yang) – Energie aktivieren – Energie begleiten und unterstützen – Halten der Energie (Yin).

Cliff Andrews, der lange bei Pauline Sasaki studiert und später mit ihr zusammen unterrichtet hatte, hat verschiedene Formen der Manifestation und Wahrnehmung von Ki weiter erforscht, systematisiert, in fassbare Definitionen und Begriffe gebracht und darauf aufbauend verschiedene „Scanning“-Techniken entwickelt (Whole-Body-Scan, Meridian-Scan, Time-Scan).

Es gibt einige Shiatsu-Systeme, die in der fernöstlichen Tradition verwurzelt sind und keinen Bezug zu Masunaga haben. Hierzu zählen beispielsweise das Yin-Shiatsu von Takeuchi, das von Pierre Clavreux unterrichtet wird, das Shiatsu von Hiron Nozaki, das Barfuss-Shiatsu von Nakazono, und das Tsubo-Shiatsu von Izawa, einem Schüler Namikoshis, der dessen Punkte zu den Akupunktur-Punkten in Bezug setzte.

Ferner bestehen Systeme, die sich aus den Kampfkünsten entwickelt haben, wie das von Bernard Bouheret unterrichtete Sei Shiatsu Do.

Es entstanden auch Entwicklungen, welche Shiatsu mit anderen Konzepten und Methoden verbinden, wie WATSU, welches Shiatsu-Grundlagen mit verschiedenen Techniken zu einer eigenständigen Arbeit im Wasser kombiniert, oder Shintai und Quantum-Body-Work, welche Shiatsu mit Craniosakral-Therapie, Osteopathie und Faszienarbeit verknüpfen. Eine Verbindung von Meridian- und Chakren-Arbeit wird beispielsweise von Pauline Sasaki und Carola Beresford-Cooke hergestellt.

Shiatsu ist keine einheitliche, genau definierte Methode. Shiatsu wandelt sich unter dem Einfluss prägender Persönlichkeiten, rechtlicher Veränderungen, kultureller Strömungen und wissenschaftlicher Erkenntnisse. Shiatsu ist ein Spiegel der globalisierten Gesellschaft und ihrer Entwicklung. Shiatsu integriert östliches und westliches Wissen, Philosophie, Spiritualität und Naturwissenschaften, Körper und Geist. Shiatsu stellt in seinem Wesenskern eine Synthese dar und ist damit per se ein Schmelztiegel für Forschung und Wandel. Shiatsu wird sich immer weiterentwickeln und neue Impulse integrieren, sofern sie sich als behandlungsrelevant und wirksam erweisen.

Das individuelle Shiatsu

Jedes Handeln ist individuell. Es ist zwangsläufig, dass jede Lehrperson und jede TherapeutIn mit ihrem Erfahrungsschatz, ihrer fachlichen Weiterentwicklung, ihrem Charakter und ihrem Körper dem Shiatsu ein individuelles Gepräge gibt. „Wenn Sie dann die Grundtechnik beherrschen sind Sie in der Lage, sie nach den Bedürfnissen des Patienten abzuwandeln und einen eigenen Stil zu entwickeln“, meinte Masunaga. Die Grundsätze des Shiatsu seien dann in die eigene Persönlichkeit integriert, und man brauche sich nicht mehr an vorgeschriebene Regeln zu halten. Jinsai Ohta, der Autor von Ampuku Zukai, postulierte bereits zu seiner Zeit, dass man seine Arbeit ab einem bestimmten Niveau nicht mehr hauptsächlich auf vorgegebene Prinzipien sondern auf die Umstände ausrichtet. Um auf das Autofahren als Analogie zurückzukommen: ist die Grundtechnik beherrscht, fährt man völlig automatisch; der Fahrstil und dessen Auswirkungen auf die Umwelt sind dann ein Spiegel der Persönlichkeit der fahrenden Person.

Masunaga verwehrte sich vehement dagegen, Shiatsu zu stark zu formalisieren. Er benutzte provokativ den Begriff „ein Therapeut – eine Schule“, um das Individuelle der Arbeit innerhalb gemeinsamer Grundlagen herauszustreichen.

Schlussfolgerungen

Jede Person integriert mit fortlaufender Berufserfahrung zusätzliche Aspekte in die eigene Arbeit. Auch Erfahrungen, die ausserhalb des Shiatsu gemacht werden, beeinflussen den individuellen Stil. Wenn ich meine Arbeit mit Shiatsu reflektiere, steht nicht die Arbeitstechnik im Zentrum, sondern die Kunst, den tiefsten Kern des Lebens der behandelten Person zu berühren, sie mit dem „Eigentlichen“ ihres Daseins in Verbindung zu bringen. Techniken sind nur Hilfsmittel, allerdings sehr nützliche. Je mehr Instrumente zur Verfügung stehen und je besser sie beherrscht werden, desto leichter und klarer wird die Arbeit.

Quellen

- S. Masunaga, Zen Shiatsu (englische Erstausgabe 1977; der deutsche Titel lautet: Das Grosse Buch der Heilung durch Shiatsu, Barth)
- S. Masunaga, Meridian-Dehnübungen, Hübner Verlag 1981
- S. Masunaga, Shiatsu et médicine orientale, Le Courier du Livre 1999
- Lo stile IOKAI presentato dal M. Masunaga, DVD Federazione Italiana Shiatsu 2004
- Laotse, Tao Te King, eine zeitgemässe Version für westliche Leser, Arkana Goldmann 2003
- Cliff Andrews, Die Entwicklung der Berührung im Shiatsu, deutsche Übersetzung in: Shiatsu 1, SGS 2004
- Eduard Tripp, Shiatsu in Grossbritannien und Japan, Zusammenfassung einer Studie von Glyn Adams 2002, www.shiatsu-austria.at
- Eduard Tripp, Shiatsu im Wandel. Von den Ursprüngen zu einem europäischen Verständnis, www.shiatsu-austria.at
- Dorothea Ziegler, Shiatsu bewegt Menschen – Menschen bewegen Shiatsu; Ethnologische Betrachtungen, Diplomarbeit, Eigenverlag, Wien 2005
- Ryokyu Endo, The New Shiatsu Method, Kodansha International 2004

- Shiatsupractor's Association of Canada (SPAC; www.shiatsupractor.org)
- Kondanna Kapke, Asian Bodywork Therapy Part I 2004 (www.dayspassociaction.com)
- Toru Namikoshi, Touch & Stretch, Shiatsu for Everyone, Japan Publications Inc. 1985
- Toru Namikoshi, The Complete Book of Shiatsu Therapy, Japan Publications Inc. 1994
- International Shiatsu Meeting Arbedo-Switzerland 25-28 May 2006, Speeches official Ceremony.

Berufliche Identität im Wandel der Rahmenbedingungen

Berufsbezeichnung als Identität

Für frisch Diplomierte, aber auch später im Berufsleben, stellt sich die Frage der Berufsbezeichnung. Es bietet sich eine Vielfalt von möglichen Titeln an: Bezeichnen sie sich als Shiatsu-PraktikerIn, Shiatsu-TherapeutIn, HeilpraktikerIn, KörpertherapeutIn oder Komplementär-TherapeutIn? Unter welchem Titel treten sie weshalb auf? Welches Selbstverständnis steht dahinter?

Jede Person, welche Shiatsu beruflich ausübt, muss sich für eine – ihre – Berufsbezeichnung entscheiden. Es handelt sich dabei um mehr als eine beliebige und rein individuelle Entscheidung. Begriffe definieren Identität und die damit verbundene Zugehörigkeit zu einer Gruppe, einem Berufsstand.

Die Freiheit der Titelwahl ist nicht unbeschränkt. Es gibt Länder und Kantone, in denen der Begriff TherapeutIn rechtlich geschützt ist und nur von Berufstätigen mit medizinischen Berufen verwendet werden darf. Die rechtlichen Rahmenbedingungen bestimmen mit, wie Shiatsu als Beruf definiert und gesellschaftlich positioniert wird, und wie es sich entfalten kann.

Den Berufsverbänden kommt in dieser Situation eine bedeutende Rolle zu. Berufsverbände sind für ihre Mitglieder Solidargemeinschaft, politische Lobbyorganisation, Qualitätssicherungs-Organ, Kontaktnetzwerk, Wissenspool, Marketinginstrument und Dienstleistungsbetrieb in einem. Es gehört zum Verbandszweck jeder Standesorganisation, die berufspolitischen Interessen ihrer Mitglieder zu vertreten, um die rechtliche und gesellschaftliche Anerkennung und Akzeptanz zu sichern. Voraussetzung bildet die klare Positionierung des Berufs durch ein Berufsprofil, das sich wiederum auf eine möglichst präzise Beschreibung der ausgeübten Methode abstützt. Von grosser Bedeutung sind zudem hohe Ausbildungsstandards sowie die eigenständige Qualitätssicherung.

Im Folgenden werden die Fragen zur beruflichen Identität und zum Selbstverständnis zuerst allgemein betrachtet. Anschliessend wird die Situation der Schweiz dargelegt, die gesamteuropäisch pionierhaft und interessant ist. Danach werden Deutschland, Österreich, Frankreich und Italien und die gesamteuropäische Situation beleuchtet.

Shiatsu in verschiedenen Anwendungsgebieten

Die Wirksamkeit von Shiatsu basiert auf „drei Säulen". Shiatsu fördert

- die Selbstregulierungskraft des Organismus
- die achtsame Selbstwahrnehmung
- die Selbstverantwortlichkeit für das eigene Wohlbefinden.

Hieraus ergeben sich die folgenden Anwendungsgebiete:

- Gesunderhaltung und Gesundheitsvorsorge
- Förderung des ganzheitlichen Wohlbefindens
- Linderung von körperlichen Beschwerden und seelischem Leid
- Unterstützung von Genesungs- und Selbstheilungs-Prozessen
- Unterstützung und Ergänzung für andere Therapien
- Unterstützung und Begleitung von Personen in persönlichen Veränderungsprozessen und schwierigen Lebenssituationen (Stress, Krisen).

Shiatsu gelangt dementsprechend an verschiedenen Orten zum Einsatz:

- In eigenen Privatpraxen
- in Institutionen des Gesundheitswesens (in Spitälern, Kliniken, Gesundheitspraxen und -zentren)
- in Pflege- und Behindertenheimen
- in öffentlichen Schulen, Fortbildungsstätten und Kurszentren
- in Betrieben
- in Hotels, Kur-, Sport-, Wellness- und Fitnesseinrichtungen.

Nicht-therapeutisches Shiatsu, Wellness

Shiatsu definiert sich – bedingt durch die Rechtslage – in den meisten Ländern des europäischen Kontinents als nicht-therapeutischer Beruf der allgemeinen Gesundheitsvorsorge und Gesundheitspflege. Es können verschiedene Ziele damit verbunden werden:

- Entspannung und Wohlbefinden zu fördern
- Gesundheit und Vitalität generell zu stärken
- das Körperbewusstsein zu erhöhen
- eine Begleitung für die persönliche Lebensgestaltung zu haben.

In den vergangenen Jahren verbreitete sich der Begriff Wellness immer mehr. Unter Wellness werden alle Methoden eingeordnet, die das körperliche, seelische und geistige Wohlbefinden steigern. Der Begriff umfasst Angebote aus dem Bereich Massage, Sauna/Bäder/Spa/Wasser, Fitness, Bewegung, Beauty, Mentaltraining und Ernährung. Im Tourismus werden von Hotels, Bädern und Kureinrichtungen Tages- und Wochen-Pakete mit entsprechendem (oft exotischem) Ambiente angepriesen. Der Begriff wird in der Folge oft darauf reduziert, Wohlfühlbehandlungen passiv zu konsumieren, sich verwöhnen zu lassen und ein körperlich-sinnliches „Rundum-Wohlbehagen“ zu geniessen. Der boomende Wellness-Markt vermischt sich mit dem Gesundheitsmarkt, namentlich in der Rehabilitation und Prävention.

Shiatsu im Wellness-Bereich dient der körperlich-geistigen Entspannung, Erholung und Erfrischung sowie der Wiederherstellung der vollen Leistungsfähigkeit. Shiatsu als Wellness-Beruf erfordert hohe berufliche Kompetenzen, da die Behandelten in ihrer Alltagssituation oft unter hohem Stress stehen, Verspannungsschmerzen, Beschwerden oder seelische Probleme haben. Die Grenze zwischen Wellness und Therapie ist fliessend, da viele Menschen mit Shiatsu behandelt werden, die im medizinischen Sinne nicht krank sind, sondern Shiatsu in Anspruch nehmen, bevor sie einen Arzt aufsuchen. Bei der Arbeit in touristischen Wellness-Betrieben ist eine Nachkontrolle und Weiterführung der Behandlung oft nicht gegeben. Medizinische Abklärungen liegen nur bei Medical-Wellness-Einrichtungen vor. Im noch jungen Wellnessbereich wird zukünftig mit einer Strukturierung der Berufe und Ausbildungsgänge zu rechnen sein. Die aktuellen Tendenzen im Tourismus-Sektor weisen in die Richtung, dass Wellness-SpezialistInnen mindestens drei verschiedene Techniken oder Methoden anbieten sollten.

Die rechtliche Situation präsentiert sich für Shiatsu in Europa heute ähnlich wie für Anma vor hundert Jahren in Japan: es geht erneut um die Frage, wie das therapeutische Arbeiten vom Arbeiten im Wellness-Bereich abzugrenzen ist. Dies betrifft Berufs-Bezeichnung, Berufsprofil, Ausbildungscurriculum und rechtliche Rahmenbedingungen. Im Moment ist es eher noch so, dass die rechtlichen Rahmenbedingungen vorgeben, welche Art von Shiatsu überhaupt zulässig ist.

Für Personen, welche nicht den Anspruch erheben, therapeutisch zu arbeiten, ist die Verwendung des Begriffs Shiatsu-Praktizierende nahe liegend. Der Begriff verweist auf das praktische Tun, die Behandlung selbst. Die öffentliche Verwendung des Begriffs ist in jedem Falle dann unerlässlich, wenn die Rechtlage dies erforderlich macht.

Shiatsu als therapeutischer Beruf

Gemäss dem etymologischen Wörterbuch von Kluge bedeutet therapaia im Altgriechischen „Dienen, Dienst". Das deutsche Wörterbuch des Bertelsmann-Verlags bezieht den griechischen Ursprung des Worts therapeutes auf „Diener, Wärter, Pfleger, Gefährte". Der Duden der medizinischen Fachausdrücke bezieht sich auf den Ursprung von „dienen, bedienen, pflegen, heilen".

Die Begriffe „Therapie" und „Therapeut" hielten anfangs des 19. Jahrhundert in der deutschen Sprache Einzug. Sie stehen in den heutigen Wörterbüchern für Heilbehandlung bzw. für jemanden, der eine Heilbehandlung durchführt. Sie sind somit enger definiert als im ursprünglichen Sinne des Wortes und als im allgemeinen Sprachverständnis. Von der Bevölkerung wird Therapie nicht nur auf medizinische Gesundheitsberufe bezogen. Dies zeigen weit verbreitete Bezeichnungen wie Atemtherapie, Farbtherapie, Sprachtherapie.

Der Begriff Shiatsu-Therapie wird in vielen internationalen Publikationen verwendet, da Shiatsu in Japan und Kanada als Gesundheitsberuf staatlich geregelt ist, und weil in Grossbritannien, dessen LehrerInnen besonders aktiv publizieren, keine rechtlichen Einschränkungen bestehen. In diesen Ländern und auch in der Schweiz kann Shiatsu als therapeutischer Beruf ausgeübt werden.

Das Berufsprofil „Shiatsu-TherapeutIn" der Shiatsu Gesellschaft Schweiz definiert Therapie als „unterstützende Begleitung eines Prozesses über längere Zeit". Er wird somit im etymologischen Sinne des Wortes verstanden.

- „Unterstützen" bedeutet, die Selbstregulierungskraft des Organismus und die Selbstkompetenz im gesundheitsbewussten Handeln zu stärken.
- „Begleiten" bedingt, dass sich TherapeutIn und KlientIn als zwei gleichwertige Partner eines gemeinsamen Prozesses verstehen. Es bedingt die Selbstverantwortlichkeit der KlientInnen für ihre Gesundheit.
- „Prozess" meint, dass die behandelten Personen sich in Wandlung befinden, und dass mit Shiatsu die dazu erforderliche Selbstwahrnehmung und Handlungskompetenz gestärkt wird.
- „Über längere Zeit" verweist darauf, dass die nachhaltige Gesundung eine Veränderung von Lebensgewohnheiten erforderlich macht. Dies benötigt eine Zusammenarbeit, die sich über mehrere Behandlungen und einen gewissen Zeitraum erstreckt.

Im Berufsprofil der Shiatsu Gesellschaft Schweiz wurde die Benutzung des Begriffs „Shiatsu-TherapeutIn" beschlossen, um der effektiven beruflichen Tätigkeit in der Schweiz Rechnung zu tragen. Eine repräsentative Mitgliederumfrage der SGS aus dem Jahre 2003 ergab, dass 75 % der Behandlungen infolge von Beschwerden in Anspruch genommen werden. Nur 25 % der Shiatsu-Behandlungen dienen der allgemeinen Gesundheitsvorsorge und -erhaltung.

Folgende Merkmale kennzeichnen die berufliche Situation der Shiatsu-TherapeutInnen in der Schweiz:

- Frauen bilden die Mehrheit der Berufstätigen (84 %).
- Die Tätigkeit erfordert Lebenserfahrung und persönliche Reife: die Hälfte der Therapeutinnen ist zwischen 40 und 50 Jahre alt.
- Es wird mehrheitlich in Einzelpraxen und selbständigerwerbend gearbeitet.
- Die überwiegende Mehrheit der Therapeutinnen arbeitet ausschliesslich mit Shiatsu; nur gerade 15 % arbeiten mit einer weiteren, 3 % mit zwei weiteren Methoden.
- Es werden durchschnittlich knapp 400 Behandlungen pro Jahr erteilt, was die überwiegende Form der Teilzeit-Tätigkeit dokumentiert.
- Der Gesamtaufwand pro Behandlung beträgt 1,5 Stunden (inkl. Vor- und Nachbereitung).
- Für die Inanspruchnahme von Shiatsu als Therapie ist typisch, dass chronische, langfristige Beschwerden (43 %) oder zyklisch wiederkehrende Beschwerdemuster (30 %) vorliegen. Nur 19 % der KlientInnen hat einmalige Beschwerden.
- Die Hälfte der beschwerdebedingten Behandlungen erfolgt aufgrund rein körperlicher, die andere Hälfte aufgrund körperlich-seelischer Probleme.
- Am stärksten verbreitet sind Sequenzen von 6–12 Behandlungen, die eine Einheit bilden (46 %). In 42 % der Fälle werden jedoch mehr als 12 Behandlungen benötigt.
- 90 % der KlientInnen kommen in eigener Verantwortung ins Shiatsu, 10 % aufgrund einer ärztlichen Überweisung.
- Rund ein Drittel der KlientInnen befindet sich gleichzeitig in ärztlicher oder naturärztlicher Kontrolle oder Behandlung.

Der Begriff KlientIn hat sich in der Schweiz eingebürgert. KlientInnen sind weder konsumierende KundInnen noch passiv duldende PatientInnen. Sie sind Auftraggebende, gleichwertige PartnerInnen und gemäss dem lateinischen Ursprung des Worts zugleich „dem Schutz Anvertraute" (weshalb diese Bezeichnung bei RechtsanwältInnen üblich ist).

Berufspolitisch sind folgende Postulate von Bedeutung:

- Mit Shiatsu kann therapeutisch gearbeitet werden.
- Mit Shiatsu muss jedoch nicht zwangsläufig therapeutisch gearbeitet werden, da Shiatsu in verschiedenen Anwendungsfeldern und mit unterschiedlichen Zielsetzungen genutzt werden kann.

Shiatsu und Heilpraktik

Der Begriff Heilpraktik ist mit Alternativmedizin, Komplementärmedizin und Naturheilkunde gleichzusetzen. Im englischen Sprachgebrauch werden Complementary and Alternative Medicine (CAM) und die Berufsbezeichnung „naturopath" (Naturarzt) verwendet. HeilpraktikerInnen bieten auch Shiatsu an. Shiatsu-Praktizierende treten auch als HeilpraktikerInnen in Erscheinung. Einzelne Kantone in der Schweiz verlangen für die berufsmässige Ausübung von Shiatsu eine Heilpraktikerbewilligung. Diese Situation hat zu Unklarheiten bezüglich des Berufsverständnisses im Shiatsu beigetragen, die im folgenden bereinigt werden.

Heilpraktik oder Alternativmedizin als Oberbegriff umfasst verschiedene natürliche Heilsysteme:

- Klassisch-westliche Naturheilkunde
- Homöopathie
- Anthroposophische Medizin
- Traditionelle Chinesische Medizin (TCM)
- Ayurveda.

Die klassisch-westliche Naturheilkunde beinhaltet insbesondere

- Ernährungsberatung (inkl. Heilfasten)
- Pflanzenheilkunde bzw. Phytotherapie (Mittel, Tee, Badezusatz, Inhalation)
- Ausleitverfahren (z. B. Schröpfen)
- Hydrotherapie (Kneippen, Wickel, Bäder, Dämpfe, Güsse usw.)
- Physikalische Therapien bzw. Reiz- und Regulationstherapien (Hitze, Wärme, Kälte, Licht).

Die Naturheilsysteme des Westens beziehen sich auf die Ursprünge der europäischen Medizin und Heilkunde. Der Eid des Hippokrates (ca. 400 v. Chr.) markiert einen wichtigen Bezugspunkt. Der griechische Philosoph Platon soll das Medizinkonzept von Hippokrates als naturphilosophisch bezeichnet haben. Demnach hat der Arzt zuerst das „Ganze der Natur“ zu erkennen, bevor er seine PatientInnen behandeln kann. Hippokrates verstand Krankheit als Ausdruck einer Abweichung vom Gleichgewicht der Körpersäfte. Er unterstützte die natürlichen Heilungskräfte durch Diät und durch Medikamente in Form pflanzlicher Drogen. Er kannte rund 300 pflanzliche Heilmittel und deren Anwendungsgebiete. Er intervenierte als letzte Alternative auch chirurgisch. Dioskurides, der im ersten Jahrhundert nach Christi lebte, erfasste und illustrierte bereits über 1 000 Heilmittel mineralischer, pflanzlicher und tierischer Art.

Die Naturheilsysteme des Westens beziehen ihre Tradition auf historische Persönlichkeiten:

- Hildegard von Bingen (1089–1179) war eine charismatische Person des Mittelalters, Äbtissin, Seherin, Medium, Heilerin. Basis für Gesundheit sind nach ihr Ernährung mithilfe der natürlichen Heilkräfte der Pflanzen (z. B. Dinkel), Entschlackung/Fasten, Ausgewogenheit von Ruhe und Bewegung, Natur erleben, natürliche Heilmittel, Selbsterkenntnis.
- Paracelsus (1493–1541) setzte in seiner Medizin hauptsächlich pflanzliche Wirkstoffe (Phytotherapie) ein. Er sagte: „Schaut auf die Natur, Gott hat für jede Krankheit ein Pflänzlein wachsen lassen.“ Seine wohl bekannteste These lautet: „Die Menge macht das Gift (Dosis facit venenum).“ Seine Signaturenlehre basierte auf der Annahme, dass zwischen Form und Farbe einer Pflanze und ihrer Heilwirkung eine Verbindung besteht.
- Maximilian Bircher-Benner (1867–1939) wurde vor allem für seine Müsli bekannt (Heilnahrung auf Rohkostbasis).
- Sebastian Kneipp (1821–1897) war Priester und Hydrotherapeut in Bayern. Kneippen verbindet Wasserreize und aktive Bewegung, um Kreislauf, Nervensystem, Verdauung, Stoffwechsel und Immunsystem zu stärken. Ein bekannter Ausspruch von Kneipp lautet „Untätigkeit schwächt, Übung stärkt, Überlastung schadet“. Es war ihm ein Anliegen, dass Körper, Geist und Seele im Gleichgewicht leben.
- Samuel Hahnemann (1755–1843) war Chirurg und wurde über Selbstversuche mit Chinarinde zum Begründer der Homöopathie. Seine Philosophie lautet „Ähnliches wird durch Ähnliches geheilt (similia similibus curantur).“
- Rudolf Steiner (1861–1925) war Begründer der Anthroposophie, einer „Weltanschauungslehre“. Im Mittelpunkt seines Medizinkonzepts steht die Dreigliederung in Körper, Seele und Geist. Steiner forderte die Erweiterung der Medizin durch die

Geisteswissenschaft. Für ihn war die rhythmische Ordnung der gesamten Natur von entscheidender Bedeutung.

In Deutschland herrschte zu Beginn des 20. Jahrhunderts die so genannte Kurierfreiheit. Ärztliche Standesorganisationen versuchten diese einzuschränken, was im Gegenzug zur Organisation der nicht-ärztlichen Heilkundigen führte. So wurde 1888 der „Verein Deutscher Magnetopathen" gegründet. Um 1930 waren mehrere hunderttausend Menschen Mitglied in Gesundheitsvereinen wie Hahnemann-Bund, Kneipp-Bund, Schüssler-Bund, Biochemischer Bund und anderen. Das erste deutsche Heilpraktikergesetz wurde 1939 in Kraft gesetzt. Es bezweckte eine radikale Zulassungssperre und formulierte, dass Nicht-Ärzte nur „in besonders begründeten Fällen" heilkundlich tätig sein dürfen. 1945 betrug die Zahl der Heilpraktiker noch 3 500. Sie stieg langsam wieder auf derzeit ca. 20 000 Personen an. In der Schweiz wurde die Naturärzte-Vereinigung NVS 1922 gegründet. In Österreich ist jegliche nicht-ärztliche Heiltätigkeit verboten und fällt unter Kurpfuscherei.

Staatlich anerkannte HeilpraktikerInnen haben in Deutschland die Berechtigung zur gewerbsmässigen Feststellung, Heilung und Linderung von Krankheiten, Leiden, Körperschäden und Gesundheitsbeeinträchtigungen. HeilpraktikerInnen haben dabei die völlige Freiheit, welche naturheilkundlichen Therapieverfahren sie nutzen, sofern keine besonderen rechtlichen Einschränkungen bestehen. HeilpraktikerInnen sind somit eine „natürliche Alternative" zum Hausarzt. Von Seiten der Heilpraktik wurde das Therapie-Angebot fortlaufend ausgedehnt. So listet der Bund Deutscher Heilpraktiker auch Shiatsu unter den „Heilverfahren" auf. Von der schweizerischen Naturärzte-Vereinigung NVS ist bekannt, dass bloss ein Drittel der 3 000 Mitglieder HeilpraktikerInnen im eigentlichen Sinne des alternativmedizinischen Berufs sind. Die Mehrzahl der Mitglieder übt komplementärtherapeutische Methoden aus.

Insbesondere in England und Kanada ist ein pathologisch orientiertes Shiatsu verbreitet. Ihre Vertreter definieren und nutzen Shiatsu explizit als natürliche Heilmethode. Ihre Arbeitsphilosophie ist oftmals mit der chinesischen Medizin verwandt, was Diagnostik und die Arbeit mit Akupunktur-Punkten betrifft. Oftmals wird Shiatsu mit anderen naturheilkundlichen Verfahren kombiniert, beispielsweise mit Ernährungsberatung, Moxa und Akupunktur. Ihr Berufsverständnis ist innerhalb der Alternativmedizin bzw. Naturheilkunde anzusiedeln.

Berufspolitisch sind folgende Postulate von Bedeutung:

- Shiatsu ist eine Methode, die eine umfassende Ausbildung erfordert und als eigenständiger Beruf ohne Risiko und ohne Heilsanspruch unabhängig von der Heilpraktik ausgeübt werden kann.
- Shiatsu kann auch innerhalb des Berufsprofils der Naturheilkunde ausgeübt werden. Dies entspricht jedoch nicht seiner ursprünglichen Position in der Berufslandschaft und darf keine Vorbedingung für eine Reglementierung darstellen.
- Wenn HeilpraktikerInnen Shiatsu ausüben, sollten sie die entsprechenden Kompetenzen gemäss den Ausbildungs-Standards der Shiatsu-Berufsverbände erworben haben.

Shiatsu als Komplementärtherapie

Der Begriff „Komplementär" stammt von lateinischen Wort compleare ab und bedeutet auffüllen, ganz machen. Er verweist auf den Yin-Aspekt: der Arbeitsfokus liegt nicht auf dem „Wegmachen" einer Pathologie, sondern auf dem Füllen und Fördern der Gesundheit. Komplementärtherapie ist das Begleiten und Unterstützen vom Menschen mit Methoden, welche sich am Ziel der ganzheitlichen Gesundheitsförderung orientieren.

Während über das Wesen der Heilpraktik in der Gesellschaft eine gewisse Vorstellung besteht, ist das eigenständige, davon unabhängige Berufsbild der Komplementärtherapie noch wenig im Bewusstsein. Bisher wurde das Berufsfeld vor allem als unüberschaubare Methodenvielfalt wahrgenommen. Die intensiven Diskussionen innerhalb des Dachverband Xund, dem 30 schweizerische Berufsverbände angehören, haben schrittweise zur Klärung der gemeinsamen Identität geführt. Das verbindliche Leitbild des Dachverbands Xund (www.xund.ch) nennt die folgenden Kriterien. Komplementärtherapeutische Methoden sind

- Ganzheitlich. Sie orientieren sich an der Einheit von Geist, Seele und Körper des Menschen.
- Natürlich. Ihre Entwicklung beruht auf dem Studium des Gesunden im Menschen.
- Gesundheitsfördernd. Sie unterstützen einen bewussten Umgang mit sich selbst und dienen der Förderung der Gesundheit.
- Gleichberechtigt. Sie sind geprägt von Toleranz, Respekt und Transparenz. Sie basieren auf einem partnerschaftlichen Umgang mit den Klienten und Klientinnen.

- Ressourcenorientiert. Sie helfen den Klienten und Klientinnen, ihr Potential zu entwickeln und umzusetzen.
- Selbstverantwortlich. Sie leiten zu Selbstverantwortung und Selbsthilfe an.
- Prozessorientiert. Sie sind lösungs- und prozessorientiert.
- Körperbewusst. Sie fördern Selbstwahrnehmung, Körperbewusstsein und Selbstbewusstsein.
- Qualitätsfördernd. Sie sind der Qualitätssicherung und Weiterentwicklung ihrer Methode verpflichtet.
- Nachhaltig. Sie wirken vorbeugend und nachhaltig. Sie leisten einen Beitrag in der Gesundheitserziehung und können hinsichtlich der Krankheitsausgaben kostendämpfend wirken.

Alternativmedizin und Komplementärtherapie sind zwei grundverschiedene Berufsfelder. Die für ihr Berufsfeld relevanten Kriterien und die unterschiedlichen Ausrichtungen wurden in der Schweiz von den Berufsverbänden intensiv diskutiert. Es besteht Einstimmigkeit unter ihnen, dass sich die Berufsfelder wie folgt unterscheiden und umschreiben lassen:

AlternativmedizinerInnen bzw. HeilpraktikerInnen
- arbeiten mit einem umfassenden, in sich geschlossenen Medizinsystem
- können erste Ansprechperson für PatientInnen sein
- evaluieren den Gesundheitszustand ihrer PatientInnen, stellen Diagnosen und leiten daraus Behandlungspläne ab, welche auf den Grundlagen des jeweiligen Medizinsystems basieren
- können akute und chronische Krankheiten wirksam behandeln
- können Hilfsmittel fachgerecht einsetzen, invasiv arbeiten (z. B. Nadeln, Spritzen) und natürliche Heilmittel abgeben
- haben fundierte Kenntnisse in der Schulmedizin und sind in der Lage, die Notwendigkeit einer Überweisung an eine andere Fachperson des Gesundheitswesens zu erkennen und durchzuführen.

KomplementärtherapeutInnen
- stützen ihre Arbeit auf eine oder wenige Methoden ab, die als eigenständige Berufe und Therapieformen ausgeübt werden
- führen fachspezifische Befunderhebungen durch und leiten daraus ihre Behandlungsschritte ab
- haben Philosophie und Instrumentarium der Methode durch Eigenerfahrung in ihre Persönlichkeit integriert

- arbeiten methodengeleitet und orientieren sich an den selbstregulativen Kräften des Organismus
- arbeiten prozessorientiert und verstehen Gesundheit als selbstverantwortliche, nachhaltige Entwicklungs- und Wandlungsprozesse
- orientieren sich am Gesunden und an den Ressourcen und integrieren körperliche, seelische, geistige und soziale Aspekte zur Unterstützung der angestrebten Lern- und Veränderungsprozesse
- setzen keine invasiven Techniken ein und geben keine rezeptpflichtigen Heilmittel ab.

Diese Aufstellung, die keinen Anspruch auf Vollständigkeit erhebt, verdeutlicht die unterschiedlichen Arten der beruflichen Tätigkeit und des Selbstverständnisses. Shiatsu als Methode der Komplementärtherapie beansprucht, an den Wurzeln der Probleme anzusetzen und nachhaltig zu wirken. So gilt es, nicht nur kurzfristige Ziele für die einzelne Behandlung selbst zu formulieren, sondern auch langfristige Ziele der Gesundheitsförderung zu verfolgen, Entwicklungen zu beobachten, zu reflektieren und zu unterstützen. Die therapeutische Gesprächsführung ergänzt die Behandlung, ersetzt jedoch keine allenfalls erforderliche Psychotherapie. Es gilt, gesundheitsorientierte Lernprozesse und persönliche Entwicklungen zu unterstützen, auch in Form von Körperübungen, die empfohlen werden und deren Anwendung und Wirkung kontrolliert wird. Manuelle Behandlung und Gespräch ergänzen sich im komplementärtherapeutischen Berufsbild und bilden eine Einheit.

Shiatsu als Komplementärtherapie wird insbesondere wie folgt eingesetzt
- Linderung von stärkeren und chronifizierten Beschwerden und Schmerzen
- Unterstützung des Genesungsprozesses bei Krankheit und nach Unfall
- Förderung der Selbstwahrnehmung und Selbstverantwortlichkeit
- Entwicklung gesundheitsfördernder Einstellungen und Verhaltensweisen
- Begleitung und Unterstützung in schwierigen Lebenssituationen.

Das komplementärtherapeutische Arbeiten setzt besondere sozial-kommunikative und personale Kompetenzen und entsprechende Kenntnisse in Psychologie und Gesprächsführung voraus. Es unterscheidet sich damit von der Heilpraktik, die zusätzlich zur methodischen Kompetenz höhere Anforderungen an die schulmedizinischen Grundkenntnisse stellt.

Berufspolitisch sind folgende Postulate von Bedeutung:

- Shiatsu kann als Methode der Komplementärtherapie eingesetzt werden.
- Das Berufsprofil der Komplementärtherapie unterscheidet sich von der Heilpraktik.
- staatliche Regelungen müssen den unterschiedlichen Anforderungen und Kompetenzen angemessen Rechnung tragen.

Rechtliche und berufspolitische Situation in der Schweiz

Gemäss Art. 27 der Bundesverfassung ist die Wirtschaftsfreiheit in der Schweiz gewährleistet. Im öffentlichen Interesse, z. B. zum Schutz der Bevölkerung, sind die Kantone ermächtigt, die Ausübung eines Berufs in ihrem Hoheitsgebiet zu verbieten oder einzuschränken. Das Bundesrecht erachtet solche Einschränkungen als schwerwiegende Eingriffe in die Wirtschaftsfreiheit. In der Verfassung das Gebot der Verhältnismässigkeit verankert. Dieses verlangt, dass Einschränkungen „geeignet, notwendig und zumutbar“ sein müssen.

Ob und unter welchen Bedingungen jemand die Erlaubnis hat, das erlernte Shiatsu beruflich auszuüben und eine bestimmte Berufsbezeichnung öffentlich zu benutzen, liegt in der Hoheit der Kantone. Die Schweiz kennt 26 Gesundheitsgesetze mit sehr verschiedenen Formulierungen. Diese Situation verunmöglicht einheitliche Ausbildungsgänge, erschwert die Orientierung und widerspricht dem Gebot eines einheitlichen Binnenmarktes.

Die Mehrheit der Kantone ist natürlichen Gesundheits-Methoden wie Shiatsu gegenüber offen oder zumindest pragmatisch eingestellt. Da Shiatsu erfahrungsgemäss ohne Risiko ausgeübt wird, wird keine Regelungs-Notwendigkeit gesehen. Liberale Kantone beschränken sich darauf festzuhalten, dass keine Heilsversprechen abgegeben werden dürfen. Sie behandeln den Begriff „Therapie“ nicht als „geschützten Titel“. Demgegenüber müssen Shiatsu-Praktizierende in konservativen Kantonen eine kantonale HeilpraktikerInnen-Prüfung ablegen und dürfen sich nicht als TherapeutIn bezeichnen.

Seit ein paar Jahren vollzieht sich in den kantonalen Gesundheitsgesetzen ein Philosophiewandel. Auslöser ist ein Bericht der GesundheitsdirektorInnen-Konferenz aus dem Jahre 2000. Die AutorInnen empfehlen, die Bewilligungspflicht auf folgende Tätigkeiten zu begrenzen:

- Medizinische Methoden, deren Wirksamkeit wissenschaftlich nachgewiesen ist,
- Berufe, die gemäss Krankenversicherungsgesetz (KVG) zu Lasten der obligatorischen Grundversicherung abgerechnet werden dürfen,
- Medizinische Verrichtungen mit besonderem Gefährdungspotential.

Der Bericht hat für die Kantone nur empfehlenden Charakter. Er unterscheidet zwischen dem bisher verbreiteten „gefährdungsorientierten Modell", das durch den Schutz der Bevölkerung legitimiert wird, und dem „tätigkeitsorientierten Modell", das zu bewilligende Berufe als besonders nützlich und wirksam definiert. Die Bewilligungspflicht ist nicht mehr Stigma sondern Auszeichnung. Der Zweck, das schulmedizinische Gesundheitswesen abzuschotten, blieb jedoch der gleiche. Da keine Gefährdung besteht und die alte Argumentation (Notwendigkeit des Bevölkerungsschutzes) hinfällig wurde, nahm man eine Umkehr in der Beweisführungspflicht vor. Erfahrungsgemäss ist der „wissenschaftliche" Nachweis der Wirksamkeit teuer und für individuelle Behandlungs-Verfahren nicht zu erbringen...

Im Jahre 2004 trat das neue Berufsbildungs-Gesetz der Schweiz (BBG) in Kraft. Für Shiatsu eröffneten sich damit erstmals Aussichten auf einen eidgenössisch anerkannten Berufsabschluss. Die Ergebnisse einer Mitgliederumfrage ermutigten den Vorstand der Shiatsu Gesellschaft Schweiz, beim zuständigen Bundesamt für Berufbildung und Technologie (BBT) vorstellig zu werden. Folgende Vorteile wurden von den Mitgliedern erkannt:

- Generelle und gesellschaftliche Anerkennung der Methoden
- Eigenständige Qualitätssicherung
- einheitliche Ausbildungsstandards
- Einordnung in die anerkannten Gesundheitsberufe
- Gestärkte Position bei den Krankenkassen.

Auch andere Berufsverbände wurden aktiv. Im November 2000 gründeten sie ein gemeinsames „Support-Gremium". Das BBT entwickelte ein Projekt zur Integration dieses Berufsfelds und übernahm die Leitung der so genannten Koordinationskommission (KoKo), der alle wichtigen Berufsverbände sowie VertreterInnen staatlicher und kantonaler Behörde angehören. Im Zeitpunkt der Drucklegung (Mitte 2007) sind die Arbeiten zur Einrichtung einer „Höheren Fachprüfung Komplementärtherapie" (HFP KT) beinahe abgeschlossen. Sofern sich keine erheblichen Widerstände von Gesundheitsbehörden und politischen Kreisen ergeben, könnte der staatlich anerkannte Abschluss für Komplementärtherapie ab 2008 Realität sein.

Deutschland

Die folgenden Ausführungen basieren auf Texten von Bruno Endrich, Vorstandsmitglied der Gesellschaft für Shiatsu Deutschland (GSD). Die GSD definiert Shiatsu als ein eigenständiges System der Förderung und Begleitung von Menschen / in ihren spezifischen Lebenssituationen / durch Anregung ihres selbstregulativen Energie-Systems (Ki) / mittels shiatsuspezifischer Berührung / in gleichwertigen Anwendungsfeldern. Diese Philosophie wurde 2004 im GSD-Grundprogramm festgehalten, welches den Titel „Shiatsu – sein Kern und seine Fülle" trägt. Die verschiedenen Anwendungsfelder von Shiatsu werden in der neuen Sammelmappe der GSD wie folgt auf den Punkt gebracht: anregen, lehren, heilen, begleiten, dasein.

Shiatsu kann in Deutschland frei und ohne Heilpraktikerschein ausgeübt werden. In den vergangenen Jahren konnten die Gesundheitsämter davon überzeugt werden, dass Shiatsu keine Heilmethode ist und zur Förderung der Gesundheit ohne Heilerlaubnis praktiziert werden darf. Dieses Ergebnis wird gestützt durch ein Rechtsgutachten (Prof. Rohlfing) und eine rechtsgutachterliche Stellungnahme (Prof. Quaas). Die Gutachter kommen zur Schlussfolgerung, dass das Praktizieren von Shiatsu keine Ausübung von Heilkunde im Sinne von § 1 Abs. 2 des Heilpraktiker-Gesetzes sei, da durch die Anwendung von Shiatsu keine unmittelbaren oder mittelbaren Gesundheitsgefahren für die KlientInnen bestehen.

Es gibt ferner ein Urteil des Bundesverfassungsgerichtes vom 2.3.2004 [BverfG, 1 BvR 784/03], das einem Heiler die "Aktivierung der Selbstheilungskräfte seiner Patienten durch Handauflegen" ohne Heilpraktikerprüfung erlaubt. Das Urteil enthält folgende Argumente, die von der Gesellschaft für Shiatsu (GSD) als berufspolitisch hilfreiches Präjudiz gewertet werden:

Im Fall dieses Heilers seien ärztliche Fachkenntnisse nicht erforderlich, zumal er unabhängig von etwaigen Diagnosen einheitlich durch Handauflegen handle. Den Eindruck des Heilpraktikers möchte der Heiler gerade nicht erwecken, weil es nicht seinem Berufsbild entspreche. Je weiter sich seine Arbeit von medizinischer Behandlung entferne, desto geringer werde das Gefährdungspotential. Demgegenüber werde der Arzt eher für entbehrlich gehalten, wenn man bei einem Heilpraktiker in Behandlung ist. Der Gefahr der Vernachlässigung notwendiger ärztlicher Behandlung könne der Beschwerdeführer entgegenwirken, indem er zu Beginn des Besuchs ausdrücklich darauf hinweist, dass er eine ärztliche Behandlung nicht ersetze – meint das Bundesverfassungsgericht. Es würdigte zudem das Grundrecht der freien Berufswahl, und stellte folgendes ausdrücklich fest: "Es ist nicht Sache des Heilpraktikergesetzes, die Inanspruchnahme eines ‚dritten Weges' zu unterbinden."

Die Werbung für Shiatsu unterliegt einschränkenden gesetzlichen Bestimmungen. Das Abgeben von Heilungsversprechen ist verboten, insbesondere die Nennung bestimmter Krankheiten.

Die Finanzierung von Shiatsu-Behandlungen erfolgt in Deutschland durch die Empfänger. Seit 2005 existieren privat angebotene Zusatzversicherungen zur gesetzlichen Krankenkasse, welche Heilpraktiker-Leistungen abdecken und auch Shiatsu mit einschliessen. Aufgrund der Erfahrungen in der Schweiz ist deshalb in den kommenden Jahren mit einer beschleunigten Verbreitung von Shiatsu in Deutschland zu rechnen.

Österreich

Die Beschreibung der Situation in Österreich basiert auf Fachartikeln von Eduard Tripp, Vorstandsmitglied des Österreichischen Dachverbands für Shiatsu (ÖDS).

Bis Ende 1998 konnte in Österreich jedermann – selbst ohne jegliche Shiatsu-Ausbildung – Shiatsu als Beruf ausüben. Das Diplom des Dachverbandes wurde zwar als Qualitätslabel propagiert, war rechtlich jedoch nicht von Bedeutung.

Ende 1998 wurde Shiatsu als Beruf vom Wirtschaftsministerium staatlich geregelt und als Teil der gewerblichen Massage definiert. Shiatsu wurde der Kontrolle der Innung (des Berufsverbands) der gewerblichen Masseure unterstellt.

Intensive Gespräche von Vertretern des ÖDS mit dem Wirtschaftsministerium hatten zur Folge, dass in einem ergänzenden Schreiben des Ministeriums festgehalten wurde, dass sich Shiatsu nicht in Massage-Techniken erschöpft. Shiatsu wurde demzufolge drei bestehenden Berufsgruppen zugeordnet: den Masseuren, den Sozial- und Lebensberatern und den Psychologen/Psychotherapeuten. Shiatsu-PraktikerInnen, die keinem dieser drei Grundberufe angehören, können per Gesuch einen auf Shiatsu eingeschränkten Massage-Gewerbeschein erlangen. Die Grundlage dazu bildet eine Shiatsu-Ausbildung gemäss den Richtlinien des ÖDS.

Die Regulierung von Shiatsu als einen eigenständigen Beruf hätte eine Gesetzesänderung erfordert und wurde vom Ministerium abgelehnt. Eine wesentliche Verbesserung erfuhr die Stellung von Shiatsu mit der Massage-Verordnung vom 28. Januar 2003. In dieser wurde Shiatsu als ein in sich geschlossenes System definiert. Shiatsu erhielt damit ein eigenständiges Ausbildungscurriculum, das auch gewerbliche Masseure erfüllen müssen, um Shiatsu ausüben zu können. Das Diplom des Dachverbandes bildet seither die primäre Grundlage für die Erteilung der Gewerbeberechtigung. Für Shiatsu-Praktizierende besteht damit in Österreich eine klar definierte berufliche und rechtliche Sicherheit.

In Österreich gibt es eine historisch gewachsene Trennung zwischen (medizinischen) Gesundheitsberufen und gewerblichen Berufen. Shiatsu ist den gewerblichen, gesundheitsbezogenen Berufen zugeordnet, aber kein Gesundheitsberuf. Ein reglementiertes, gesundheitsbezogenes Gewerbe darf körperliche oder psychische Krankheiten, Störungen und Behinderungen weder diagnostizieren noch behandeln. Dasselbe gilt für Krankheitsvorbeugung, Geburtshilfe und die Heilmittelverordnung und -abgabe. Alle diese Tätigkeiten unterliegen einem Tätigkeitsvorbehalt, da es sich um die Ausübung medizinischer Heilkunde im Sinne des Ärztegesetzes §2 handelt. Grundsätzlich dürfen gewerbliche, gesundheitsbezogene Tätigkeiten unbedenklich nur an gesunden, nicht krankheitsverdächtigen Personen ausgeübt werden. Bei Vorliegen von Erkrankungen sind Rücksprachen mit den behandelnden ÄrztInnen erforderlich. Bei Vorliegen von Beschwerden (Krankheitsverdacht) ist eine ärztliche Abklärung erforderlich. Auf klare und unmissverständliche Formulierungen bei der Darstellung von Shiatsu muss geachtet werden. Die Shiatsu-Behandlung darf nur darauf ausgerichtet werden, um die Einheit von Körper, Seele und Geist aufrecht zu erhalten und zu stärken.

Die amtliche Eingliederung von Shiatsu in die Massage trägt den rechtlichen Rahmenbedingungen Österreichs optimal und pragmatisch Rechnung. Sie ist jedoch aus internationaler Sicht berufspolitisch nicht ganz unproblematisch (siehe Frankreich und Italien). Die Unterordnung unter Massage ist auch von der fachlichen Tätigkeit her delikat. Das Wort Massage hat seinen Ursprung im Griechischen: „massein“ bedeutet „kneten“. Massage war schon in der Antike Teil der Heilkunde, oft in Verbindung mit der Bäderheilkunde. Als älteste gesicherte Quelle wird jedoch der chinesische Arzt Huang-Ti genannt (ca. 2600 v. Chr.). Die Massage verlor ihre Bedeutung in Europa. Die Armeen Bonapartes brachten Ende des 18. Jahrhunderts aus den türkischen Bädern eine Behandlungsform nach Frankreich zurück, die sie „Massement“ nannten. Die heute als klassische Massage oder auch „schwedische Massage“ bezeichnete Behandlungsform wurde um die Jahrhundertwende vom Schweden Per Henrik Ling entwickelt. Sie beinhaltet vier Grundtechniken, die nacheinander ausgeübt werden: Streichung, Knetung, Reibung, Klopfung bzw. Klatschen. Das Ziel besteht darin, Verspannungen der Muskulatur vorzubeugen oder zu behandeln. Es geht um ein mechanisches Bearbeiten der äusseren Gewebeschichten. Shiatsu kennzeichnet sich durch eigenständige Theorien und andere Arbeitstechniken aus. Es muss aber auch berücksichtigt werden, dass der Begriff Massage in den westlichen Länder heute vielfach als Sammelbegriff für jede Form von Körperbehandlung benutzt wird – bis hin zur „Hot Stone-Massage“, die rein „technisch“ gesehen darin besteht, heisse Steine auf den Körper zu legen.

Frankreich und Italien

Die Berufs-Verbände beider Länder sahen sich gerichtlichen und berufspolitischen Ansprüchen von Seiten der Physiotherapie und der Masseure ausgesetzt, welche Körperarbeit ihrem Beruf unterordnen möchten. Shiatsu dürfte danach nur noch von den Schulen dieser Berufe unterrichtet werden und nur noch von Personen mit diesen Berufen ausgeübt werden. Die Shiatsu-Berufsverbände dieser Länder befinden sich im Zeitpunkt dieser Textabfassung in einem intensiven berufspolitischen Prozess. Es werden Gespräche mit Behörden und Parlamentariern geführt, mit dem Ziel, rechtliche Grundlagen für eine anerkannte Berufstätigkeit zu erreichen.

Die gesamteuropäische Dimension

Eine rechtliche Normierung von Shiatsu auf gesamteuropäischer Ebene steht derzeit nicht zur Diskussion. Gemäss EU-Verfassung liegt das Gesundheitswesen in der nationalen Verantwortung. Man geht jedoch davon aus, dass in Zukunft europäische Regelungen entstehen werden.

Ca. 40% der EU-Bevölkerung nutzt „Complementary and Alternative Medicine" (CAM). Der Begriff wird auf der europäischen Ebene in der Berufspolitik bisher umfassend benutzt, sodass sowohl Heilpraktik als auch Komplementärtherapie darunter subsummiert werden. Das „Europäische Forum für Komplementäre und Alternative Medizin" (EFCAM), ein Zusammenschluss internationaler Interessensorganisationen, definiert in einer Deklaration CAM wie folgt: „Eine vielfältige Bandbreite von autonomen Praktiken der Gesundheitspflege und -fürsorge, die sowohl für die Aufrechterhaltung der Gesundheit, der Förderung der Gesundheit als auch in der Krankheitsvorsorge sowie in der Behandlung von Krankheiten Anwendung finden." Die EFCAM bezeichnet CAM als ganzheitlich (holistisch), natürlich und sicher. Die Anwendung ist traditionell und bewährt sowie offen für Innovationen. CAM ist gemäss EFCAM an folgenden Prinzipien orientiert:

- Förderung der Selbstheilungskräfte
- Prävention
- Gesundheitsförderung
- kurative Behandlung von Erkrankungen
- Eigenständige oder kombinierte Anwendungsmöglichkeit
- Erweiterung der Auswahlmöglichkeiten
- Förderung der Selbstverantwortlichkeit für Gesundheit.

Die Berufsverbände Europas stehen vor grossen Herausforderungen. Zunächst sind sie gefordert, für ihre Praktizierenden im nationalen Rahmen Regelungen zu erkämpfen, die der jeweiligen rechtlichen und politischen Situation Rechnung tragen. Nicht alles was wünschbar ist, kann dabei kurzfristig erreicht werden. Gleichzeitig müssen sie im Hinblick auf zukünftige, europäische Regelungen gemeinsame Titel, Berufsprofile und Curricula entwickeln, um die komplexe berufliche Identität von Shiatsu zu wahren und vor unangemessenen Forderungen zu schützen. Dabei ist die Tatsache zu berücksichtigen, dass Shiatsu zwar eine eigenständige Behandlungsform darstellt, sich aber auch in übergreifende Berufsidentitäten wie KomplementärtherapeutIn, AlternativmedizinerIn oder Wellness-Praktizierende integriert. Der Prozess der Berufsklärungen ist im Gange, wird jedoch noch einige Jahre dauern und von Verbänden und Schulen viele schwierige Entscheidungen erfordern.

Schlussfolgerungen

Shiatsu wurde von Anfang an von gesellschaftlichen, berufspolitischen und rechtlichen Entwicklungen geprägt. Mit Shiatsu kann, muss aber nicht zwingend therapeutisch gearbeitet werden. Die spezifische Situation in der Schweiz hat dazu geführt, dass sich eine sehr klare, therapeutische Arbeitsweise entwickelt hat. Die SGS hat deshalb das Berufsprofil der Shiatsu-Therapeutin / des Shiatsu-Therapeuten formuliert, welches sich auf das übergeordnete Berufsverständnis der Komplementärtherapie bezieht. Neben shiatsu-spezifischen, methodischen Kompetenzen sind professionelle Fähigkeiten in der Prozessarbeit erforderlich, um Menschen über einen gewissen Zeitraum darin zu unterstützen, nachhaltige, gesundheitsfördernde Lebensweisen zu entwickeln.

Quellen

- www.shiatsuverband.ch: Shiatsu Gesellschaft Schweiz
- www.xund.ch: Dachverband für natürliche Methoden im Gesundheitswesen
- www.emr.ch: Erfahrungsmedizinisches Register für schweizerische Krankenkassen
- www.bbt.admin.ch: Bundesamt für Berufsbildung und Technologie der Schweiz
- Berufsprofil Shiatsu Therapeutin / Shiatsu Therapeut, SGS 2005
- Peter Itin, Shiatsu als Beruf, in: Shiatsu 1, SGS 2004

- Peter Itin, Shiatsu auf dem Weg zum eidgenössisch anerkannten Beruf, in: Shiatsu 2, SGS 2006
- Peter Itin, Shiatsu-PraktikerIn oder Shiatsu-TherapeutIn? In: Shiatsu Journal 48, GSD 2007
- Renate Köchling-Dietrich, Shiatsu – Ansatz und Weg zur Entwicklung eines Gesundheitsbewusstseins als Lebenskunst, GSD 2002
- Shiatsu – sein Kern und seine Fülle – Das Grundprogramm der GSD 2004
- Bruno Endrich, Zur rechtlinchen Situation der Ausübung von Shiatsu in Deutschland, in: Shiatsu Journal 48, GSD 2007
- Eduard Tripp, Shiatsu im Spannungsfeld zwischen Gesundheitsberufen und Gewerbe, in: Shiatsu Journal 48, GSD 2007
- www.shiatsunetwork.com: Internationales Shiatsu Netzwerk – ISN (Vereinigung der Berufsverbände Deutschlands, Frankreichs, Italiens und der Schweiz)
- www.shiatsu-austria.at: Homepage von E. Tripp

Gesundheitsförderung mit Shiatsu

Was ist Gesundheit?

Sind Sie gesund? Die meisten Menschen antworten auf diese Frage mit Ja oder Nein. Sie definieren Gesundheit spontan als Abwesenheit von Krankheit oder starkem Schmerz. Wie gesund fühlen Sie sich: ganz, ziemlich, oder ein wenig? Versuchen Sie, Ihren aktuellen Gesundheitszustand auf einer Skala von 1–10 einzuordnen. Weshalb kommen Sie auf diesen Wert? Aus welchen Gründen liegt er über 1, aus welchen unter 10? Gab es in Ihrem Leben je eine Situation, in der Sie sich trotz Schmerz und Leid als gesund empfunden haben?

Die Antworten der Teilnehmenden meiner Kurse zu Gesundheitsförderung mit Shiatsu sind aufschlussreich: Als die Gesundheit beeinträchtigende Faktoren werden zum Beispiel genannt:

- Energielosigkeit, „sich reduziert und nicht voll leistungsfähig fühlen"
- Rastlosigkeit, Hektik: zu wenig Ruhe haben, Schlafstörungen
- Beschwerden verschiedener Art: Körperlich sich schwer, unwohl und eingeschränkt fühlen
- Emotionale Belastung: Ärger, Stress, Angst, Sorgen haben
- Wenig Initiative und Lebensfreude haben
- Nicht verstehen der Zusammenhänge und des eigenen Schicksals
- Belastendes Mitleid: Wissen um Krieg, Elend, Hunger in der Welt, sich um andere Menschen Sorgen machen
- Die eigene Situation nicht akzeptieren wollen.

Als Faktoren, welche sich positiv auf die Beurteilung des Gesundheitszustands auswirken, werden beispielsweise genannt:

- Sich energiegeladen und in der eigenen Kraft empfinden
- Klar im Geist sein, voll präsent sein
- Sich körperlich-geistig als Einheit wahrnehmen
- Ein liebevolles Umfeld, soziales Netz haben
- Sich „rundum" wohl fühlen
- Ein gutes Körperempfinden haben
- Negatives als relativ unbedeutend empfinden

- Lebensfreude haben und teilen können
- Gefühle tief erleben können ohne von ihnen überwältigt zu werden
- Positive Gedanken überwiegen
- Gespannt und neugierig auf die Welt zugehen können
- Das Gefühl haben, wertvoll und Teil des Ganzen zu sein
- Ausgeruht, freudvoll und ohne Belastung leben können
- Eigene Bedürfnisse wahrnehmen und befriedigen, Grenzen setzen können
- Sich in Harmonie fühlen
- Zufrieden, dankbar und gelassen sein
- Sich auf einem persönlichen Entwicklungsweg befinden.

Gesundheit zu definieren ist eine komplexere Aufgabe als man zuerst denkt. Es gibt verschiedene Blickwinkel, aus denen man das Thema betrachten kann. Die drei zentralen Wirkungsbereiche von Shiatsu: Förderung von Selbstregulierung, Selbstwahrnehmung und Selbstverantwortung, sind tief in Konzepten der Gesundheitsförderung verankert. Westliche und östliche Konzepte benutzen andere Sprachen, andere Bilder. Im Kern geht es immer wieder um das Gleiche, nämlich die Frage: Was können Menschen tun, um möglichst gesund und glücklich zu leben, und wie kann man sie darin unterstützen, dieses Ziel zu erreichen? Die Beschäftigung mit dem persönlichen Gesundheitsverständnis führt direkt zum Kern der eigenen Lebensphilosophie und Weltanschauung. Mit den Jahren wird man feststellen, dass sich das eigene Gesundheitsverständnis fortlaufend weiterentwickelt. Neue Erfahrungen werden integriert, andere Prioritäten gesetzt. Es ist wichtig, dass sich Shiatsu-TherapeutInnen ihres Gesundheitsverständnisses bewusst sind. Es hilft ihnen, die Situation ihrer KlientInnen klarer einschätzen zu können. Dadurch sind sie in der Lage, in Behandlung, Gespräch und Übungen Impulse zu setzen, welche in Richtung eines bewussten Gesundheitsverhaltens führen. Welcher Schritt für eine Klientin richtig ist, ist von vielem abhängig. Es ist die Klientin, welche den Schritt tun muss. TherapeutInnen können geeignete Impulse geben und die Energie und die Bemühungen der KlientInnen unterstützen. Sie können den Schritt nicht für die Klientin tun, und sie sollen ihr nichts aufdrängen.

Je vertiefter man sich mit der Thema beschäftigt, desto mehr erkennt man, dass das Gesundheitsverständnis der Therapeutin in jedem Moment der Behandlung oder des Gesprächs im Hintergrund präsent ist und wirkt. Verstehe ich eine Verspannung als Symptom, das beseitigt werden muss, oder als Energie, die zur Stärkung einer schwachen Stelle genutzt werden kann? Verstehe ich meine Aufgabe als TherapeutIn darin, eine Verspannung „aktiv handelnd zu lösen“, oder habe ich den Fokus, dem Organismus einen Raum zu schaffen, in dem er diese Arbeit selbst übernehmen muss? Es geht nicht um die Bewertung dieser Alternativen als gut oder schlecht. Es geht vielmehr darum, dass wir in jedem Moment der Behandlung genau wissen, was wir tun, damit wir es bewusst und zielgerichtet tun. Die Beschäftigung mit den verschiedenen Gesundheitskonzepten ist eine faszinierende Möglichkeit, den Fokus der eigenen Arbeit zu klären, die therapeutische Arbeit mit Shiatsu zu reflektieren und zu differenzieren.

Gesundheit und Krankheit in Recht und Gesellschaft

Der Begriff „Gesundheit" wird im schweizerischen Recht nicht explizit definiert. Das Rechtssystem versteht Gesundheit als Abwesenheit von Krankheit, als Zustand von Nicht-Krankheit. Krankheit selbst wird nicht mittels inhaltlich-sachlicher Kriterien sondern prozedural und formal definiert: Unter Krankheit fällt rechtlich der Tatbestand, dass eine medizinische Abklärung oder Behandlung vorgenommen wird.

> Art. 3 des schweizerischen Sozialversicherungsrechts, das für die Grundversicherung relevant ist, definiert Krankheit „als jede Beeinträchtigung der körperlichen oder geistigen Gesundheit, die nicht Folge eines Unfalles ist, und die eine medizinische Untersuchung oder Behandlung erfordert oder eine Arbeitsunfähigkeit zur Folge hat." Eine mehr oder weniger identische Definition findet sich für Deutschland im Kommentar des Sozialgesetzbuches, Bd. 5, Art. 27.

Eine Fachinstanz stellt Gesundheitsbeeinträchtigung, Krankheit oder Arbeitsunfähigkeit fest. Dies erfolgt anhand von möglichst eindeutigen, objektiven Kriterien. Die Ärzteschaft erhält mit der ihr zugesprochenen Kompetenz eine entsprechende Machtposition, was die durchzuführenden Massnahmen und deren Finanzierung betrifft. Nicht zufällig spricht man von Ärzten als den „Göttern in Weiss".

Das Versicherungssystem muss gesellschaftlichen und ökonomischen Zielsetzungen gerecht werden. Es geht um:

- die möglichst wirtschaftliche Vorbeugung und Beseitigung von Krankheiten und Unfällen,
- die Wiederherstellung der Leistungsfähigkeit.

Man spricht bei Rehabilitation und Behinderung von funktionaler Gesundheit. Funktional gesund ist ein Mensch dann, wenn er alles tun kann, was von einem Menschen ohne Gesundheitsprobleme erwartet werden kann.

Nach den Medizinsoziologen T. Parson ist Gesundheit ein Zustand optimaler Leistungsfähigkeit eines Individuums zur wirksamen Erfüllung der Rollen und Aufgaben, für die es sozialisiert worden ist (Sozialisation = Einordnungsprozess in die Gesellschaft, Normen- und Werteübernahme).

Der in der Schweiz rechtlich verankerte Begriff der Invalidität bezeichnet die Erwerbsunfähigkeit aufgrund gesundheitlicher Ursachen. Er entstammt dem Lateinischen und heisst wörtlich übersetzt „unwert". Er sollte somit im therapeutischen Umgang vermieden werden. Die bundesrätliche Botschaft zur 5. Gesetzesrevision hält fest, dass das subjektive Empfinden der versicherten Person für die Bemessung der Erwerbsunfähigkeit nicht massgebend ist; es zählen allein „objektive Kriterien".

In diesem Zusammenhang ist interessant, dass im englischen Sprachgebrauch zwischen „disease" und „illness" unterschieden wird. Beide Begriffe werden in Wörterbüchern mit Krankheit übersetzt. Disease meint die objektiv nachweisbare und messbare Dysfunktion des Organismus. Illness bezeichnet das subjektive Krankheitsgefühl. Eine Identität und Gleichzeitigkeit von objektiver und subjektiver Krankheit ist nicht zwingend. Man kann eine Krankheit haben ohne sich krank zu fühlen, beispielsweise im Frühstadium von Krebs. Und man kann sich krank fühlen, ohne dass Funktionsstörungen objektiv messbar wären, zum, Beispiel bei einem Schleudertrauma, das mit Kopfschmerzen, Schwindel, Konzentrationsschwächen, Übelkeitsgefühlen, Lustlosigkeit und Ermüden verbunden ist. Da sich die Symptome objektiv nicht beweisen lassen, haben PatientInnen entsprechend oft Probleme mit der Finanzierung ihre Behandlungen und Erwerbsbeeinträchtigungen. Zusätzlich erhalten sie das Gefühl, von den Ärzten und Versicherungen als „Simulanten und Betrüger" eingestuft zu werden.

Wirksamkeit, Kostenminimierung und Effizienz sind heute zentrale Masstäbe zur Bewertung der Leistungserbringung. Angesichts der Kostenspirale im Gesundheitswesen ist das Bedürfnis nach klaren Kriterien verständlich. In der konkreten Umsetzung ergeben sich vielfältige Probleme. Oft besteht ein extrem hoher ökonomischer Druck auf Ärzte, Spitäler und Kliniken. Überlange Arbeitszeiten, ungenügende Pflege- und Besprechungszeiten usw. sind die Folge. Ungesunde Arbeitsbedingungen führen zu stressbedingten Qualitätseinbussen, gravierenden Fehlern und Burnout. Umfragen zeigen, dass sich viele PatientInnen von den Ärzten nicht genügend wahrgenommen, betreut, verstanden und respektvoll behandelt fühlen, was keine optimalen Bedingungen für ihre Heilungsprozesse sind. Vor Verallgemeinerung ist zu warnen; es gibt auch viele vorbildhafte Situationen.

Eine objektive Bestimmung von Krankheit (und damit ihrer Abgrenzung zu Gesundheit) gibt es nicht. Gewisse Krankheiten waren früher noch nicht existent oder nicht diagnostizierbar oder weniger bedeutend als heute. Was als Krankheit zählt ist gesellschaftlich bestimmt und im Zeitablauf veränderlich. Homosexualität stand lange Zeit auf der Krankheitsliste der WHO, währenddessen Alkoholismus erst spät zur Krankheit deklariert wurde. Je nach medizinischem Kenntnisstand (und auch Interessens-Stand) verändern sich die Kriterien dafür, ob eine Krankheit oder eine Krankheitsdisposition vorliegt. Das Herabsetzen von Grenzwerten (z. B. Cholesterin) erhöht die Wahrscheinlichkeit einer rechtzeitigen Früherfassung und damit die PatientInnen-Sicherheit (z. B. vor Schlaganfall), aber beschleunigt auch die Einstufung einer Person als krank.

Die Verbesserung und Verbreitung der Diagnostik manifestiert sich als ein zunehmendes Angebot von Dienstleistungen und Produkten auf dem boomenden Gesundheitsmarkt. Es findet eine mediale Überflutung und thematische Omnipräsenz statt, was die Errungenschaften der Medizin und die Gesundheitsgefahren betrifft. Alles zusammen führt dazu, dass immer mehr Menschen mit diesem Wissen um ihren Gesundheitszustand fürchten, sich sorgen und krank fühlen. Prävention in angemessenem Rahmen ist sinnvoll. Wenn rein wirtschaftliche Interessen überwiegen, ist es nicht mehr als ein Geschäft mit der Angst.

Die Grenzen zwischen Gesundheit und Krankheit sind nicht objektiv, präzise und unveränderlich, sondern graduell, relativ und veränderlich. Die rechtlich massgeblichen Definitionen und Kriterien bilden den herrschenden Konsens innerhalb gewachsener Wissens-, Interessens- und Machtstrukturen ab.

Krankheit wurde und wird von vielen wissenschaftlichen Exponenten der Schulmedizin als rein physisches, monokausales Problem behandelt. Die in den Medien propagierten technologischen Fortschritte und Zukunftsvisionen („Operation per Roboter") verstärken diese einseitige Wahrnehmung. Eine operative, physische Intervention ist zur Beseitigung eines akuten Symptoms in gewissen Fällen unerlässlich. Mit einem technischen „Routineeingriff" wird der Fall erfolgreich abgeschlossen und der Patient so rasch als möglich aus dem Spital entlassen. Trotz des Heilerfolgs bleibt der Eingriff den Betroffenen in negativer, wenn nicht gar traumatischer Erinnerung. Eine therapeutische Betreuung während und nach dem Spitalaufenthalt fehlt. Sie entspricht nicht der hoch spezialisierten, technisch ausgerichteten Spitzenmedizin. Sie würde Zusatzkosten verursachen, welche die Krankenkassen möglichst vermeiden. Den HausärztInnen wiederum sind enge Fesseln bezüglich der Gesprächszeit pro PatientIn auferlegt, sodass sie ihre ursprünglich viel umfassendere Aufgabenstellung bei der Gesundung und Gesunderhaltung der Menschen nicht mehr wahrnehmen können.

In der breiten Bevölkerung nimmt seit ein paar Jahren das Bewusstsein (wieder) zu, dass bei vielen Beschwerden und Erkrankungen ein Zusammenhang zwischen dem körperlichen und emotional-seelischen Befinden besteht. Dass Stress eine erhöhte Anfälligkeit für Erkältungskrankheiten und für Magengeschwüre verursacht ist allgemein bekannt und auch mit Studien nachgewiesen. Epidemien der heutigen Zeit wie Herz-Kreislauf-Erkrankungen, Depression, Krebs, Übergewicht, Suchterkrankung und Aids haben mit den heutigen Arbeits- und Lebensformen zu tun. Sie sind ein gesellschaftliches Problem, dem ein technologieorientiertes Gesundheitssystem allein nicht gewachsen ist. Die Hoffnungen, die auf wissenschaftliche Fortschritte im Bereich der Bio- und Gentechnik, Nanotechnologie, Neurowissenschaft und Stammzellenforschung gelegt werden, können sich nicht erfüllen, wenn dem tiefen Bedürfnis der Menschen nach individueller, empathischer Hilfestellung und Unterstützung im selbstverantwortlichen Prozess der notwendigen Veränderungen von Lebensweisen und Einstellungen nicht Rechnung getragen wird.

Alternativmedizin und Komplementärtherapien stellen eine wichtige Ergänzung der Schulmedizin dar. Sie werden von den Menschen zunehmend genutzt,

- weil ihnen eine ganzheitliche Philosophie zugrunde liegt, welche die Verbindung von Körper und Seele herstellt
- weil sie bei den tiefer liegenden Ursachen und Wirkungsmustern ansetzen
- weil sie natürlich sind und keine Nebenwirkungen haben
- weil die Menschen ernst genommen werden und seelisch professionell begleitet werden
- weil sie die Eigenkompetenz fördern und nachhaltig wirken.

Shiatsu kann im Systemdenken des Versicherungswesens folgende Beiträge leisten:

- Shiatsu lindert Beschwerden
- Shiatsu schützt vor Krankheit
- Shiatsu beschleunigt Heilungsprozesse
- Shiatsu baut nachhaltig Gesundheit auf.

Die Inanspruchnahme von Alternativmedizin und Komplementärtherapie reduziert die Kosten der Grundversicherung, wie die sogenannte PEK-Studie in der Schweiz nachwies.

Aufgrund der individualisierten, situativen, interaktiven und prozesshaften Arbeitsweise ist es unmöglich, die Wirksamkeit von Shiatsu mittels „Doppelblind-Studien“ wissenschaftlich nachzuweisen. Die medizinisch gängige Wirkungs-Forschung ist nur bei standardisierten Verfahren der Symptombeseitigung anwendbar, die auf genau identifizierbare, physische Mechanismen einwirken. Diese Bedingungen sind bei Shiatsu nicht gegeben.

Gesundheitsdefinition der WHO

Die Weltgesundheitsorganisation (World Health Organisation, WHO) ist eine Spezialorganisation der Vereinigten Nationen (UN) mit Sitz in Genf.

> Gesundheit wird in der Gründungsurkunde der Weltgesundheitsorganisation (WHO) 1946 definiert als „Zustand des umfassenden körperlichen, geistigen und sozialen Wohlbefindens“. Gegenüber dem „versicherungsrechtlichen“ Verständnis ist diese Gesundheits-Definition als revolutionär zu bezeichnen, weil Subjektivität und Ganzheitlichkeit erstmalig ins Zentrum der Betrachtung gesetzt werden.

Die Gesundheits-Definition der WHO hat insbesondere den beiden Elemente Subjektivität und Ganzheitlichkeit gesellschaftlich zu mehr Nachdruck verholfen:

- Subjektivität: Das eigene, individuelle Empfinden wird respektiert. Nur ich selber kann darüber befinden, ob es mir „gut“ geht. Nicht eine aussenstehende Fachperson sondern ich selbst bin die massgebliche Instanz, mein Befinden zu beurteilen. Wohlbefinden ist subjektiv und kann situativ unterschiedlich sein. Ob ein Symptom vorliegt, das sich nach dem jeweiligen Stand der Medizinkenntnisse objektiv nachweisen lässt, ist aus diesem Blickwinkel nicht von Bedeutung.
- Ganzheitlichkeit: Gesundheit bedingt eine umfassende Sichtweise, die sich nicht nur auf körperliche Aspekte bezieht, sondern auch das seelische Wohlbefinden und die soziale Situation einbezieht.

Der Anspruch eines „umfassenden Wohlbefindens“ formuliert einen Idealzustand. Wir fühlen uns leider selten so. Unser Wohlbefinden ist immer graduell, in Veränderung befindlich, relativ, bezogen auf etwas anderes, z. B. auf die Situation anderer Menschen in unserem Alter. Die Definition der WHO hat sich deshalb im Duden in gemässigter Form niedergeschlagen. Dort wird Gesundheit als „Zustand oder bestimmtes Mass körperlichen, seelischen oder geistigen Wohlbefindens“ definiert.

Wohlbefinden bezieht sich nicht nur auf aktuelle positive Gefühle von Freude, Glück, Zufriedenheit und körperlichem Wohlgefühl, sondern auch auf einen zeitlich überdauernden, habituellen Zustand.

Shiatsu ist im Einklang mit der Philosophie der WHO. Ziel ist das Wiedergewinnen eines ganzheitlichen Wohlbefindens, das bei Behandlungsbeginn beeinträchtigt war.

Unterschied Gesundheitsförderung-Prävention

Gesundheit und Krankheit werden in diesem Zusammenhang als „gedachte Endpunkte eines gemeinsamen Kontinuums" verstanden. Die Frage lautet, wie nahe jemand den Endpunkten ist. Der wesentliche Unterschied zwischen Gesundheitsförderung und Prävention liegt darin, an welchem Endpunkt man sich orientiert, auf welches Ziel man sich ausrichtet.

Prävention orientiert sich am Pol der Krankheit, den man als unerwünschten Zustand definiert und verhindern möchte. Das lateinische Wort Praevenire heisst wortwörtlich zuvorkommen, vermeiden. Prävention ist Vorbeugen und Verunmöglichen von Krankheiten und Unfällen. Es wird unterschieden zwischen

- Primärprävention: Sie soll die Erkrankung Gesunder vermeiden. Sie setzt ein, wenn noch keine Krankheit vorliegt und kein Unfall eingetreten ist. Sie hat die Funktion, die Entstehung von Risikoverhalten zu verhindern, die Widerstandskraft der Menschen zu erhöhen und ursächliche Faktoren zu beseitigen. Sie zielt auf die breite Bevölkerung oder bestimmte Zielgruppen. Instrumentarien sind Medieninformationen, Verbreitung von Publikationen, Beratungen und Aktionen (Beispielsweise Information an Schulen über Aids oder Suchtschädigungen). Sie dient der Abschreckung, Aufklärung und Aufforderung zu Verhaltensänderungen oder Einholung von Unterstützung. Zur Primärprävention gehören auch Impfungen. Rechtliche Massnahmen wie Tempolimiten im Strassenverkehr wirken ebenfalls in diesem Sinne.
- Sekundärprävention: Sie hat die Funktion, Krankheiten im Frühstadium zu erkennen und rechtzeitig zu behandeln. Risikogruppen werden personenorientiert und individuell angesprochen. Wichtige Instrumente sind Reihenuntersuchungen (z. B. Krebsfrüherkennung), hausärztliche Kontrolluntersuchungen und Beratung.
- Tertiärprävention: Sie bezieht sich auf Individuen, welche sich in der Genesungs- und Rehabilitationsphase nach erfolgter Krankheit befinden. Sie hat die Funktion,

Rückfälle und Folgestörungen zu verhindern (z. B. durch Programme nach Herzinfarkt oder Schlaganfall). Wesentliche Instrumente sind Information, Beratung, Anleitung und Nachkontrollen.

Massnahmen der Gesundheitsförderung (z. B. Empfehlungen zu gesunder Ernährung) können die Prävention indirekt unterstützen.

Demgegenüber legt Gesundheitsförderung den Fokus auf die positive Seite, auf Gesundheit und Wohlbefinden, die man fördern und stärken möchte. Gesundheitsförderung will die Kompetenzen und die Ressourcen stärken, damit Menschen ihre Lebenssituation und ihr Verhalten gesundheitsorientiert ausrichten und ihr individuelles Wohlbefinden selbstverantwortlich verbessern. Gesundheitsförderung bezieht sich auf das Verhalten von Individuen, aber auch von Kollektiven, seien dies private oder staatliche Institutionen (siehe Ottawa-Charta). Gesundheitsbildung/Gesundheitserziehung ist der wesentliche Pfeiler der Gesundheitsförderung. Es geht um die Vermittlung von Informationen und die Stärkung von Lebenskompetenzen.

Massnahmen der Prävention können die Gesundheitsförderung indirekt unterstützen. Würde die Gesundheitsorientierung der Menschen umfassend sein, wäre Prävention nicht nötig. Leider ist derzeit eher das Gegenteil der Fall. Trotz intensiver Präventionskampagnen gegen Alkoholmissbrauch steigt der übermässige Alkholkonsum bei Jugendlichen weiter an und spiegelt die gesellschaftliche Entwicklung von Überforderung und Orientierungslosigkeit.

Gesundheitsförderung und Prävention sind Gegenstand der Medizin-Soziologie, welche in den USA in den 50er Jahren ihren Anfang nahm. Sie erforscht die Bedingungen, Entwicklungen und den Verlauf von Krankheiten sowie die Möglichkeiten der Verhütung. Das biopsychosoziale Modell unterscheidet folgende Faktoren:

- biologische: physiologische Veränderungen
- psychologische: Wahrnehmung und Bewertung von Stressoren, Bewältigungskapazitäten
- soziale: belastende soziale Einflüsse und Verhaltensmuster (z. B. Einflüsse der Lebensgewohnheiten der sozialen Schicht, Arbeitsplatzbedingungen/Berufsstress).

Damit zusammenhängend ist die Epidemiologie, welche sich mit den Ursachen und Bedingungen der Verbreitung von Krankheiten in der Bevölkerung beschäftigt.

Prävention will vor negativen Entwicklungen schützen – Gesundheitsförderung will positive Entwicklungen unterstützen. Beiden ist gemeinsam, dass sie Menschen zum bewussten Handeln hinführen wollen.

Shiatsu wirkt sowohl im Sinne der Prävention wie auch der Gesundheitsförderung.

- Primär-Prävention: Shiatsu-TherapeutInnen bringen den Klientinnen gesundheitsschädigende Muster ins Bewusstsein, schärfen die Selbstwahrnehmung und führen zu gesundheitsfördernden Lebensweisen hin.
- Sekundär-Prävention: Shiatsu-TherapeutInnen können Menschen mit körperlichen Symptomen oder psychischen Problemen rechtzeitig auf die Notwendigkeit einer ärztlichen Untersuchung hinzuweisen.
- Tertiär-Prävention: Shiatsu stärkt die Regenerationsfähigkeit des Organismus, beschleunigt Heilungsprozesse und reduziert die Rückfallgefahr.
- Gesundheitsförderung: Shiatsu spricht Körper-Geist-Seele als Einheit an und lenkt zu selbstverantwortlicher, nachhaltig gesunder Lebensführung hin.

Ottawa-Charta

1986 hat die WHO die „Ottawa Charta zur Gesundheitsförderung" verabschiedet. Sie knüpft an die Gründungsurkunde von 1946 an.

Die Kernbotschaft der Ottawa-Charta besteht darin, Gesundheit nicht als statischen Zustand anzugehen sondern den Fokus auf die Gestaltbarkeit der Gesundheit zu legen. Im Zentrum steht die Gesundheitsförderung, d. h. die Untersuchung der Möglichkeiten, Prozesse in Richtung Gesundheit zu unterstützen. Die Ottawa-Charta fordert, dass die Menschen ihre gesundheitliche Situation verstehen und selbstverantwortlich beeinflussen können. Dieses Postulat wird verknüpft mit der Erkenntnis, dass dies nicht nur eine individuelle sondern auch eine gesellschaftliche Angelegenheit ist.

In der Einleitung formuliert die WHO ihre Philosophie wie folgt: „Gesundheitsförderung zielt auf einen Prozess, allen Menschen ein höheres Mass an Selbstbestimmung über ihre Gesundheit zu ermöglichen und sie damit zur Stärkung ihrer Gesundheit zu befähigen. Um ein umfassendes körperliches, seelisches und soziales Wohlbefinden zu erlangen, ist es notwendig, dass sowohl einzelne als auch Gruppen ihre Bedürfnisse befriedigen, ihre Wünsche und Hoffnungen wahrnehmen und verwirklichen sowie ihre

Umwelt meistern bzw. sie verändern können. In diesem Sinne ist die Gesundheit als ein wesentlicher Bestandteil des alltäglichen Lebens zu verstehen und nicht als vorrangiges Lebensziel. Gesundheit steht für ein positives Konzept, das die Bedeutung sozialer und individueller Ressourcen für die Gesundheit ebenso betont wie die körperlichen Fähigkeiten. Die Verantwortung für Gesundheitsförderung liegt deshalb nicht nur bei dem Gesundheitssektor, sondern bei allen Politikbereichen und zielt über die Entwicklung gesünderer Lebensweisen hinaus auf die Förderung von umfassendem Wohlbefinden."

Die Ottawa Charta enthält die Botschaft, dass die klassischen Gesundheitserziehung und die medizinische Prävention nicht ausreichend zur Gesundheitsförderung sind. Die in der Ottawa-Charta enthaltenen Befunde und Forderungen betreffen die gesellschaftliche, die soziale und die individuelle Ebene gleicheremassen:

- Gesellschaftliche Rahmenbedingungen: Es gibt äussere Voraussetzungen für Gesundheit wie z. B. Frieden, ökonomische und politische Stabilität, Chancengleichheit, soziale Gerechtigkeit, Ökologie. Die internationale und nationale Gesamtpolitik muss gesundheitsfördernde Lebenswelten schaffen bzw. gesundheitsgefährdenden Bedingungen entgegen wirken; eine isolierte Gesundheitspolitik ist nicht zureichend.
- Soziales Netzwerk: Geborgenheit und Verwurzelung in einem unterstützenden sozialen Umfeld, eine sichere finanzielle Situation sowie der Zugang zu Bildungsangeboten und Informationen sind wichtige Voraussetzungen dafür, dass die Menschen selbst Träger ihrer Gesundheit sein können. Soziale Organisationen und Gemeinden sind entscheidende Organisationen zur Unterstützung gesundheitsfördernder Gemeinschaftsaktivitäten der Menschen und ihres Umfelds (Familien, Freunde).
- Individuelle Handlungskompetenz: Menschen haben die Fähigkeit und die Möglichkeit, auf ihre Gesundheit und persönlichen Rahmenbedingungen Einfluss zu nehmen. Sie können lernen, verschiedene Phasen ihres Lebens (Erkrankungen, Krisen usw.) angemessen zu bewältigen. Die Gesundheitsdienste können Menschen darin unterstützen, ihre persönlichen Kompetenzen zu entwickeln. Sie sind auszubauen und zu vernetzen.

Die Ottawa-Charta bezieht sich auf die Situation in der Welt, in der Mitteleuropa eine goldene Insel darstellt. Für die Mehrheit der Weltbevölkerung sind die geforderten Rahmenbedingungen nur beschränkt gegeben. Die Ottawa Charta ist auch ein Appell, jedes staatliche und institutionelle Handeln auch unter dem Aspekt der Gesundheitsförderung zu betrachten. Sie beschreibt drei grundlegende Handlungsstrategien:

- Interessen vertreten durch anwaltschaftliches Eintreten für die Gesundheit (Gesellschaftliche Ebene)
- Vermitteln und vernetzen (soziale Ebene)
- Befähigen und ermöglichen (individuelle Ebene).

Der Fokus der WHO liegt darin, Menschen zu fördern und zu ermächtigen. Sie benötigen

- Gesundheitsfördernde Lebenswelten: Diese bieten Schutz vor Gefahren und unterstützen Menschen, ihre Fähigkeiten auszuweiten und Selbstvertrauen in Bezug auf gesundheitliche Belange zu entwickeln (WHO 1998)
- Lebenskompetenzen: Fähigkeiten, das eigene Leben zu meistern und zu gestalten und die Kraft zu entwickeln, mit Veränderungen zu leben und Veränderungen in ihrer Umwelt herbeizuführen (WHO 1993).

Eine ganzheitliche, nationale Gesundheitsförderungsstrategie im Sinne der WHO fehlt in der Schweiz, stellte eine Studie zur Evaluation der „Stiftung Gesundheitsförderung Schweiz" im 2005 fest.

Shiatsu kann auf zwei Ebenen einen Beitrag im Sinne der Ottawa-Charta leisten: Shiatsu-TherapeutInnen können im Rahmen der Befindlichkeitserhebung und der behandlungsbegleitenden Gesprächsführung

- Selbstvertrauen stärken
- Handlungskompetenz erkennen und fördern
- Erkennen, ob ein tragfähiges Netzwerk besteht oder ob sich KlientInnen isolieren
- Auf professionelle Netzwerke (z. B. Beratungsstellen) verweisen.

Auch in der Behandlung sind WHO-Prinzipien einbezogen. Wir sind in Kontakt mit mangelnde Erdung und Verwurzelung, Angst und Ohnmachtsgefühlen, Blockierungen und Unverbundenheit und dergleichen. Shiatsu kann auf der energetischen Ebene Gelassenheit, Urvertrauen, Mut, Bewegung und Verbundenheit stärken und damit die Lebenskompetenzen der Klientin unterstützen.

Gesundheit als Wachstumsmarkt

Unter Gesundheitswesen verstand man bisher ein komplexes, parastaatliches System zur Krankheitsbekämpfung mittels naturwissenschaftlicher Methoden. Derzeit ist ein grundlegender Wandel im Gange. Der neue Gesundheitsmarkt orientiert sich am Herstellen und Erhalten von Wohlbefinden. Er wird als „Megatrend des 21. Jahrhunderts" und neuer „Kontradjeff-Zyklus" (wirtschaftlicher Wachstumsmotor) bezeichnet. Er vermischt sich mit den Märkten für Wellness, Fitness, Kosmetik, Schlankheit, Mode und Tourismus. Gesundheit wird zum Konsumgut. Die Gesundheitsindustrie verkauft uns Fitnessprogramme für das „Self-Management", einschliesslich Hometrainer, Hightech-Kleidern, Spezialschuhen, Fuctional-Food und nährenden Hautcrèmen. Die Verlängerung des Lebens, die Verbesserung und Erhaltung von Leistung und das Vertuschen des körperlichen Alterungs- und Abbauprozesses sind lukrative Marktsegmente. Auch der Wellness-Boom nimmt sprachlich in Anspruch, „Wohlbefinden" zu fördern. Allerdings orientiert sich dieses auf ein passiv konsumiertes, eher oberflächliches Erleben von „Wohlfühlen". Auch Bifidus-Joghurts werben damit, das Wohlbefinden zu fördern. Man kann sich wohl fühlen, nachdem man eine Flasche Wein getrunken hat, was wohl kaum dem Fokus der WHO entspricht. Genauso, wie die klassische Krankeitsbekämpfung sich an Symptomen orientierte, bezieht sich der Wellness-Boom auf die Oberfläche der Phänomene. „Gesund ist, wer Freude hat am Leben", las ich in einem Fachartikel über Focusing. Freude am Leben haben geht tiefer als das Lachen über einen guten Witz.

Das Konzept der Salutogenese

Hintergrund der Ottawa Charta bildet das Konzept der Salutogenese des Medizinsoziologen Aaron Antonowsky (1923–1994). Der Begriff ist aus dem lateinischen Wort salus (gesund) und dem griechischen Genese (Entstehung) zusammengesetzt und wurde von Antonowsky 1970 geprägt. Welches sind die individuellen Grundbedingungen für Gesundheit, ist die Frage. Eine Studie zur Situation von jüdischen Frauen, welche in nationalsozialistischen Konzentrationslagern überlebt hatten und es geschafft hatten, ihr Leben neu aufzubauen, gab den Impuls für die Entwicklung der Salutogenese und für das langjährige Engagement von Antonowky. Die Belastbarkeit und Widerstandsfähigkeit bei Stress und in traumatischen Situationen ist bekanntlich verschieden. Antonowsky wollte wissen, welches die entscheidenden Faktoren sind, dass jemand trotz grosser Belastung körperlich und seelisch gesund bleibt oder sich zum gesunden Pol hin bewegen kann.

Antonowsky stellte fest, dass es dazu gewisse Grundbedingungen benötigt, die er mit dem Begriff *Kohärenzgefühl* belegte. „Das Kohärenzgefühl ist eine globale Orientierung, die ausdrückt, in welchem Ausmaß man ein durchdringendes, dynamisches Gefühl des Vertrauens hat, dass die Stimuli, die sich im Verlauf des Lebens aus der inneren und äußeren Umgebung ergeben, strukturiert, vorhersehbar und erklärbar sind, einem die Ressourcen zur Verfügung stehen, um den Anforderungen, die diese Stimuli stellen, zu begegnen, und dass diese Anforderungen Herausforderungen sind, die Anstrengung und Engagement lohnen." (aus: A. Antonowsky: Salutogenese. Zur Entmystifizierung der Gesundheit, 1997, Seite 36).

Die Salutogenese ist kein medizinisches sondern ein soziales Modell. Antonowsky untersuchte nicht die Ursachen von Krankheit sondern die Bedingungen für Gesundheit. Gesundheit wird von ihm als ein dynamischer, selbstverantwortlich gestalteter Prozess verstanden. Entscheidend ist das Kohärenzgefühl, das sich auf drei Faktoren abstützt: Verstehbarkeit, Handhabbarkeit und Bedeutsamkeit.

- Das Gefühl der Verstehbarkeit beinhaltet die Kompetenz, Informationen konsistent zu strukturieren, einzuordnen, zu erklären und zu verarbeiten und realistische Einschätzungen und Voraussagen über die Anforderungen vornehmen zu können. Das, womit man konfrontiert ist, wird somit nicht als unerklärlich, willkürlich, chaotisch oder zufällig empfunden. Man erkennt seine Probleme und begreift Zusammenhänge.
- Das Gefühl der Handhabbarkeit beinhaltet die Überzeugung und die Zuversicht, dass die Probleme zu bewältigen sind, und dass man handeln kann und die hierfür benötigten Ressourcen zur Verfügung hat. Man kann realistische Ziele und Vorgehensschritte formulieren und vertrauensvoll an das Gelingen glauben, man ist nicht Opfer.
- Das Gefühl der Bedeutsamkeit und Sinnhaftigkeit beinhaltet die Überzeugung, dass es sich lohnt, sich den Problemen zu stellen und diese als Herausforderung zu nehmen. Motivation, Wille und Engagement erachtet Antonowsky als zentrale Voraussetzungen dafür, Veränderungen selbstverantwortlich herbeiführen zu können und das Leben als Chance, nicht als Last zu empfinden. Man übernimmt die Verantwortung für sein Leben.

Personen mit einem hohen Mass an Kohärenzgefühl fühlen sich von inneren oder äusseren Stressoren weniger schnell bedroht, da sie sich auf ihr grundlegendes Vertrauen abstützen, dass sich die Situation bewältigen lassen wird. Sie sind in schwierigen und bedrohlichen Situationen eher in der Lage, angemessen zu empfinden und zielgerichtet zu handeln. Ein „durchdringendes überdauerndes und dynamisches Gefühl der Zuversicht im Sinne einer grundlegenden Lebenseinstellung" ist für sie kennzeichnend. D. Chopra zitiert eine Studie mit folgenden Ergebnissen: Menschen, die sich in Bezug auf ihre Zukunftsperspektiven negativ äusserten, entwickelten innerhalb von vier Jahren eine 20 % höhere Verengung der Koronar-Arterien als die optimistische Gruppe. Hoffnungslosigkeit beschleunigt somit das Auftreten von Arteriosklerose.

Krisen sind ein wichtiger, natürlicher Bestandteil des Lebenswegs. Gesundheit ist in diesem Sinne ein individueller Entwicklungs- und Wachstumsprozess, der auch die Bewältigung von Krisen beinhaltet. Zuversicht und Realitätssinn – Verbundenheit von Seele und Körper – sind entscheidend, dass die notwendigen Änderungen in der Lebenssituation herbeigeführt werden können. Rückenschmerzen werden in diesem Verständnis zu Signalen des Körpers, die es nicht bloss mit Schmerzmittel zu übertünchen gilt, sondern die es zu analysieren und zu verstehen gilt, damit man aus krankmachenden Situationen hinausfinden kann. Ziel ist das Erlangen von Gesundheitskompetenz.

Das Kohärenzgefühl ist unser „Rucksack des Lebens", das Rüstzeug, das uns zur Bewältigung des Lebens zur Verfügung steht. Es bildet sich im Laufe der Persönlichkeitsentwicklung und ist nach Antonowsky im Alter von ca. dreissig Jahren gefestigt und nur noch geringfügig veränderbar. Die mittlerweilen gut erforschte Plastizität des Gehirns wie auch therapeutische und spirituelle Erfahrungen widersprechen dieser Vorstellung.

Das Konzept der Salutogenese bringt Eckhard Schiffer mit dem prägnanten Slogan „Schatzsuche statt Fehlerfahndung" auf den Punkt. Antonowsky verwendete zur Veranschaulichung seines Konzepts das Bild eines mehr oder weniger gefährlichen Flusses, in dem Menschen schwimmen. Die Frage ist: an welcher Stelle befindet sich ein Mensch, und kann er für jenen Teil des Gewässers gut genug schwimmen? Gesundheitsförderung will helfen, besonders gefährliche Stellen des Flusses zu entschärfen und die individuelle Schwimmfähigkeit zu fördern.

Shiatsu-TherapeutInnen können die Grundsätze der Salutogenese in der Arbeit umsetzen und beispielsweise folgende „Angebote" machen:

- Verstehen gegen Verleugnen: Hinlenkung zu Selbstwahrnehmung und Selbsterkenntnis in Behandlung und Gespräch.
- Handhabbarkeit gegen Ohnmacht: Bewusstmachung und Stärkung der inneren und äusseren Ressourcen. Zuversicht stärken. Zu kleinen, überschaubaren Veränderungsschritten hinleiten.

- Sinnsuche und Motivation gegen Resignation: Innere Ausrichtung auf das, wofür es sich zu leben lohnt wie liebevolle Beziehungen und freudvolle Tätigkeiten. Innerlich Verbindung mit dem innersten Kern der Klientin, dem Lebensfunken aufnehmen.

Das Berufsprofil der SGS wie auch die Leitbilder des Dachverbands Xund sind im Konzept der Salutogenese verwurzelt.

Psychische Gesundheit

Das Konzept von Antonowsky kann so interpretiert und erweitert werden, dass seelische Gesundheit die Voraussetzung für eine allumfassende Gesundheit ist. In Helsinki wurde im Januar 2005 von der Europäischen Ministeriellen WHO-Konferenz eine „Europäische Erklärung zur psychischen Gesundheit" erlassen. In der Präambel finden sich alle Postulate der Salutogenese wieder.

> Die WHO-Regionaldirektoren für Europa erklären, „dass psychische Gesundheit und psychisches Wohlergehen grundlegend für die Lebensqualität der einzelnen Menschen sowie von Familien, Gemeinschaften und Nationen sind und den Menschen ermöglichen, ihr Leben als sinnvoll zu erfahren und sich als kreative und aktive Bürger zu betätigen. Wir glauben, dass das primäre Ziel der Aktivitäten im Bereich Gesundheit das Wohlbefinden und Wirken der Menschen ist, indem auf ihre Stärken und Möglichkeiten gesetzt und dadurch ihre Resilienz gesteigert wird und äussere schützende Faktoren gefördert werden."

Aus diesem Grundsatz wurde eine umfassende Liste von Massnahmen in den Bereichen Prävention, Diskriminierungs-Bekämpfung, Versorgung mit Diensten, Rehabilitation und Integration abgeleitet.

Personen mit einem guten psychischen Wohlbefinden bezeichnen sich als meistens ruhig, ausgeglichen, zufrieden, voller Kraft, und Optimismus. Eine amtliche Studie zur psychischen Gesundheit in der Schweiz zeigte, dass eine entsprechende, positive Selbsteinschätzung mit dem Alter deutlich steigt. Personen mit schlechtem psychischem Wohlbefinden bezeichnen sich als oft niedergeschlagen, schlecht gelaunt, angespannt und gereizt. Sie leiden unter Schwäche, Energielosigkeit, Nervosität, Unausgeglichenheit und Schlafstörungen. Mehr als ein Drittel der Bevölkerung litt im 2002 unter mindestens einer dieser Störungen. Obwohl 74 % der Männer und 84 %

der Frauen angaben, in den letzten 12 Monaten beim Arzt gewesen zu sein, lassen sich nur 3 % bzw. 5 % wegen psychischer Probleme behandeln.

Häufige Ursachen für seelische Gesundheitsbeeinträchtigungen liegen in Störungen der zwischenmenschlichen Beziehungen, insbesondere

- Verunsicherung über die Stabilität wichtiger Bindungen
- Verlust von Bezugspersonen bzw. Angst davor
- Hoher Druck zur Anpassung an die Forderungen Dritter
- Verleugnung bzw. zu starke Zurückstellung eigener Bedürfnisse
- Mangel an Zuwendung, Respekt, Liebe
- Konflikte (ungeeignete Konfliktlösungsmuster; fehlende Bereitschaft zu Konsenslösung)
- Aggressivität (Übergriffe, Missbrauch und Gewalt).

Folgen sind Gefühle von Angst, Wut, Trauer, Verzweiflung, Ohnmacht, Hoffnungslosigkeit – Gefühle, die sich negativ auf den Organismus auswirken, wenn sie als Stimmungslage über einen längeren Zeitraum vorherrschend sind.

Charakterentwicklung

Grundvoraussetzungen für eine stabile, psychische Gesundheit werden bereits im Frühstadium der persönlichen Entwicklung angelegt. Jeder Mensch hat individuell unterschiedliche Anlagen, eine eigene Seele, ein eigenes Bewusstsein. Charakteristische Merkmale unseres Körpers und Geists sind genetisch festgelegt. Gewisse werden als „Blueprint“ (wörtlich Blaupause, Entwurf), als Grundveranlagungen über Generationen weitergegeben. Sein beginnt mit dem Moment der Zeugung. Das Bewusstsein der Eltern zu diesem Zeitpunkt, ihre Lebensbedingungen und ihre Vorstellungen, bilden eine erste energetische Schablone und eine subtile Kraft, welche auf die Persönlichkeit des Kinds von aussen einwirkt. Die beiden Familiengeschichten prägen das Hintergrundsmuster.

Persönlichkeitsentwicklung ist als ein fortlaufender Prozess zu verstehen, welcher aus der Interaktion zwischen äusserer und innerer Welt entsteht. Lebenserfahrungen formen die Persönlichkeit. Sie manifestieren sich als Lebens-Anschauungen, Beziehungsmuster, Gefühlsleben und körperliche Gestalt. Wilhelm Reich und seine Schüler wie Alexander Lowen und John Pierrakos bezogen ihre Charakteranalysen auf das System frühkindlicher Verteidigungs- und Schutzmechanismen, die analysiert, konfrontiert und durchbrochen werden müssen. Es wird somit vor allem die pathologische Seite des Charakters untersucht. Zeitgenössiche Ansätze betonen auch seine organisierende und sinnstiftende Kraft. Frühkindliche Verarbeitungs- und Interaktions-Strategien werden als konstruktive Lösungsversuche unter dysfunktionalen oder gar traumatischen Rahmenbedingungen verstanden. Das Kleinkind entwickelt Gedankenmuster (Anschauungen, Glaubenssätze), welche sich zu unbewussten, automatischen Verhaltensweisen verfestigen und damit zu einer energetischen Formkraft werden. Im Hakomi unterscheidet man in traumatisch-regressive Strategien wie beispielsweise die Tendenz zum resignativen, emotionalen Rückzug, und in überentwickelte Fertigkeiten, zum Beispiel aggressive oder übereifrige Verhaltensweisen. Jeder Bedingung kann mit einer Hypostrategie oder Hyperstrategie begegnet werden. Die Hypostrategie basiert auf dem Glaubenssatz „ich kann nicht“. Sie ist Folge der kindlichen Machtlosigkeit und der Einschätzung, dass Ziele nicht erreichbar sind, dass Konfliktsituationen nicht bewältigbar sind. Die Hyperstrategie basiert auf dem Glaubenssatz „ich kann“. Man nimmt die Situationen als Herausforderung, reagiert mit besonderer Anstrengung oder Trotz und Wut. Entsprechend finden wir bei Erwachsenen mit Hypostrategien energetisch eher kollabierte und bedürftige Körperstrukturen, bei Menschen mit Hyperstrategien eher aufgeschwollene und rigide Körper.

Neueste Konzepte der Charakterformung beziehen auch neuronale Reifungsprozesse mit ein. Nach Stephen Porges bildet sich in der pränatalen Phase zuerst das parasympathische, ventral-vagale System, das die Verdauung aktiviert und auf Bedrohung mit Einschränkung der Stoffwechselaktivität und mit Immobilisierung (Erstarren, Dissoziation) reagiert. Danach bildet sich das sympathische System, das Kampf- und Fluchtverhalten aktiviert. Als letztes entwickelt sich ein System myelinisierter, vagaler Nervenfasern, über das nur Säugetiere verfügen, und das die Aufnahme und den Abbruch von Kontakt steuert. Porges nennt es auch das soziale Nervensystem, das dazu führt, dass unsere erste Stressreaktion darin besteht, Lösungen auf dem Weg von Kommunikation und Verhandlung zu suchen. Gelingt dies unter schwierigen Bedingungen nicht, greift der Organismus auf die stammesgeschichtlich älteren Mechanismen von Kampf und Flucht und schlussendlich Dissoziation zurück.

Die Imprägnierung unseres Bewusstseins beginnt bereits vor der Geburt. Die Grundfragen des Ungeborenen sind: Bin ich erwünscht? Bin ich sicher? Urvertrauen muss sich entwickeln können. Im Mutterleib kann das Leben durch körperliche Einwirkungen, Vergiftungserscheinungen, negative Gedanken, Stress und Angstgefühle der Mutter und deren Umfeld (Familie, Freunde) als bedroht erlebt werden. Ein Zwillingsfötus kann verloren werden. Wichtige Lebensbedingungen vor und während der Geburt sind Konstanz, Rhythmus, Akzeptanz und liebevolles Mitschwingen. Wird die

Welt in dieser ersten Lebensphase als unsicher erlebt, entwickeln sich diffuse Existenzängste und ein Grundgefühl von Bedrohtsein. „Schizoide" Grundmuster sind Rückzug, Dissoziierung, Fluchtverhalten und grundsätzliches Misstrauen. Es finden sich Tendenzen, mehr im Geist als im Körper zu leben. Es werden hohe mentale, künstlerische und spirituelle Stärken entwickelt, aber auch Tendenzen zu Realitätsferne und Isolierung (Unverbundenheit, Abkapselung). Die schizoide Struktur ist ängstlich, sensibel, zurückgezogen. Energetisch finden wir eine Kontraktion nach innen (zusammengezogen und im Kern gefroren), einen geringen äusseren Tonus, Unverbundenheit der Teile, mangelnde Erdung und Zentrierung. Unter Stress zieht die Energie nach oben. Menschen mit schizoiden Strukturen müssen sich mehr erden, Körperlichkeit und Realitätssinn entwickeln. Sie müssen ihre Rückzugstendenz überwinden, aktiv auf andere Menschen zugehen und gleichzeitig klare Grenzen ziehen lernen.

Das Neugeborene benötigt eine energetische Versorgung mit Sauerstoff, Nahrung, liebevoller Zuwendung, körperlicher Wärme, Verbundenheit, Geborgenheit, Kontinuität, Rhythmus und Struktur. Das Bonding, die erste Beziehung mit der Mutter, spurt vor, ob zukünftige Beziehungen als liebevoll, unterstützend und stabil erlebt werden können. In den ersten zwei Lebensjahren ist das genährt werden zentral. Wer nie ausreichend gestillt wurde fürchtet auch als erwachsene Person, nie genug zu bekommen. Wenn die physischen und emotionalen Grundbedürfnisse des Kleinkinds nicht befriedigt wurden fehlt später ein Grundgefühl von Stabilität. Das Grundvertrauen in die Menschen ist erschüttert und Existenzängste prägen das Lebensgefühl. Es entwickeln sich orale Charaktertendenzen, welche als selbstbezogen-bedürftig bezeichnet werden können. Man ist innerlich schwach und braucht Kraft von aussen. Es bestehen hohe Erwartungen und Ansprüche an andere. Man ist nie zufrieden zu stellen. Die Selbstbehauptungs-Strategie (Hyper) hat eine grosse Fähigkeit zur Selbständigkeit zur Folge, die sich als übertriebener Narzissmus ausprägen kann und überheblich, selbstsüchtig und gierig wirkt. Die aggressive Struktur wirkt energetisch eher rigidephallisch (siehe unten). Die kollabierte Strategie (Hypo) führt zu gefälliger, nachgiebiger Anhänglichkeit bis hin zur Klebrigkeit. Abhängigkeit mit Suchttendenzen und depressive Grundstimmungen sind zu finden. Man erwartet Verständnis und Mitgefühl für sich, ohne dies anderen geben zu können. Man hat das Gefühl, man müsse alles selber machen, niemand würde sich genügend kümmern. Einsamkeit, innere Leere, Hilflosigkeitsgefühle und Unzufriedenheit sind die Folge. Andere Menschen fühlen sich von der Person energetisch ausgesogen (im Buddhismus spricht man von „hungry ghosts", hungrigen Geistern, die nie genug bekommen). Energetisch ist die resignierte Struktur generell durch Schwäche, Müdigkeit und Passivität gekennzeichnet, sowie speziell durch Energiemangel in Armen und Beinen. Die Energie ist oben kontaktsuchend-saugend, unten schwach, unfähig, auf den eigenen Beinen zu stehen. Menschen mit oralen Strukturen haben die Lebensaufgabe, mehr Freude und Zufriedenheit zu entwickeln, sich die Bedürfnisse selbst zu erfüllen und Mitgefühl für andere zu entwickeln.

In der nächsten Phase muss das ein- bis zweijährige Kleinkind einen autonomen Willen entwickeln können. Es geht um das Recht auf Freiheit und Individualität innerhalb klarer Regeln. Das Erproben von Nähe und Distanz ist von Bedeutung. Manipulatives Verhalten, Überbehütung, Überschwemmung mit Gefühlen und Nicht-Ernst-Nehmen durch die Eltern führen dazu, dass das Kind schwach gehalten wird und sich verraten fühlt. Das Kleinkind reagiert mit Verachtung und Überlegenheitsgefühlen um seine Minderwertigkeitsgefühle zu überdecken. Emotionen werden unterdrückt und versteckt. Im Erwachsenenleben wird die Welt als manipulierend erlebt. Die eher weibliche Strategie wird als verführerisch, charmant, einschmeichelnd und intrigant bezeichnet. Die eher männliche Strategie ist hart, rechthaberisch, belastungsfähig, dominant, gleichzeitig aber auch charismatisch, hilfsbereit und begeisterungsfähig. Die energetische Struktur in dieser psychopathischen Strategie ist elastisch-flexibel (weiblich) oder aufgebläht-dominant (männlich). Es gilt, Hingabe zu lernen, loszulassen und mehr vom Herzen her zu leben.

Basierend auf vielen Niederlagen bildet sich im Alter von zwei bis vier Jahren die masochistische Strategie aus. Die Mutter nörgelt, demütigt, unterdrückt Widerstand und löst beim Kind Schuld- und Schamgefühle aus. Liebe wird an Bedingungen gebunden. Eigenständigkeit darf nicht sein. Typische Glaubenssätze sind: „Was immer ich tue – ich mache alles falsch. Ich bin schuldig. Ich muss kuschen, um geliebt zu werden." Es entwickeln sich unterwürfig-loyale Opfer-Strategien („ich bin machtlos aber unschuldig") oder provokative, kraftvolle Neinsager-Strategie. Es wird viel Wut angestaut und innerlich kontrolliert und gehalten („die Wut in sich hinein fressen"). Energetisch sehen die Schultern belastet aus. Der Oberkörper wirkt gedrungen, unter Druck, massig, träge. Im Gespräch wird alles ernst, schwer und vorwurfsvoll. Menschen mit masochistischen Strukturen müssen Eigenständigkeit, Selbstvertrauen und das Loslassen von Schuldgefühlen lernen. Sie müssen sich mehr Raum und Freiheit nehmen, um sich aus ihrer Erstarrung zu lösen.

Mit dem Einsetzen der Geschlechtsidentität ab drei Jahren können sich rigide Strukturen entwickeln. Es geht um das Hineinwachsen in die Gesellschaft. Die Eltern sind fordernd und es stellt sich die Frage: Bin ich gut genug? Die eher männliche, phallische (Hyper-) Strategie ist Folge von hohen Erwartungen und Leistungsdruck. Ihr aggressives, leistungsorientiertes Credo lautet: „Ich will." Das Selbstwertgefühl ist vom Tun abhängig. Die Charakterentwicklung ist übermässig aktiv, ehrgeizig, perfektionistisch, engagiert und kontrolliert. Schein ist wichtiger als Sein. Man will den Anforderungen anderer entsprechen auf Kosten der eigenen Authentizität. Gefühle werden unterdrückt. Energetisch finden sich eine insgesamt starke Spannung, eine Aufladung des Beckens und ein gehaltener Brustraum. Menschen mit rigiden Strukturen müssen Kontrolle und Perfektionismus loslassen und Gefühle zulassen.

Die hysterische, eher weibliche Strategie basiert auf der Erfahrung, dass sich Eltern zurückziehen. Sie nehmen das Kind nicht ernst, hören nicht zu, geben Geschwistern den Vorrang oder haben Angst vor der Sexualität des Kinds. Das Kind ist enttäuscht und in der Würde verletzt. Es hat Angst, den Kontakt zu den Eltern zu verlieren, aber auch Angst zu fordern. Typische Glaubenssätze sind: Ich werde nicht beachtet. Niemand will mir zuhören. Niemand versteht mich. Die Frage lautet: Was muss ich tun? Die Strategie ist passiv, sehnsüchtig, verführerisch. Aufmerksamkeit wird durch explosive Gefühlsausbrüche provoziert. Der Körper der feenhaften Kindfrau ist oben rigide und schützend, unten weich und feminin. Der Energiehaushalt ist unausgeglichen. Es gilt, das Herz zu öffnen.

Charakterprozesse führen zu frühkindlichen Konditionierungen, Gewohnheitsverhalten, automatischen Reaktionsmustern und Anschauungen („Glaubenssätzen"). Sie werden überlagert durch archetypische Muster: Allwissender, Helferin, Ritter, Prinzessin, Clown, Hexe, Diplomat und andere. Archetypen vermitteln Identitäten, Rollen und Positionen in der sozialen Umwelt.

Charakterprozesse entstehen als Reaktion auf Angst: Existenzangst, Angst, sich nicht autonom entwickeln zu können, Angst, in der Gesellschaft nicht anerkannt zu werden und zu versagen. Sicherheit in stabilen, liebevollen und nährenden Beziehungen, individuelle Entwicklungsmöglichkeiten und soziale Anerkennung bilden somit zentrale Grundlagen für die Entwicklung eines seelisch gesunden Lebens – Voraussetzungen, die im irdischen Leben nie zu hundert Prozent erfüllt werden. Deshalb findet jeder Mensch Elemente der verschiedenen Charakterstrategien in sich selbst vor. Jedoch ist erschreckend zu lesen, dass der „Angstwert" eines durchschnittlichen Kindes heute höher liegt als beim Durchschnitt psychiatrisch hospitalisierter Kinder in den 50er-Jahren (gemäss J. Margraf, Leiter des Forschungsprojekts „Sesam", NZZ am Sonntag vom 11.6.06).

Seelische Probleme und Krisen entstehen im Erwachsenenleben dann, wenn die früh erlernten Einstellungen und Verhaltensmuster sich auf das Leben und die zwischenmenschlichen Beziehungen beengend und behindernd auswirken. Ein Perfektionsdrang bringt zwar grossartige Leistungen hervor, steht jedoch anderen Qualitäten im Wege wie zum Beispiel dem entspannten Geniessen können oder dem Wertschätzen von Leistungen Dritter. Das Verdrängen der eigenen Gefühle („ein Indianer kennt keinen Schmerz") schützt zwar vor Verletzungen, führt aber zu Isolation und Beziehungsproblemen. „Ich darf sein, wie ich bin; ich darf mein Herz öffnen; ich darf Lob annehmen und geben, ich muss nicht alles selber machen, ich kann meine Erwartungen loslassen" sind herausfordernde Lebensthemen des Erwachsenenlebens, die aus frühkindlichen Erfahrungen herauswachsen. Schafft der Mensch die im Leben angesagten Veränderungen nicht, wird sein psychisches Wohlbefinden beeinträchtigt. Im besten Falle lebt er nicht sein volles Potential an Wohlbefinden und Freude aus, ohne sich dessen überhaupt bewusst zu sein. Im schlimmsten Falle resultieren gravierende psychische Störungen und körperliche Krankheiten.

Jede Person ist ein einzigartiges Individuum. Das Erkennen von Zusammenhängen zwischen wiederkehrenden, energetischen Mustern und Charakterstrategien unterstützt eine tiefgehende und nachhaltige therapeutische Arbeit im Shiatsu. Gesundheit lässt sich im Kontext der Körperpsychotherapie als Freiheit von Angst und als Fähigkeit zur Selbstorientierung und Selbstbestimmung definieren. Selbstbestimmung ist unkonditioniert, nicht von Zwängen geformt. Sie ist im Einklang mit dem eigenen Wesenkern, der eigenen Ethik, dem eigenen inneren Wissen um den richtigen Lebensweg. Charakterstrategien versperren den Zugang zu dieser tiefen, inneren Weisheit, die „eingepanzert" wird. Shiatsu kann dazu beitragen, den Zugang zum innersten Wesenskern zu finden, sich für tiefe Bedürfnisse zu öffnen, diesen Raum und Kraft zu geben und Panzerungen sukzessive sanft zu lösen.

Charakterstrategien können Meridiankreisläufen (Meridianfamilien) zugeordnet und damit energetisch erreicht und unterstützt werden:

- Die schizoide Struktur ist mit der prä- und perinatalen Existenzangst und mit dem Metallellement verbunden (Einkörperung und Atem). Kernbotschaft der Behandlung: Du bist sicher, geschützt und geborgen (Urvertrauen).
- Die orale Struktur ist mit der Existenzangst des Neugeborenen und mit dem Erdelement verbunden. Kernbotschaft der Behandlung: es ist alles da, Du bekommst genug (genährt sein und Zuversicht).
- Die Entfaltung des autonomen Ichs und Willens ist mit psychopathischen und masochistischen Strategien und mit den Elementen Feuer und Wasser verbunden. Kernbotschaften der Behandlung sind: Du bin ok wie Du bist (Herz), Du darfst frei von Zwängen sein (Nierenenergie).
- Die Sozialisierung in der Gesellschaft ist mit der Ausprägung rigider (phallischer und hysterischer) Strukturen und mit den Elementen Ergänzendes Feuer und

Holz verbunden. Kernbotschaften der Behandlung sind: Du darfst Dich öffnen und wirst umso mehr wert geschätzt (Herzkreislauf), Du darfst Dich vertrauensvoll Veränderungen hingeben (Leber).

Konditionierte Einstellungen und Verhaltensweisen zeigen sich der Shiatsu-Therapeutin im physischen Körper (Körperbau, Haltung usw.), und sie scheinen im Gespräch durch. Es gilt wahrzunehmen, welche Botschaften sich zwischen den Zeilen mitteilen. Im Shiatsu wird den Lebensthemen der Person Achtsamkeit gegeben. Dem Beengenden, Überforcierten wird Entspannung, Öffnung, Weite und Erlösung angeboten. Festgefahrenes gerät in Bewegung, ungelebte Bedürfnisse erhalten Bewusstheit, Raum und Kraft.

Psychosomatik und Neurowissenschaften

Es gibt sehr viele Menschen, welche körperliche Beschwerden haben, deren Ursachen medizinisch nicht nachweisbar sind (z. B. Reizdarm, Rheuma). Man geht davon aus, dass in der Schweiz ca. 50 % der Ursachen von Hausarzt-Besuchen medizinisch nicht erklärbar sind. Mit Medikamenten können diese Beschwerden teilweise gelindert werden, aber längst nicht in allen Fällen. Eine wirkliche, nachhaltige Heilung ist nur bei einem Drittel der PatientInnen erreichbar.

Die Psychosomatik bezieht sich auf krankmachende Formen von Körper-Seele-Beziehungen. Begründer der modernen Psychosomatik ist George L. Engel, der 1977 das Bedürfnis nach einem neuen medizinischen Modell formulierte, das soziale, psychologische und verhaltensmässige Dimensionen einschliesst.

Emotionale Störungen haben meist auch körperliche Konsequenzen, und körperlichen Problemen liegt oft eine seelische Störung zu Grunde. Dies wussten bereits die Griechen des klassischen Altertums. Platon sagte „Willst Du den Körper heilen, musst Du zuerst die Seele heilen". Von Hippokrates stammt der Ausspruch „Gefühle beherrschen die Organe". Die Römer nutzten den Ausspruch „mens sana in corpore sano" (ein gesunder Geist wohnt in einem gesunden Körper). Ein berühmter Titel des Neurowissenschafters Antonio W. Damasio lautet „Descartes' Irrtum". Descartes prägte 1628 den Ausspruch „Ich denke, also bin ich". Descartes, der sich mit Erkenntnistheorie, Physik, Ethik und Metaphysik auseinander gesetzt hatte, legte den Kern für das mechanistische Bild des menschlichen Organismus und benutzte z. B. den Begriff der „Gliedermaschine". Seine strenge Trennung zwischen Körper und Geist wurde von der westlichen Wissenschaft und „Reparatur-Medizin" lange unhinterfragt übernommen. Damasio wollte mit seinem Titel auf die wissenschaftlich bewiesene Einheit von Körper und Geist aufmerksam machen.

„Der gesunde Menschenverstand" weiss längst, dass unsere Lebensumstände (Stress, Angst usw.) einen entscheidenden Einfluss auf unser körperliches und seelisches Wohlbefinden haben. Im Volksmund schlägt uns etwas auf den Magen, wird uns die Luft abgeschnitten, zieht sich das Herz zusammen und anderes mehr.

Eine Klientin wollte von mir ein Shiatsu gegen ihre Kopf- und Nackenschmerzen und den steifen Hals. Diese Symptome plagten sie seit mehreren Monaten. Es war ihr unmöglich, den Kopf nach links zu drehen, sie musste hierzu den ganzen Körper bewegen. Im Gespräch zeigte sich, dass eine konflikthafte Begegnung mit einer Freundin wie ein Schock gewirkt hatte und Auslöser einer tief innen liegenden Muskelverkrampfung gewesen war. Diese liess sich weder mit Medikamenten noch Selbstmassage, Bädern oder Salben lösen. Mit Somatischem Erleben und Shiatsu verschwanden die Symptome in einer Sitzung.

Eine sozialwissenschaftliche Studie des schweizerischen Bundesamts für Statistik ergab (2002), dass beinahe die Hälfte der Erwerbstätigen starke nervliche Belastungen infolge von Stress und Arbeitsplatzunsicherheit erlebt. 40 % davon leiden deswegen unter körperlichen Beschwerden wie Rücken-, Kopf, Brustschmerzen, Schlaf- und Verdauungsstörungen sowie unter psychischen Beeinträchtigungen wie Reizbarkeit, Nervosität und Niedergeschlagenheit.

Aus der Hirnforschung ist bekannt, dass Sinneseindrücke in biologische Signale umgewandelt werden. Starke negative Emotionen werden zu Impulsen des Nervensystems und aktivieren im Gehirn Amygdala, Hippocampus, Stirnlappen, Genregulation und Hormonausschüttung (Kortisol, Adrenalin). Der Adrenalinanstieg im Blut erhöht Blutdruck und Herzschlag. Blutgefässe ziehen sich zusammen, können einreissen, schmerzhafte Entzündungen werden ausgelöst und anderes mehr. Damasio wies den unauflösbaren Zusammenhang und die ständige Interaktion zwischen Körperzuständen (z. B. Anspannung), Gefühlen (dem bewussten Wahrnehmen und Interpretieren dieser Zustände z. B. als Wut oder Angst), Gedanken und Entscheidungen nach. Es ist wissenschaftlich bewiesen, dass ständige Anspannung infolge von emotionalem Stress wie Ärger, finanziellen Sorgen, Grübeln, Mobbing oder Schuldgefühlen das Risiko für Schlaganfälle, Burnout und depressive Erschöpfung erhöht.

Auf eine akute Gefahr reagiert der Körper mit Flucht, Kampf und Erstarrung. Auf dauerhafte Bedrohungen reagiert er mit Rückzug, Erschöpfung, Krankheit. Die Anfälligkeit bzw. Widerstandskraft der Menschen auf äussere Einflüsse ist individuell und auch situativ unterschiedlich. Eine Aussage kann von mir als Beleidigung empfunden werden und mich „umwerfen" oder an mir abprallen, abhängig von meiner Interpretation der Worte und Tonlage, meiner inneren Verfassung und meiner Bewältigungsstrategien. Physiologische und emotionale Stressantworten (Schmerz, Wut) werden geprägt durch Vorerfahrungen und Lebensgeschichte. Frühere Erfahrungen werden als neuronale Repräsentationen abgespeichert. Sie führen zu einer Prädisposition, einer erhöhten diesbezüglichen Ausrichtung und Empfänglichkeit. Äussere Impulse reaktivieren durch assoziative Prozesse die Erinnerung. Gewalt in der Kindheit bewirkt, dass im Erwachsenenalter Verhaltensmuster wie Misstrauen und erhöhte Angstreaktionen bestehen. Wir leben und wiederholen andauernd unsere eigene Geschichte. Prädisposition kann führt dazu, dass wir Ressourcen selbst dann nicht wahrnehmen und ergreifen, wenn sie vorhanden sind.

Hierzu gibt es eine hübsche Geschichte. Ein Fischer wohnte an einem Fluss. Als dieser Hochwasser bekam, eilte ein Nachbar zum Fischer, um ihn zu warnen. Dieser lehnte die Warnung ab mit der Begründung „Gott hilft mir, ich vertraue auf Gott“. Der Fluss trat über das Ufer und überschwemmte sein Haus. Ein anderer Nachbar wollte ihn mit dem Boot retten, aber der Fischer lehnte die Hilfe ab mit der Begründung „Gott wird mir helfen“. Die Fluten stiegen weiter, der Fischer starb und kam zu Gott. Er haderte mit Gott: „Weshalb hast du mich nicht gerettet?“ Dieser antwortete: „Ich habe Dir eine Warnung geschickt. Ich habe Dir ein Boot geschickt. Was verlangst du noch mehr von mir?“

Unsere Einstellungen, Glaubenssätze sind Wahrnehmungs-Schablonen. Sie wirken ein- und ausgrenzend, sodass wir die Welt durch eine Linse beobachten. Die Realität beschränkt sich auf das, was wir wahrnehmen wollen (selektive Wahrnehmung). Unsere innere Einstellung und Interpretation entscheidet, ob ein Glas für uns halbleer oder halbvoll ist – ob wir primär immer wieder das kritisieren, was nicht ist, oder vor allem das wertschätzen, was ist. Unsere Prädispositionen gestalten energetisch ein Affinitätsfeld. In diesem Energiefeld handeln wir so, dass sich unser Weltbild stabilisiert. Wir verbinden uns mit Personen, welche unser Weltbild (unsere Glaubenssätze) bestätigen und mit unseren Schwingungsmustern in Resonanz gehen. So erschaffen wir uns unsere Realität und unser Leben selbst. Was immer ein Mensch an geistigen und emotionalen Impulsen aufnimmt, wirkt sich auf sein Gehirn und Sein aus. Für Neurowissenschafter ist die konditionierende Wirkung der dauernden Gewaltdarstellungen im Fernsehen und in Videospielen keine Frage.

Die oben beschriebene Reaktionskette für Emotionen gilt auch für Schmerzen. Dies führte zum Schlagwort „Schmerz entsteht erst im Gehirn“. Früher erlebte Schmerzen werden in bestimmten Hirnregionen abgespeichert. Damit in Beziehung stehende, negative Erinnerungen (Gefühle, Gerüche, Geräusche, Nahrungsmittel, Körperpositionen) werden ebenfalls gespeichert, jedoch an einem anderen Ort, und mit dem

Schmerzgedächtnis quervernetzt. Bei erneutem Auftreten aktivieren diese negativen Erinnerungen das Schmerzgedächtnis, selbst ohne dass eine aktuelle Verletzung vorliegt. Schmerzen verlieren damit ihre ursprüngliche Alarmfunktion. Es können sich Schmerzerwartungen entwickeln, verselbständigen und chronifizieren. Man belastet ein Bein nicht mehr mit dem vollen Gewicht, obwohl der Schmerz im Knie nicht mehr auftreten würde, und legt mit der vermeintlich notwendigen Schonhaltung bereits den Grundstein für das nächste Leiden, wenn man nicht durch bewusste, wiederholte Lernerfahrung (z. B. rehabilitative Physiotherapie) den Organismus umkonditioniert, d. h. neuronal neu vernetzt.

Einstellungs- und Verhaltensmuster lassen sich ändern. Wir haben in jedem Moment grundsätzlich die Freiheit zu wählen, welchen Wahrnehmungen wir unsere Aufmerksamkeits-Energie geben, dem Schrecklichen oder dem Schönen dieser Welt. Dies erfordert allerdings einen bewussten Prozess. In der Neurowissenschaft spricht man von der Plastizität des Gehirns. Es werden auch im Erwachsenenalter noch neue Neuronen gebildet. Neuronale Repräsentationen und Netzwerke werden durch ihre Nutzung ausgebaut und gefestigt. Synapsen werden verstärkt, Verschaltungen stabilisiert. Neurale Trampelpfade werden mit der Intensität ihrer Benutzung zu Wegen, Strassen, Autobahnen. Umgekehrt verkümmern unbenutzte Verbindungen. Allerdings lernt der Mensch nur langsam. Jede einzelne Erfahrung für sich hat in der Regel nur eine relativ geringe Bedeutung, da sie nicht die Summe der früheren Erfahrungen in Frage stellen soll. Jedoch verändern repetitive Erfahrungen das Gehirn.

Dank der Plastizität können Menschen ihre Nervenzellen-Netzwerke im positiven Sinne bewusst beeinflussen, aktivieren, stabilisieren und wachsen lassen. Die körperlich energetischen Impulse des Shiatsu und des therapeutischen Gesprächs bewirken nachhaltige Veränderungen der neuronalen Muster. Sie helfen, dass der Körper lernt, von sich aus immer wieder entspannen zu dürfen, auf die eigenen Bedürfnisse zu achten und diesen mehr Energie, Bewusstsein und Nachdruck zu geben.

Homöostase und Kohärenz

Der griechische Begriff Homöostase bedeutet „Aufrechterhaltung, Gleichstand".

Homöostase bezeichnet das ständige Bestreben des Organismus, verschiedene physiologische Funktionen (wie Körpertemperatur, Puls, Blutdruck, Blutzuckerspiegel u. a.) innerhalb enger Grenzen stabil zu halten und Veränderungen bei Störungen möglichst rasch wieder auszugleichen. Gesundheit kann somit als ein dynamisches Gleichgewicht, ein flexibles Erhalten eines störungsfreien Balance-Zustands auf allen Ebenen definiert werden.

Der Begriff der Selbstregulation bzw. Homöostase wurde 1929 von Walter B. Cannon eingeführt und bezeichnet in der Systemtheorie die Fähigkeit eines Systems, sich durch Rückkopplung selbst in einem stabilen Zustand zu halten. Die Selbstregulierung gewährleistet den Fortbestand eines Systems, welches sich sonst zum Beispiel durch ungehemmtes Wachstum oder nicht mehr beherrschbare, selbst erzeugte Komplexität überfordern würde. Gesundheit zeichnet sich dadurch aus, dass diese Selbstregulation im und durch den Menschen geschieht. Im menschlichen Organismus gibt es verschiede homöostatische Mechanismen: physiologische, Instinkt- oder Reflexverhalten, Gewohnheiten und erlernte Automatismen sowie Willenshandlungen zur Situationsbewältigungen (Coping). Es besteht eine Synchronizität, eine Wechselwirkung und gegenseitige Abhängigkeit von körperlichen, seelischen und geistigen Regelmechanismen.

Interaktion beruht auf Regelmechnismen, auf Informationen und diesbezüglichen Reaktionen des Systems. Die Homöostase bewirkt ein dauerhaftes Pendeln verschiedener Funktionen um einen Idealwert, bei der Körpertemperatur beispielsweise um 36,8 Grad. Innerhalb einer bestimmten Bandbreite werden Abweichungen automatisch reguliert. Bei erhöhter Hitze schlägt das Herz schneller und die Haut beginnt zu schwitzen, wir nehmen kühlende Duschen usw.. Wird die Bandbreite und Toleranzgrenze überschritten, entstehen ernsthafte Probleme bis hin zum Stillstand des Systems (z. B. Körpertemperatur unter 35 oder über 42 Grad). Bei Unfällen und Krankheiten ist der Selbstregulierungsmechanismus ausser Kraft gesetzt, sodass medizinische Interventionen erforderlich sind.

Eine wichtige Basis für die Homöostase spielt das autonome Nervensystem. Der Parasympatikus ist zuständig für die körperliche und geistige Entspannung, die bei einer Überaktivierung des Sympatikus unter Stress und bei Trauma nicht mehr möglich ist. Genügend Ruhe und Stille und die Fähigkeit zur Entspannung sind Grundbedingungen für ein flexibles, sich selbst regulierendes Nervensystem.

Auch das fernöstliche Gesundheitsverständnis ist ein systemisches und homöostatisches. Yin und Yang sind im Wechselspiel und balancieren sich subtil aus. Körper und Geist müssen im Gleichgewicht sein. Der Mensch muss mit der Natur im Gleichgewicht sein. Die Fünf Wandlungsphasen müssen untereinander im Gleichgewicht sein. Sie unterstützen und kontrollieren sich wechselseitig.

Bei vielen Störungen des Energiehaushalts kann die Selbstregulierung mit Shiatsu wiederhergestellt werden und eine Chronifizierung und Verschlimmerung hin zur Krankheit verhindert werden. Für Shiatsu sind in diesem Zusammenhang folgende Aspekte wichtig:

- Vertrauen haben: Die Selbstregulierungskraft des Organismus will die Arbeit eigentlich selber tun. Wir müssen bloss den richtigen Impuls geben, damit das selbstregulative System wieder in Gang kommt.
- Nicht zuviel tun: A) Ich muss nicht arbeiten, bis alles ausgeglichen ist. Der Organismus übernimmt den Rest selbst, wenn die Bewegung in die richtige Richtung wieder in Gang gesetzt ist. B) Kontrollmechanismen wie Rückenverspannungen können integraler Bestandteil zur Aufrechterhaltung der Stabilität des Systems sein. Man darf diese nicht gewaltsam lösen, da dies die Klientin destabilisieren würde. Es gilt, die Berührung immer als sanftes Angebot zu verstehen, um innere Kräfte zu stärken und Öffnung zu erproben.

Kohärenz bedeutet physikalisch „in Phase" zu sein. Es ist eine Situation, in der alles synchron zusammen schwingt und zu Eins wird (wie z. B. der Gesang verschiedener Stimmen eines Chors). Lebende Systeme gehen permanent aus einem kohärenten Zustand heraus und müssen Energie aufwenden, um sich optimal zu regulieren und im Gleichgewicht zu halten. Kohärenz kann mit Gesundheit gleichgesetzt werden. Das Ziel besteht auf der körperlichen Ebene darin, dass der Organismus mit möglichst wenig Energieaufwand Krankheiten vermeiden und Störungen ausgleichen kann. Im seelischen Bereich geht es darum, dass man sich mit allen Aspekten des Lebens im Einklang befindet.

In der Trauma-Arbeit wird Kohärenz von Peter Levine so definiert, dass die volle Bandbreite des Potenzials gelebt werden kann. Dies bedingt, dass traumatische Ereignisse der Vergangenheit das Hier und Jetzt nicht mehr einengen, belasten, bremsen und blockieren. Trauma wird als unterbrochene Verbindung zum eigenen Lebensstrom verstanden, sodass nicht mehr alle Wahlfreiheiten zur Verfügung stehen. Core-orientierte Therapien verstehen Gesundheit als Einklang und Verbundenheit mit dem eigenen, inneren Wesenskern. Kohärenz im Therapieprozess ist das ganzheitliche Zusammenschwingen von Klientin und Therapeutin, in welcher die Behandlung zu etwas Gemeinsamen wird. Kohärenz ist ein wichtiges Arbeitsinstrument im Shiatsu und wird im mittleren Teil des Buchs ausführlich besprochen.

Resilienz, Empowerment, Ressourcen

Das Konzept der Resilienz stellt eine Verbindung zwischen Salutogenese und Homöostase her. Resilienz kommt aus dem Lateinischen und bedeutet „wieder zurückfinden". Das englische Wort „resilience" wird mit Spannkraft, Elastizität übersetzt.

> Resilienz bezeichnet die Fähigkeit, belastende Situationen durchzustehen und durch selbstverantwortliches Handeln wieder einen gesunden, selbstregulativen Zustand zurück zu finden. Resiliente Personen verfügen über Fertigkeiten, die sich erlernen und ausbauen lassen.

Die Resilienzforschung basiert auf Emmy Werner. Diese untersuchte 1955 in Hawaii Kinder mit Lern- und Verhaltensauffälligkeiten, die unter schwierigen Bedingungen aufwuchsen, im Alter von 40 jedoch ein „normales" Leben führten. Wichtige Faktoren für ihre Resilienz waren: Halt in stabilen Beziehungen (auch ausserhalb der zerrütteten Familie), frühe Übernahme von Verantwortung, ruhiges Temperament und die Fähigkeit, offen auf andere zugehen zu können.

Die amerikanische PsychologInnen-Vereinigung APA bezeichnet folgende vier Faktoren der Resilienz als die wichtigsten:

- Die Fähigkeit, realistische Ziele zu formulieren und Schritte zu unternehmen, um sie auszuführen
- Ein positives Selbstverständnis über sich selbst und Vertrauen in die eigenen Stärken und Fähigkeiten
- Kommunikations- und Problemlösungskompetenzen
- Die Fähigkeit, mit starken Gefühlen und Impulsen umzugehen.

Resiliente Menschen sind grundsätzlich positiv eingestellt. Sie nehmen Fehler und Rückschläge als etwas Normales hin und nicht als persönliches Versagen. Sie glauben an ihre Möglichkeiten, Dinge zu verändern. Sie sind emotional stabil und sie sind in tragfähigen Strukturen eingebunden.

Die APA formuliert 10 wichtige Schritte, um Resilienz aufzubauen. Ihre Bedeutung für die Arbeit im Shiatsu könnte beispielsweise die folgende sein:

1. Aufbau von tragenden Beziehungen
   Energetisch Unverbundenes verbinden. Die Existenz und Tragfähigkeit eines soziales Netzes im Gespräch klären

2. Krisen als überwindbar ansehen
   Aufmerksamkeit auf kraftvolle Körperteile und innere Ressourcen hinlenken, Fragen stellen, die kleine, überschaubare Schritte auslösen

3. Veränderungen als Teil des Lebens annehmen
   Wasser- und Metallelement stärken: Im Fluss bleiben, mit dem Urvertrauen in Kontakt sein, Rhythmus

4. Auf Ziele zugehen
   Holzenergie und Erdenergie stärken

5. Handeln statt Rückzug bei Problemen
   Erdenergie und Metallenergie stärken. Verhaltensweisen klären und suche nach aktiven Lösungen verbal unterstützen

6. Auf Selbst-Entdeckung gehen
   Holz- und Feuerenergie stärken. Selbstwahrnehmung im Shiatsu fördern. Neugierde, Orientierung, Bewusstheit anregen

7. Ein positives Bild von sich selbst nähren
   Erd- und Feuerenergie stärken. Positive Feedbacks geben

8. Schwieriges in den Rahmen einer längerfristigen Gesamtsicht einordnen
   Verankerung im eigenen Zentrum stärken. Verständnis für andere Sichtweisen suchen

9. Zuversicht aufrechterhalten
   Wasserelement stärken

10. Zu sich selbst Sorge tragen.
Ergänzendes Feuer, Milz- und Dickdarm-Energie stärken, welche helfen, sich zu schützen, zu nähren und abzugrenzen. Rituale entwickeln, die der Seele gut tun.

Einen engen Bezug zum Konzept der Resilienz haben Empowerment-Prozesse. Diese haben ihre Wurzeln in der Bürgerrechts-Bewegung der amerikanischen Schwarzen Ende der 60er Jahre des vorigen Jahrhunderts (Martin Luther King). Die Bürgerrechtsbewegung schaffte es, die Schwarzen aus der Rolle der Unterdrückten in eine gelebte Gleichberechtigung zu bringen, in dem sie die Menschen in Bezug auf ihr Selbstbewusstsein schulte und ein sozialpolitisches und juristisches Netzwerk zur Unterstützung der Selbsthilfe aufbaute.

Empowerment heisst wörtlich übersetzt „Ermächtigung". Empowerment bezeichnet die Befähigung zu selbstbestimmtem Handeln. Empowerment umfasst sowohl die individuelle Selbst-Ermächtigung als auch Konzepte zur professionellen Unterstützung, um die Kompetenz zur Selbstbestimmung zu stärken.

Im Rahmen der Gesundheitsförderung werden vor drei Dimensionen damit erfasst:

- Individuelle Ebene: Gemeint ist die Fähigkeit der einzelnen, Entscheidungen zu treffen und die Kontrolle über das persönliche Leben zu haben.
- Gemeinschaftsbezogene Ebene: Gemeint ist das gemeinschaftliche Handeln, um Einfluss auf die Determinanten der Gesundheit und der Lebensqualität im gesellschaftlichen Umfeld zu nehmen
- Professionelle Ebene: Unterstützung und Begleitung der Menschen bei der Aneignung der Selbstgestaltungsfähigkeit.

Das Konzept des Empowerment liegt der Ottawa Charta in der Handlungsstrategie „befähigen und ermöglichen" zu Grunde. Es in der Sozialpsychiatrie stark verbreitet (zum Beispiel in Beratungsstellen, Tagesstätten). Es geht um die Erreichung und Stabilisierung von Autonomie, um die Erschliessung neuer Möglichkeiten und Lebensspielräume, und um die Erfahrung der eigenen Stärken und Grenzen. PatientInnen sollen zu ExpertInnen in eigener Sache werden.

Im Shiatsu sind beispielsweise folgende Elemente in der Arbeit mit KlientInnen von Bedeutung:

- Die Berührung im Shiatsu ist ein Angebot. Die Therapeutin entspannt nicht, sondern sie gibt Raum und Impulse, dass der Organismus sich die Erlaubnis zur Entspannung geben kann
- Fragen und Anregungen sollen zu eigenen Lösungen führen, währenddessen „ich weiss es für Dich"-Ratschläge zu vermeiden sind. Die Verantwortung für ihr Verhalten liegt jedoch bei den KlientInnen
- Wir können Behandlung und Gespräch immer wieder auf Stärken und Fähigkeiten ausrichten und jene Kräfte und Kompetenzen stärken, die für die Resilienz wichtig sein
- Wir können Zuversicht und Einbindung in soziale Netze (Familie, Peer-Groups) unterstützen
- Wir können realistische, nicht negativ wertende Selbsteinschätzung unterstützen
- Wir können kleine Übungen als Hausaufgaben vorschlagen (z. B. bewusst spüren, wann man sich mit anderen Menschen wohl oder unwohl fühlt).

In einer wissenschaftlichen Studie über stationär behandelte Menschen mit Schizophrenie wurde nachgewiesen, dass die Erwartungen des Fachpersonals in Bezug auf den zukünftigen Krankheitsverlauf einen Einfluss auf den Rehabilitationsverlauf hatten – im positiven wie im negativen Sinne. Es ist deshalb wichtig, dass wir uns als TherapeutIn immer mit der Zuversicht verbinden. Rückschläge oder Stagnation im Verlauf darf man nicht negativ werten, sondern soll anerkennen, dass sie ihre Bedeutung für die Klientin haben.

In Resilienz- wie auch Empowerment-Konzepten spielt die Entdeckung und Stärkung von Ressourcen eine wesentliche Rolle. Der Begriff stammt von „Source" ab (französisch und englisch für Quelle; sorsa in Latein). Re heisst zurück. Ressource meint wörtlich „zurück zur Quelle". Das Bild der Quelle nimmt Bezug zur Verfügbarkeit der unerschöpflich fliessenden Kraft des Wassers und ihrer Nutzbar-Machung.

> Ressourcen helfen bei der Bewältigung von Lebenssituationen. Ressourcen sind Mittel, die benötigt werden und eingesetzt werden können, um ein bestimmtes Ziel zu erreichen oder eine Aufgabe zu erfüllen.

In der Gesundheitsförderung wird zwischen inneren und äusseren Ressourcen unterschieden:

- Innere Ressourcen sind die dem Menschen innewohnenden Stärken, Kompetenzen und Fähigkeiten, auf die er sich abstützen kann. Dies können konstitutionelle

Grundanlagen sein wie beispielsweise: ein stabiles Immunsystem, Selbstvertrauen, Humor, innere Ausgeglichenheit, Zuversichtlichkeit. Es können erworbene Fähigkeiten sein wie zum Beispiel: relativieren können, Hilfe holen und annehmen können, Konfliktfähigkeit. Innere Ressourcen können auch konkrete Aktivitäten sein wie Schwimmen, Wandern, Malen, Visualisierung positiver Zustände, nährende Rituale.
- Äussere Ressourcen können beispielsweise das familiäre Netzwerk, Tiere, Kunstwerke, die Natur, ein sicherer Arbeitsplatz oder professionelle Therapeutinnen und Gesundheitsdienste sein.

In der Shiatsu-Behandlung können wir die im Jitsu blockierte Energie als Ressource ansprechen, die eingeladen werden kann, sich zu bedürftigen Stellen hin zu bewegen. Das Gespräch können wir nutzen, um

- die Selbstwahrnehmung zu entwickeln (Focusing)
- Ressourcen bewusst zu machen, zu entwickeln und zu kultivieren.

Gesundheit in der Statistik

Gesundheitsforschung und statistische Ämter nehmen sich dem Thema „wie gesund ist unsere Bevölkerung" an. Sie sind an Fragen wie folgenden interessiert: Wie lässt sich der „Gesundheitszustand" der Bevölkerung mittels objektiver und subjektiver Indikatoren erfassen und messen? Wie entwickelt er sich im Verlaufe der Jahre? Wie differenziert er sich nach Bevölkerungsgruppen? Welches sind wichtige Einflussfaktoren der Volksgesundheit und wie verändern sie sich? Theoretisch haben derartige Wohlfahrts-Indikatoren einen Bezug zu Zielen, Wirkungsmechanismen und politischen Strategien. Statistiken beeinflussen die Politik und umgekehrt.

In der Schweiz betreibt das Bundesamt für Statistik ein „Schweizerisches Gesundheitsobservatorium" (www.obsan.ch). Es führt eine Liste mit ca. 100 Gesundheitsindikatoren. Diese gliedern sich in folgende Kategorien:

1. Demographie und sozioökonomische Merkmale
2. Gesundheitszustand
3. Determinanten der Gesundheit
4. Umweltverhältnisse
5. Ressourcen des Gesundheitswesens und deren Nutzung

6. Inanspruchnahme der *Einrichtungen des Gesundheitswesens*
7. Gesundheitsausgaben.

Die Verankerung im Konzept der WHO ist offensichtlich. Allerdings wird schnell deutlich, dass man angesichts der Vielzahl von Indikatoren vor lauter Bäumen den Wald nicht mehr sieht. Deshalb werden von den Statistikern jeweils Teilauswertungen und Studien erforderlich, welche ein Spezialthema vertiefen.

Die selbst wahrgenommene Gesundheit ist nur ein Indikator unter mehreren im Punkt 2 „Gesundheitszustand". Im Jahre 2002 haben 86 % der Schweizer Bevölkerung (über 15 Jahre alt) ihren aktuellen Gesundheitszustand als gut oder sehr gut eingestuft. Die Statistiker stellen jedoch eine Diskrepanz zwischen der gesundheitlichen Selbsteinschätzung und dem effektiven Krankheitsgeschehen fest: 80 % suchten im Beurteilungszeitraum ärztliche Praxen ein, 50 % waren einmal ernsthaft erkrankt oder verunfallt, 40 % nahmen Medikamente ein.

Die Zufriedenheit der Männer liegt mit 88 % leicht über den Frauen (84 %). Sie nimmt im Alter erwartungsgemäss ab. In den 5 Jahren seit 1997 hat die Zufriedenheit leicht zugenommen. Die Bevölkerung der Schweiz beurteilt ihren eigenen Gesundheitszustand wesentlich besser als den anderer europäischer Länder.

Die Bewertung der eigenen Gesundheit ist Resultat und Konglomerat vielschichtiger Faktoren. Vertiefende Studien zeigen, dass für Frauen auch weniger schwere Erkrankungen eine Rolle spielen, da sie oder ihr Umfeld mehr mit diesen konfrontiert sind. Für Männer sind dagegen hauptsächlich „bedrohliche" (die wirtschaftliche Existenz gefährdende) Erkrankungen von Belang. Subjektive Bewertungen erfolgen zudem im Vergleich zu anderen Menschen, die man kennt, zum Ausland, aber auch zu anderen Problemen. Der Einfluss der „objektiven Situation" steigt mit zunehmendem Alter.

Im „Sorgenbarometer", einer jährlichen Repräsentativumfrage einer schweizerischen Grossbank, steht die Sorge um die eigene Gesundheit Ende 2005 auf Platz 2 (51 % der Bevölkerung), direkt hinter der Angst vor Arbeitslosigkeit (71 %).

Die Angst vor Arbeitslosigkeit ist heute immer mehr die Angst, dauerhaft ausgesteuert zu werden. Sie ist somit gleichermassen Angst vor dem Verlust des sozialen Status, der gesellschaftlichen Funktion und Eingebundenheit, bis hin zur existenziellen Angst vor Verarmung.

Gesundheit in der chinesischen Medizin

Die daoistische Lebensphilosophie und ihr Gesundheitsverständnis bilden die Grundlage der TCM und sind damit auch für Shiatsu von grosser Bedeutung.

Das chinesische Schriftzeichen für Gesundheit (Ken-Ko) kann mit „aufgerichtetem Körper und entspanntem Geist“ gleichgesetzt werden. Die Analogie zur Qi Gong-Grundübung der stehenden Säule ist frappant. Ein ruhiges, schlichtes, gelassenes und zufriedenes Leben erkannte schon der Gelbe Kaiser, die legendäre Figur der chinesischen Medizin, als wesentlich, um Krankheiten zu vermeiden. Ein Leben im Einklang mit dem Kosmos und den Gesetzen der Natur (z. B. den natürlichen Zyklen der Jahreszeiten) soll verhindern, dass krank machende Einflüsse in den Körper eindringen. Der Gelbe Kaiser betonte die Bedeutung des Körperbewusstseins, um Anzeichen eines Ungleichgewichts festzustellen und zu einem möglichst frühen Zeitpunkt Hilfe zu suchen. Er betonte die Pflege der Lebenskraft und verwies auf entspannende Körperübungen, Klarheit und Ruhe des Geistes und auf Mässigung zur Vermeidung von Unausgewogenheiten, Exzessen und Überanstrengung. Den Schlüssel zur Gesundheit sah er darin, Yin und Yang des Körpers zu regulieren. Selbstregulierung, Selbstwahrnehmung und Selbstverantwortung – die drei Säulen des Shiatsu – waren somit schon vor fünftausend Jahren als Grundprinzipien der Gesundheitserhaltung in der chinesischen Medizin und Lebensphilosophie enthalten.

Die heute praktizierte Traditionelle Chinesische Medizin (TCM) bezieht sich schwerpunktmässig auf körperliche Krankheiten und auf folgende Arten von Problemquellen:

- innere Ursachen (übermässige Gefühle wie Furcht, Zorn etc. und Gedanken wie Sorgen usw.)
- Lebensführung (z. B. falsche Ernährung, Überanstrengung, Exzesse)
- äussere Ursachen (naturbedingt, wie Wind, Kälte und Hitze, Feuchtigkeit und Trockenheit)
- andere Lebensumstände (andere äussere Einflüsse wie z. B. Traumata, Vergiftungen).

Vorbeugendes Verhalten (z. B. Ernährung, Qi Gong) hat Vorrang vor Heilbehandlungen. Bei Beschwerden sollen möglichst schon im Frühstadium schonende Massnahmen wie Massagen zum Einsatz kommen, um Verschlimmerungen des Zustandes und Erkrankungen zu verhindern.

Die Grundphilosophie des Shiatsu basiert auf den Grundsätzen der TCM, wie die folgenden Formulierungen der Shiatsu Gesellschaft Schweiz zeigen: „Ein in Beziehung zur Umwelt ausgewogenes, harmonisches Leben ist Grundvoraussetzung für Gesundheit. Im Zustand von Gesundheit fliesst Qi auf eine natürliche Weise ungehindert. Nicht der Natur entsprechende Lebensführung bewirkt eine Störung des Energieflusses. Beim gesunden Menschen wird sie spontan selbst reguliert. Wenn ein Ungleichgewicht stark oder wiederholt auftritt, entstehen Energiestauungen auf körperlicher, seelischer und/oder geistiger Ebene. Anzeichen dafür sind z. B. Unwohlsein, Verspannungsschmerzen, depressive Stimmungen oder mentale Fixiertheit. Werden diese nicht rechtzeitig beachtet und behandelt, können sie sich in stärkere Beschwerden wandeln und zu Krankheit und Lebenskrisen führen."

Shiatsu sollte zur Gesundheitsvorsorge und möglichst im Frühstadium von Beschwerden eingesetzt werden. Es gibt etliche TCM-HeilpraktikerInnen, welche mit Shiatsu-TherapeutInnen zusammenarbeiten und Shiatsu behandlungsergänzend empfehlen.

Gesundheit und Zen

Zen, die japanische Wurzel des Shiatsu, nimmt Bezug zur Lehre Buddhas. Kern von Buddhas Lehre bilden die „vier edlen Wahrheiten":

- Es gibt Leiden.
- Das Entstehen von Leiden hat Ursachen, die man erkennen kann.
- Man kann das Leiden aufheben.
- Es gibt klare Wege dazu.

> Buddhas Lehre wird auch als „mittlerer Weg" beschrieben, als die Fähigkeit, nicht Extremen und Konzepten verhaftet zu sein, sondern selbst das richtige Mass zu finden.

Richtige Lebensführung ist weder weltabgewandt-asketisch noch materiell-eigennützig. Die Botschaft Buddhas war, dass wir lernen müssen, in Freude, Frieden, Glück und Harmonie zusammen zu leben. Voraussetzung dafür ist, dass wir uns dem Leiden, seinen Bedingungen und den Möglichkeiten seiner Überwindung wirklich stellen. Hierfür nennt Buddha eine Reihe von unerlässlichen Voraussetzungen wie zum Beispiel folgende:

- Alltag als Übung: Die Befreiung vom Leid ist ein Weg, der tägliches Üben erfordert. Negative Gewohnheitsenergien, die sich während vieler Jahre in unser Denken, Fühlen und Handeln eingeprägt haben, sind zu transformieren. Feste Muster (voreingenommene Sichtweisen, schädigende Handlungen) gilt es durch Selbstbeobachtung zu erkennen und durch neue, heilsame abzulösen. Dies erfordert Wille, Aufmerksamkeit, Engagement, Beharrlichkeit.
- Achtsamkeit: Glück ist kein Fern-Ziel. Glück ist der Weg. Es ist im Alltag in jedem Augenblick erfahrbar, wenn wir voll im Hier und Jetzt, im gegenwärtigen Moment präsent sind. Achtsamkeit ist der Schlüssel zum Glück. Dies bedeutet, unsere Gewohnheit, alles schnell und vieles gleichzeitig zu machen, aufzugeben und uns von Zwängen zu befreien. Wir müssen uns verlangsamen und auf jede Handlung einzeln und intensiv einlassen. Alltägliche Verrichtungen wie essen, telefonieren und gehen werden zur täglichen Achtsamkeits-Übung. Es gilt, sie in Musse, bewusst und freudvoll zu tätigen und wie ein Ritual zu zelebrieren. Wenn uns dies gelingt, wird jeder Moment zur Ewigkeit und ein Schritt zur seelischen Heilung.
- Meditation: Es gilt, immer wieder in die Stille zu kommen, den Geist zu beruhigen und sich den Raum für friedliche und freudvolle Gelassenheit und Selbstbeobachtung zu gewähren. Nur in der Ruhe gelingt es, tieferliegende Ursachen klar zu erkennen und nicht an der Oberfläche der Phänomene und der Emotionen zu bleiben. Die stille Kontemplation führt zu einem erweiterten Verständnis der Welt und der eigenen Gegebenheiten.
- „Intersein“: Meditation und Verstehen führen zu einem tiefen Erspüren von Verbundenheit mit anderen Menschen, der Erde und dem gesamten Kosmos, und damit der wechselseitigen Bedingtheit und Abhängigkeit (Leere von einem eigenständigen Selbst: nichts kann ohne alles andere sein; Der Mensch benötigt zum Leben lauter Nicht-Mensch-Elemente wie Nahrung, Wasser, Sonnenschein, Luft usw.).
- Vergänglichkeit: Verstehen bedingt das Bewusstsein für das vorübergehende Wesen alles Irdischen, was die Wertschätzung für das Gegenwärtige erhöht. In der Rose erkennen wir die Komposterde und umgekehrt. Gleichzeitig ist die Relativität des Vergänglichen zu erkennen. In der absoluten Sichtweise vergeht nichts, bloss die Form wird verändert.
- Samen wässern: Es gilt, Nährendes und Heilsames zu erkennen und zu kultivieren. Liebe, Mitgefühl, Freude und Gleichmut werden als die „vier grenzenlosen Geisteszustände“ (Bramaviharas) bezeichnet, welche „unheilsame“ Energien wie Angst, Sorge, Wut, Hass, Gier, Einsamkeit überwinden. Letztere „vertrocknen“,

wenn sie nicht mehr gewässert werden. Wenn man ihnen keine Nahrung mehr gibt, können sie keinen Schaden anrichten.
- Sangha: Die Gemeinschaft von Menschen, die sich in ihrem Lebensweg gegenseitig unterstützen, ist von grosser Bedeutung, um den Weg leichter gehen zu können.

Es ist interessant zu sehen, wie die modernen Naturwissenschaften (Quantenphysik, Gehirnforschung) zu gleichen Erkenntnissen wie Buddha gelangen. Zwischen der wissenschaftlichen Erkenntnis der Plastizität neuronaler Verschaltungen und dem poetischen Bild, heilsame Samen zu wässern und unheilsame vertrocknen zu lassen, besteht inhaltlich kein Unterschied. Die buddhistische Psychologie ist zu unterscheiden von den länderspezifischen Ausprägungen des Buddhismus als Religion. Buddha selbst hatte sich als spirituellen Lehrer, nicht als Gott verstanden.

Das Leben schafft immer wieder Leiden, zum Beispiel durch Tod, Trennungen, Krankheit. Buddha betont besonders den Weg zur inneren Freiheit:

- Anhaftung und Gier (Verlangen, Begierde) sind eine Hauptursache von Leiden. Sie sind Ausdrucksformen des emotionalen und materiellen Besitzen-Wollens. Sie basieren auf einer Ich-Bezogenheit, welche die Vergänglichkeit des Irdischen und die wechselseitige Bedingtheit und Abhängigkeit verleugnet. Innere Freiheit bedingt die Loslösung von allen Abhängigkeiten.
- Negative Gefühle wie Wut, Hass, Neid, Eifersucht, Stolz sind „geistige Hemmnisse“. Sie zerstören das geistige, innere Gleichgewicht. Sie unterbrechen den Kontakt zu sich und anderen, machen unfrei und haben oft schädigende Wirkungen. Sie verursachen negative Rückwirkungen und „Teufelskreise“. Sie können zu „Gewohnheitsenergien“ werden. Innere Freiheit bedingt, dass man mit negativen Gefühlen liebevoll und kompetent umgehen lernt und so ihren Bann brechen kann, und dass man positive Gefühle pflegt und nährt.

„Heilen“ ist im Buddhismus immer ein seelisches heil werden. Es bedingt eine aktive und tiefgreifende Veränderung von Vorstellungen und Lebensgewohnheiten. Gemäss Thich Nhat Hanh gab Buddha folgende Anweisungen, um die Voraussetzungen für Einstellungs- und Verhaltens-Veränderungen zu schaffen:

1. Erkennen: Wir müssen zunächst wahrnehmen, dass wir ein Problem haben, d. h. wir müssen uns laufend selber achtsam beobachten, unsere Reaktionen anschauen, und nicht die Augen vor dem verschliessen, was wir als „negativ“ beurteilen. Wir müssen aber auch die positiven Dinge wahrnehmen.

2. Annehmen: Wir akzeptieren uns, unsere Verhaltensweisen und Muster, so wie sie sind. Wir stehen zu unseren Schattenseiten. Wir verleugnen sie nicht, streiten nichts ab, versuchen nicht Schuld abzuschieben usw..
3. Umarmen: Wir nehmen Probleme, negative Emotionen und eigenes „Fehlverhalten“ (wie ungezügelte Wutausbrüche) liebevoll an, so wie eine Mutter ihr weinendes Kind umarmt und tröstet.
4. Verstehen: Durch tiefes Schauen erkennen wir Ursachen, Zusammenhänge und Wirkungsmuster, und erkennen z. B. unsere Gewohnheitsenergien und auch deren Hintergrund.

Die Transformation selbst geschieht über den Edlen Achtfachen Pfad. Dieser verhilft dazu, Hindernisse auf dem Weg zu mehr Freude, Liebe, Mitgefühl, Glück und Zufriedenheit aus dem Weg zu räumen. Der Edle Achtfache Pfad beinhaltet folgende Elemente:

1. Rechte Anschauung: Zuversicht haben; heilsame und unheilsame Samen erkennen und unterscheiden; keinen Selbsttäuschungen erliegen.
2. Rechtes Denken: Keine vorgefassten Meinungen („Schubladen“) haben; unheilsame Gedanken durch heilsame ersetzen.
3. Rechte Achtsamkeit: Voll im gegenwärtigen Moment präsent sein; bewusste Körperselbstwahrnehmung; Wahrnehmung von positiven und negativen Emotionen; Wahrnehmung der Wahrnehmung (der eigenen mentalen Strukturen, Glaubenssätze usw.) und der Ausdrucksformen.
4. Rechte Rede: Bewusstes, geschultes Sprechen: genau, nicht übertreibend, ruhig, wahrhaftig, nicht doppelbödig, nicht verletzend, mitfühlend, liebevoll, auf tiefem Zuhören begründet.
5. Rechtes Handeln: Heilsames, liebevolles, gewaltloses Handeln; Grosszügigkeit; verantwortungsbewusstes, nicht schädigendes Verhalten; bewusstes, achtsames Handeln im Alltag;
6. Rechtes Bemühen: Keine Ausrichtung auf unheilsame Samen wie z. B. materiellen Besitz, die für innere Befreiung und Glück nicht förderlich sind; nähren heilsamer Samen wie Liebe, Mitgefühl, Freude, Versöhnung.
7. Rechte Sammlung: Regelmässige Praxis von Achtsamkeit und Meditation, um Muster und ihre Zusammenhänge und Ursachen zu erkennen; Transformation des Bewusstseins.
8. Rechter Lebenserwerb: Kein Erwerb, der dem Töten dient, der Lebewesen Qualen verursacht, andere Menschen abhängig macht oder die Natur schädigt; Erwerb soll zu Glück, Freiheit, Gesundheit und Frieden beitragen.

Als TherapeutIn entfalte ich eine heilende Wirkung im Sinne des Zen-Buddhismus, wenn ich zum Beispiel folgende Aspekte in der Arbeit berücksichtige:

- Wirklich Da Sein: Ich gehe mit der Klientin eine tiefe, empathische Begegnung auf der Herzensebene ein.
- Tiefes Zuhören: Ich öffne mich ihrem Leiden und allem was sich zeigt.
- Den inneren Kern berühren: Ich unterstütze sie darin, mit ihrem tiefsten Inneren in Kontakt zu treten und ein liebevolles Verstehen für sich und andere zu entwickeln.
- Zur Ruhe kommen: Die meditative Ruhe der Behandlung und die tiefe Entspannung öffnen den Raum für tiefe Wahrnehmung. Sie sind Voraussetzung für Veränderungen und Wandlungsprozesse, die im begleitenden Gespräch unterstützt werden können.

Der indische Weg

Dass die Lebensführung entscheidend ist für den Gesundheitszustand entspricht schon den vor-buddhistischen, indischen Lebensphilosophien der Veden, die über 3 500 Jahre alt sind. Gesundheit bedeutet „im Selbst verweilen" und umschreibt einen Zustand voller Vitalität, Lebensfreude, sozialer und spiritueller Geborgenheit. Der Mensch soll ausgeglichen und in Harmonie mit der Natur leben. Um gesund zu bleiben benötigt er eine ausgeglichene Lebensführung basierend auf richtiger Ernährung, frischer Luft, Bewegung, Ruhe und Stille, stabilen, liebevollen Beziehungen, einer befriedigenden Arbeit, einer spirituellen Ausrichtung und den Verzicht auf Exzesse. Feinststofflicher Körper (Atman, innerster Kern, Selbst), feinstofflicher Körper (Glück, Verstand, Willen, Denken und Prana/Lebensenergie) sowie grobstofflicher Körper (Hülle der Nahrung) müssen nach den Upanishaden (700 v. Chr.) im Einklang sein. Geist/Bewusstsein durchdringt alles. Meditation, Atem- und Körperübungen (Yoga) kommt für die ganzheitliche Gesundheitspflege und Lebensführung eine zentrale Bedeutung zu. Patanjali, der Verfasser des Yoga-Sutras, verwendet für Yogalehrende folgendes Bild: Der Reisbauer öffnet mit seinem Spaten einen Damm, damit das Wasser die Felder überfluten kann. Das Yoga gibt – wie der Bauer – nur den Impuls, ist Türöffner, schafft optimale Bedingungen. Ob die einzelne Reispflanze im bewässerten Feld wachsen wird, hängt noch von vielen anderen Faktoren ab.

Im Ayurveda wird Krankheit als Disharmonie des inneren körperlich-seelischen Gleichgewichts und als Kontakt mit dem daraus resultierenden Schmerz definiert. Die indische Philosophie bezieht sich auf die Trinität von Vata (Luft), Pitta (Feuer) und Kapha (Erde).

Der Beitrag des Shiatsu aus der Sicht von Masunaga

Masunaga, der Begründer des heute verbreiteten Shiatsu, definierte Gesundheit in seinem ersten Buch als „Ausgeglichenheit unserer Lebenskraft, die Pflege der Selbstheilungskräfte des Körpers und das Vertrauen darauf". Bei einer kranken Person ist ihre Ganzheit zu Teilen geworden, formulierte er. Krankheit ist damit als Fragmentierung, als Beziehungs-Unterbruch, als fehlende Integriertheit oder Ganzheitlichkeit zu verstehen. Auf die Frage von KlientInnen, ob Shiatsu ihr Leiden heilen könne, pflegte Masunaga zu antworten, dass die Verantwortung für die Gesundheit bei ihnen selbst läge. „Um gesund zu werden müssen sie, einfach gesagt, das Gegenteil von dem tun, was sie krank gemacht hat", formulierte er provokativ. Er warnte seine Schüler vor zwei Arten von PatientInnen:

- vor solchen, die nur um des Klagens willen klagen, und
- vor solchen, die Verantwortung für ihre Gesundheit den TherapeutInnen aufbürden.

Masunaga plädierte dafür, sich nicht am Jitsu als dem manifesten Symptom zu orientieren sondern am Kyo als dessen Ursache und als dem Bedürfnis, das es zu stärken gilt. Er betonte die Bedeutung der Lebensführung für die Gesundheit, sowie die Bedeutung von Selbstverantwortung, Motivation, Handlungswillen und Handlungskompetenz. Er legte hohen Wert auf das Vermitteln seiner Yoga-basierten Körperübungen und von Selbst-Massage.

Das persönliche Gesundheitsverständnis

Es gibt vielfältige Möglichkeiten, das eigene Gesundheitsverständnis zu formulieren. Ich habe sie für mich selbst und meine therapeutische Arbeit im Sinne eines Leitbilds formuliert. Es führt verschiedene Ansätze und Philosophien zusammen.

Körperliche Gesundheit:

- Der Körper der KlientIn ist altersgemäß vital, beschwerdearm, leistungsfähig und frei von körperlichen Krankheiten.
- Die KlientIn „bewohnt" ihren Körper und fühlt sich darin wohl, entspannt und weit. Sie ist körperlich in Einklang mit ihrem Geschlecht und Alter.
- Sie trägt Sorge zu ihrem Körper und pflegt ihn. Sie nährt ihre Sinne durch freudvolle, inspirierende Aktivitäten.

- Sie ist für genügend Bewegung in der freien Natur, belastungsarme Haltungen, frische Luft und natürliches Licht besorgt. Ihr Atem ist tief und natürlich.
- Sie ernährt sich ausgewogen und bewusst. Sie nimmt Nahrungsmittel und Stoffe zu sich, die gesundheitsfördernd und nicht schädlich sind. Sie kultiviert ihr Essensverhalten (ohne Gier) und isst möglichst in einem regelmässigen Rhythmus. Sie trinkt genügend Wasser. Sie ist nicht von Suchtmitteln abhängig.
- Die KlientIn kann angstfrei, freud- und lustvoll körperlichen Kontakt annehmen. Sie kann angemessen körperlichen Kontakt zu anderen Personen aufnehmen, kann sich aber auch abgrenzen.
- Sie bemüht sich, Exzesse, die den Körper schädigen, möglichst zu vermeiden (z. B. dauerhafte Stress-Situationen, Erschöpfung, Lärm-Belastung)
- Sie sorgt für regelmässige Pausen und genügend Erholung, Ruhe und Schlaf.
- Die KlientIn ist fähig, sich auch in schwierigen Phasen körperlich immer wieder zu regenieren und zu entspannen.
- Die KlientIn nimmt ihren Körper bewusst und differenziert wahr. Sie kann die Signale des Körpers deuten und entsprechend handeln.
- Körperliche Einschränkungen und Beschwerden können von ihr angenommen und integriert werden.

Emotionale Gesundheit:

- Die Klientin hat ein subjektives Gefühl von emotionaler Stabilität und Ausgeglichenheit
- Die KlientIn hat grundsätzlich ein positives Selbstbild, ein stabiles Selbstwertgefühl und Selbstvertrauen und ist motiviert, ihre Ziele zu verfolgen.
- Sie verfügt über eine tragfähige Paarbeziehung und ein unterstützendes Netz in und ausserhalb der Familie.
- Sie hat ein gutes Verhältnis zu Nachbarn und ArbeitskollegInnen.
- Sie ist mit der beruflichen Situation zufrieden.
- Die KlientIn ist in der Lage, die ganze Bandbreite ihrer Gefühle, Bedürfnisse und Stimmungen wahrzunehmen und liebevoll anzunehmen.
- Sie kultiviert ihre Herzensqualitäten. Sie kann positive Gefühle wie Liebe, Mitfreude mit andern, Freude am Gelingen von Aufgaben, innere Freiheit, friedliche Gelassenheit und innere Ruhe, Staunen und Mitgefühl empfinden und geniessen, sie als Ressource holen, halten und nähren.
- Sie ist in der Lage, „negative" Gefühle wie Ärger, Angst, Kummer, Neid, Sorgen, Wut und destruktive emotionale Muster zu erkennen. Negative Gefühle sind den Gegebenheiten angemessen und führen sie nicht zu einer Überwältigung. Die

Klientin kann mit ihnen so umgehen, dass ihre Handlungen weder sich selber noch anderen Personen Schaden zufügen. Sie kann emotional belastende Situationen durchstehen, belastende Gefühle wieder loslassen und zu ihrem emotionalen Gleichgewicht zurückfinden.

Mentale Gesundheit:
- Die Klientin kann ihrem Leben Ziele geben und Prioritäten setzen.
- Sie hat die Fähigkeit, auch in schwierigen Situationen Gelassenheit und Übersicht zu bewahren, sich zu zentrieren und innerlich auf- und auszurichten. Sie kann die Lage analysieren und beurteilen und lösungsorientiert, zielorientiert, nicht schädigend handeln.
- Sie ist sich ihrer eigenen Stärken, Interessen und Neigungen bewusst, aber auch ihrer einengenden und blockierenden Einstellungen und Glaubenssätze. Sie bemüht sich, diese durch neue Muster zu ersetzen.
- Sie kennt ihre inneren und äusseren Ressourcen und kann sie bei Bedarf aktivieren.
- Sie ist in der Lage, mit anderen Menschen selbstbewusst, freudvoll, kooperativ und lösungsorientiert zu kommunizieren. Sie verhält sich Konfliktsituationen respektvoll und achtsam.

Spirituelle Gesundheit:
- Die KlientIn erfährt eine tiefe Verbundenheit mit ihrem eigenen Wesenskern, Wertesystem und Lebensweg. Sie spürt, was für sie richtig ist und kann ihrer inneren Stimme folgen.
- Sie erfährt ein tiefes Urvertrauen, ein Aufgehobensein in einem grösseren, kosmischen Ganzen (Dao, Gott).
- Sie fühlt sich verbunden mit allen Menschen, Tieren, Pflanzen, der Erde, den Vorfahren und der Zukunft.
- Sie ist voller Dankbarkeit gegenüber ihren Eltern, anderen Familienmitgliedern und allen Personen, die sie begleiten und auf ihrem Lebensweg Ressource sind.
- Sie kann den Bewegungen und Veränderungen des Lebens, den Schwierigkeiten und der Vergänglichkeit mit Zuversicht, Liebe und Verständnis begegnen und Schicksalsschläge als Lernfelder erkennen.
- Sie kann in schwierigen Situationen auch das Ganze sehen und ihre Betroffenheit relativieren.
- Sie hat eine spirituelle Praxis oder Personen, mit welchen sie Sinnfragen reflektieren kann.

Mit diesem Leitbild vor Augen kann ich mir eine recht gute Vorstellung darüber machen, wo die Klientin im Leben steht und welche Faktoren ihrer Gesundheit als „Ganz-Sein" entgegenwirken. Weniger belastete Zeiten geben den Raum, einen Boden zu legen und zum Beispiel heitere Gelassenheit, Selbstachtung und Mitgefühl zu üben und zu kultivieren. Was ich in den einfacheren Situationen säe und pflege, habe ich dann als Ressource und Boden zur Verfügung, wenn die Herausforderungen schwierig und anspruchsvoll werden, z. B. in Krisen.

Krankheiten und Beschwerden geben Impulse, sich den eigenen Lebensmustern zuzuwenden. Rückenschmerzen können als Aufforderung des Körpers interpretiert werden, Glaubenssätze und Verhaltensweisen zu verändern. Als Boten des Körpers haben sie auch eine positive Seite. Gesundheit lässt sich auch als persönlicher Entwicklungsprozess definieren.

Selbstverantwortlichkeit entwickeln

Aus eigener Erfahrung weiss ich, wie schwierig es ist, eingefahrene Verhaltensweisen zu verändern und neue zu entwickeln. Damit Lernprozesse stattfinden können, müssen eine Reihe von Voraussetzungen gegeben sein.

Eigenverantwortliche Veränderungsprozesse benötigen drei Qualitäten. Es muss quasi das „Triple A" (Dreifache A) beherrscht werden:
A wie Attention: Aufmerksamkeit, Achtsamkeit
A wie Attraction: Wille, Notwendigkeit, Einsicht
A wie Action: Handeln, Beharrlichkeit.

Das schweizerische Bundesamt für Gesundheit nennt in seinem Leitbild folgende drei Schritte

- Wissen
- Handlungsbereitschaft
- Verhalten.

Bei genauerer Betrachtung sind es weit mehr Elemente, die bedeutsam sind. Die folgende Auflistung von 20 Punkten ist eine persönliche Zusammenstellung, die das Wissen und die Erfahrungen verschiedener Konzepte der Gesundheitsförderung integriert. Veränderungen geschehen nicht nur im Kopf, sie müssen auch im Herz und im Bauch vollzogen werden.

- Einsicht haben: Akzeptieren, dass man ein Problem (z. B. schädigende Verhaltensmuster) hat, die negativen Folgen für sich und andere erkennen
- Bedeutung geben: sich der Wichtigkeit und Ernsthaftigkeit des Problems bewusst sein, Veränderung als notwendig anerkennen, der Situation hohe Bedeutung beimessen, mit dem Problem in Kontakt bleiben und es nicht verdrängen
- Motivation finden: die klare Absicht zur Veränderung haben, willentlich einen Entschluss fassen
- Wahrnehmung schärfen: Manifestationen des Problems achtsam wahrnehmen und körperlich spüren; das Eigene, Gemeinsame und Dritte erkennen und unterscheiden
- Ursachen erkennen: Zusammenhänge und Hintergründe sehen, verstehen und interpretieren
- Nutzen sehen: Veränderung als sinnvoll erachten, Vorteile erkennen
- Zuversicht haben: an die Veränderbarkeit glauben und gut mit dem eigenen, inneren Wesen in Verbindung gehen, gut Erden
- Selbstvertrauen haben: in die eigenen Ressourcen (Kraft, Fähigkeiten, Lebenslauf) vertrauen
- Unterstützung holen: Unterstützungsbedarf erkennen, Hilfe von Aussen nehmen und annehmen
- Neues visualisieren: alternative Szenarien und Veränderungen sich bildhaft vorstellen: sich innerlich Raum schaffen, Strategien, Verhaltensweisen und Ergebnisse antizipieren und bewerten
- Ziele setzen: sich für eine Strategie entscheiden, pragmatische, kleine Teilziele formulieren
- Handlungsschritte formulieren: Alternativen evaluieren, sich festlegen
- Wiederholt handeln: Tun und nochmals tun, durch Wiederholung lernen, sich eine klare Übungs-Struktur geben
- Wirkungen wahrnehmen: Auswertung von Handlungen und ihrer Auswirkungen vornehmen, Selbstbeobachtung im Alltag und im Handeln
- Belohnungen suchen: positive Veränderungen feststellen, eigene Erfolge wertschätzen, Vertrauen in Fortschritte fassen
- Feedbacks holen: Erfahrungen mit Dritten austauschen, Meinungen und Anerkennung einholen
- Klarheit finden: Stille, Kontemplation und Meditation wirken klärend

- Fehler machen: unvollkommen sein dürfen, sich durch Fehler nicht zurückschrecken lassen sondern im Fluss bleiben
- Liebevoll sein: ein positives Selbstbild nähren, sich selbst verzeihen, Verständnis auch für die Situation Dritter haben
- Beharrlich dran bleiben: nicht verzweifeln, nicht aufgeben, Klarheit, Ausdauer und Geduld haben
- Hemmnisse erkennen: Problemen und Schwierigkeiten ins Auge sehen
- Ziele modifizieren: überzogene Ziele anpassen, Folgeziele formulieren, wenn erste erreicht sind
- Relativieren können: sich und das Problem in einem grösseren Ganzen sehen und einordnen, weder aufbauschend noch verniedlichend.

Anhand dieser Liste kann ich beurteilen, wo eine Klientin in ihren Prozessen steht, aber auch wo sie ansteht. Solange bei einer Person keine Einsicht da ist, dass sie ein Problem hat, solange kein Sinn in der Veränderung gesehen wird und solange kein Wille da ist, etwas zu ändern, darf die Therapeutin nicht viel erwarten und verlangen. Realitätsbezogenheit ist wichtig, um sich selbst nicht auszunutzen und der Klientin nichts überzustülpen, sie nicht zu überfordern. Es gilt, sehr subtile Formen finden, um die Klientin auf ihrem Weg innerhalb des 20-Punkte-Rahmens zu unterstützen und sie zur Selbstreflexion hinzuleiten. Viele unserer Gedanken und Handlungen geschehen automatisch, ohne besonderes Bewusstsein, in einem energetischen Muster und Sog. Es ist vielfach nicht der freie Willen und Geist, der die kontrollierende Oberhand über unser Denken und Handeln hat, sondern Gewohnheitsenergie. Selbstschädigende Muster sind verselbständigte Kräfte eines Trauma-Wirbels, nicht Ausdruck einer selbst gestalteten Glücksspirale. Die Wirkung der reinen Shiatsu-Behandlung ist nicht zu unterschätzen, weil sie Entspannung ermöglicht, den negativen Wirbel beruhigt, energetisch Raum für Öffnung erschafft und der Energie des tiefsten, inneren Kerns und seinem Bedürfnis zur Neuausrichtung Nachdruck verleiht.

Das ergänzende Gespräch kann zu selbstverantwortlichem Gesundheitsverhalten hinführen. Jean Paul Sartre sagte „der Mensch ist die Summe seiner Handlungen". Das Wort „Glück" kommt von Gelingen (Mittelalterlich gelücke), dem Meistern von Herausforderungen. „Jeder ist seines Glückes Schmid" heisst es im Volksmund. Neurowissenschafter beweisen, dass wir unser Gehirn mit jeder Handlung und jedem Gedanken umformen. Mit jedem Lächeln nähren wir Glücksgefühle und Wohlbefinden. Gesundheit benötigt die Pflege von Mitgefühl, Freude, Liebe und Gleichmut, meinte Buddha. Wir sollen heilsame Samen wässern, unheilsame vertrocknen lassen, empfiehlt poetisch Thich Nhat Hanh. Die Auswirkungen von negativen oder positiven Gefühlen und Worten zeigen die Wasser-Kristallfotos von Masaru Emoto besonders eindrucksvoll. Für Emoto stellen die Kristalle Repräsentationen von Schwingungsmustern dar. Bekanntlich besteht der erwachsene Körper zu 70 % aus Wasser, einem Medium, das Schwingungen besonders gut leitet. Die Summe der empfangenen und gegebenen Gedanken, Worte und Handlungen kann zu mehr Gesundheit und Glück oder zu mehr Krankheit und Unzufriedenheit führen.

Schlussfolgerungen

Shiatsu orientiert sich an der Zielsetzung der Gesundheitsförderung. Im Vordergrund der energetischen Arbeit steht das Wiedergewinnen der Homöostase, der Selbstregulierung des Organismus. Die Arbeitsphilosophie ist den Prinzipien der Gesundheitsförderung verpflichtet. Die Therapeutin arbeitet partnerschaftlich. Sie gibt dem energetischen System Anregungen, Impulse und lädt es ein, sich wieder zu bewegen oder zu besänftigen. Lösen sich energetische Blockaden, so erhöht sich das körperliche und seelische Wohlbefinden. Schmerzen, Beschwerden und Symptome lindern sich, Erkrankungen wird vorgebeugt. Der öffnende und „befreiende" Aspekt ist ein wesentlicher Bestandteil der Wirkungen von Shiatsu. Die Lebensenergie kann wieder frei zirkulieren und alles miteinander in eine natürliche Verbindung bringen. Alte, beengende Lebensmuster stellen oftmals die eigentliche, tiefere Ursache von Gesundheitsproblemen dar. Damit der Organismus beeinträchtigende Muster nachhaltig aufgeben und durch neue ersetzen kann, müssen die gesunden Kräfte gestärkt werden. Shiatsu-TherapeutInnen stärken das Bewusstsein der KlientInnen für ihre Selbstverantwortung. Sie unterstützen die Selbstwahrnehmung und die ressourcenbezogene Handlungskompetenz im Sinne von Salutogenese, Resilienz und Empowerment. Gesundsein bedingt eine bewusste innere Ausrichtung und ein konsequentes Verfolgen von Lebensweisen, welche zu mehr körperlichem Wohlbefinden, Glück, Freude, Freiheit und Selbstbestimmung führen. Gesundheit findet im Geist statt.

Quellen

- Ottawa Charta zur Gesundheitsförderung, WHO 1996
- Don Nutbeam, Elizabeth Harris, Theorien und Modelle der Gesundheitsförderung, Schweizerische Stiftung für Gesundheitsförderung 2001
- Aaron Antonowsky, Salutogenese, dgvt 1997
- Eckhard Schiffer, Wie Gesundheit entsteht, Salutogenese: Schatzsuche statt Fehlerfahndung, Beltz 2001
- Peter Rüesch, Patrik Manzoni, Psychische Gesundheit in der Schweiz, Obsan 2003
- Erik H. Erikson, Identität und Lebenszyklus, Frankfurt 2003 (Originalausgabe 1959)
- Gustl Marlock, Halko Weiss, Handbuch der Körperpsyhotherapie, Schattauer 2006
- Alexander Lowen, Körperausdruck und Persönlichkeit, Kösel 1981 (Origianalausgabe 1958)
- John Pierrakos, Core Energetik, Synthesis, 1987
- Ron Kurtz, Körperzentrierte Psychotherapie, Synthesis 1985
- Joachim Bauer, Das Gedächtnis des Körpers, Piper 2004
- Gerald Hüther, Biologie der Angst, Wie aus Stress Gefühle werden, Vandenhoeck 2004
- Roland von Känel, Alles nur psychisch? Modernes Verständnis psychosomatischer Krankheiten (Referat Woche des Gehirns, Bern, 20.3.2006)
- Daisetz T. Suzuki, Die grosse Befreiung, Einführung in den ZenBuddhismus, Barth 1976
- Thich Nhat Hanh, Das Herz von Buddhas Lehre, Herder 1999
- Thich Naht Hanh, Understanding Our Mind, Parallax Press 2006
- Wilfried Rappenecker, Was ist eigentlich Gesundheit und was Krankheit, Beitrag im Kongressband des Europäischen Shiatsu Kongresses, Kiental 2004
- Renate Köchling-Dietrich, Shiatsu – Ansatz und Weg zur Entwicklung eines Gesundheitsbewusstseins als Lebenskunst, GSD 2004
- Ruediger Dahlke, Krankheit als Symbol, Bertelsmann 2000
- American Psychological Association, The road to resilience, www.apahelpcenter.org 2005
- Daniel Golemann, Dialog mit dem Dalai Lama, Wie wir destruktive Emotionen überwinden können, DTV 2003

Teil 2
Essenz

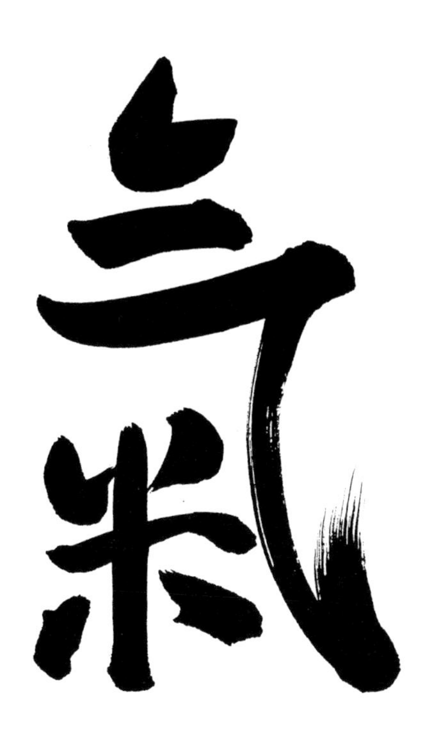

Vier Dimensionen der Energiearbeit im Shiatsu

Essenz des Shiatsu

Essenz des Shiatsu die Arbeit mit der menschlichen Lebensenergie. „Shiatsu fördert den Fluss der Lebensenergie in den Meridianen." Wie schnell ist dieser Satz ausgesprochen und geschrieben. Was ist ein Meridian, und was fliesst darin genau? Sind die Meridianverläufe der Akupunktur oder diejenigen von Masunaga korrekt, oder stimmen beide? Existieren die „Supervessels", Ring- und Spiralmeridiane wirklich, die Ryuko Endo wahrnimmt? Was meint Cliff Andrews mit dem Vorschlag, sich in einen Meridian einzutunen? Auf welches Energieverständnis bezog sich Masunaga, und weshalb nennt Pauline Sasaki ihre Arbeit Quantum-Shiatsu?

Wie eine Shiatsu-TherapeutIn Lebensenergie definiert, sich vorstellt und wahrnimmt kann recht unterschiedlich sein. Ihre Konzepte bestimmen, welche Informationen sie erhält, und welche Wirkung ihre Arbeit entfaltet. „Erst die Theorie entscheidet darüber, was man beobachten kann", meinte Albert Einstein. Ausgangspunkt ist eine Theorie, die durch die Erfahrung verifiziert wird, in der Praxis funktioniert oder nicht. Das Umgekehrte ist auch der Fall: für eine neuartige oder unerklärliche Erfahrung wird das Theoriegebäude angepasst, bis das System in sich stimmig ist. In sich stimmig heisst, eine Theorie muss logisch und widerspruchsfrei sein. Sie muss sich in der Praxis bewähren und weitervermittelbar sein. Newtons Physik funktioniert für das meiste, was wir im Alltag benötigen. Sie ist jedoch nicht allumfassend, sodass sie um Relativitätstheorie und Quantenphysik ergänzt wurde. TCM und Ayurveda legen völlig unterschiedliche Theorien zu Grunde; beide sind in sich stimmige, gut funktionierende Heilsysteme. Die Theorie ist für die praktische Arbeit Handlungsrahmen und Messlatte zugleich. Theorien sind strukturierte Gedanken und fokussiertes Bewusstsein. Sie entfalten durch sich selbst eine energetische Kraft und Manifestationswirkung.

Um den Begriff „Lebensenergie" besser erfassen zu können, soll er zuerst von verschiedenen Seiten her beleuchtet werden. Anschliessend werden vier essenzielle Dimensionen der Energiearbeit im Shiatsu in Bezug auf die jeweiligen Theorien, Wahrnehmungsformen, Arbeitsziele, Arbeitstechniken und die innere Ausrichtung erläutert.

Was ist Ki?

Das japanische Wort Ki wird mit „Lebenskraft“, „Lebensenergie“ übersetzt. Der Begriff Ki taucht in vielen Formen und Kombinationen im japanischen Sprachgebrauch auf. Byôki wird mit krank übersetzt. Das entsprechende Schriftzeichen steht für ein schwaches Ki, das in Unordnung ist und sich wegen Steifheit nicht mehr bewegen kann. Japaner überreichen Geschenke mit dem Ausdruck „Ki spricht aus dem Herzen“ – Ki ist in diesem Falle Ausdruck für eine konkrete, materielle Handlung und Bewegung, die verbunden ist mit einer geistigen, nicht-materiellen Haltung und Empfindung. Eine Handlung, die von Herzen kommt, verwenden wir als Ausdruck auch bei uns.

Es ist immer wieder zu beachten dass Schriftzeichen, Sprache und Philosophie in fernöstlichen Ländern vieldeutig, vielschichtig, poetisch und bildhaft sind. Das japanische Sprachdenken unterscheidet sich von unserem in vielen grundsätzlichen Belangen. Es lässt bewusst Raum für Interpretationsspielräume und ist ein Instrument für eine spezifische Form der Kommunikation, die von der westlichen verschieden ist, da ihr ein kulturell anderes Wertesystem zugrunde liegt. Die japanische Grammatik ist beispielsweise ohne Subjekt, und damit auch ohne Objekt, ohne scharfe Trennung zwischen Ich und Du. Es ist auf das Ganzheitliche, Zusammengehörige ausgerichtet, auf die Handlung an sich (Ki spricht aus dem Herzen), nicht auf die handelnde Person (Ich überreiche Dir...). In den Kulturen des Ostens ist das Bewusstsein stark verankert, dass viele Aspekte des Seins sprachlich nur unzulänglich erfasst und ausgedrückt werden können. Worte und Begriffe sind immer nur ein Mittel der Annäherung, ein Kreisen um den Gegenstand der Betrachtung. Die japanische Sprache ist deshalb in ihrem Wesen umschreibend, nicht analysierend. Mit der Sprache zeigen wir auf den Mond, aber wir erfahren damit nicht den Mond, der davon verschieden, umfassender und komplexer ist. Wir können einem Menschen nur unbefriedigend erklären, was eine Orange ist, wenn er nie zuvor eine geschmeckt hat. Kopfschmerzen als pulsierend zu beschreiben ist nur ein vager Hinweis darauf, was wir im Moment erdulden, wenn sie unser ganzes Da-Sein beeinträchtigen und uns lahm legen.

Dem fernöstlichen Konzept von Ki bzw. Qi kann ein westlicher Mensch deshalb nur gerecht werden, wenn sich aus der Überlagerung verschiedener Gesichtspunkte ein Gesamteindruck bildet. Übersetzungen geben immer nur einen westlich-kulturell gefärbten Teilaspekt der ursprünglichen Bedeutung wieder.

Das Schriftzeichen für die Lebensenergie Ki bzw. Qi setzt sich zusammen aus den Symbolen für „Dampf“ und „Reis“. Das Bild des Dampfs, der aus dem kochenden Reis aufsteigt, versinnbildlicht die Verbindung von Himmel und Erde, der materiellen und immateriellen Dimensionen des Lebens. Nahrungs-Ki und Luft-Ki sind die beiden Energiequellen des Menschen, die fortlaufend und regelmässig neu zugeführt werden müssen, um seine irdische Existenz zu sichern. Das Schriftzeichen verdeutlicht, dass Ki sich verschiedenartig manifestieren kann: irdisch-substanzhaft, expansiv-dampfförmig und unsichtbar-geistig.

Reis steht für die materielle Form der Manifestation von Ki. Reis wächst aus der Erde. Reis ist seit 7 000 Jahren das Grundnahrungsmittel der Menschen in Asien. Der Reis-Aspekt des Ki hat somit mit Erdverbundenheit und Wachstum (zyklischer Bewegung), mit Nähren und damit mit irdischem Leben zu tun. Ohne die Einnahme von physischer Nahrung kann der Mensch nicht überleben. Die Energie, die der Mensch aus der Nahrung gewinnt, heisst Nahrungs-Ki.

Dampf steht für die immaterielle Form der Manifestation von Ki, aber auch deren schicksalshafte Gebundenheit an das Materielle. Dampf ist eine Mischung aus Wasser und Luft, ist Wasser in Gasform, feuchte Luft. Ohne die Einnahme von Luft kann der Mensch nicht überleben. Die Energie, die der Mensch aus der Luft gewinnt, heisst Luft-Ki.

Für die indischen Yogis der Vergangenheit unterschieden sich Menschen von unbelebten Wesen durch „Prana“. Prana wird mit Lebenskraft und gleichzeitig Atem übersetzt. Prana ist – als bewusster Atem – gleichzeitig Symbol für Bewusstsein. Kosmische Kraft und Bewusstsein verbinden sich im Atem des Menschen zu Eins.

Dampf ist Sinnbild für Verbindung, Durchdringung, Transformation und ewigen Kreislauf. Dampf ist erhitztes Wasser, das von der flüssigen in die gasförmige Form wechselt, sich im Äther auflöst und mit dem Kosmos verbindet. Dampf verdichtet sich zur Wolke, die zu Regen und damit wieder zu Wasser, Quelle, Bach, Fluss und Ozean wird. Dampf ist fein, leicht, schwebend, beweglich, expansiv, formlos. Dampf löst sich in der Luft auf, wird unsichtbar und ist als Feuchtigkeit alles durchdringend. Der Gegenpol von Dampf ist Eis: Wasser, das sich durch Kühlung verlangsamt, strukturell bindet, verfestigt, erstarrt und zur immobilen Masse wird.

Die Zusammengehörigkeit von Reis und Dampf verweist auf die Verbundenheit und gegenseitige Abhängigkeit der irdischen und geistigen Kräfte. Erst das Kochen des Reises transformiert das harte Korn zum Nahrungsmittel. Kochen von Reis benötigt das Zusammenwirken von Feuer (Hitze) und Wasser (Dampf). Zuviel Hitze oder zu wenig Wasser verursachen Probleme. Man benötigt ferner Holz, ohne welches das Feuer nicht brennt, eine Metallpfanne, einen Ofen, eine Person, welche mit Liebe kocht, und Personen, welche das Holz gesammelt und den Ofen gebaut haben. Eines braucht alles andere, alles muss gut zusammenwirken und wird dadurch zu Eins.

Ki steht für lebenswichtige Funktionen wie Nahrung und Nähren, Bewegung und Beziehung, Verbindung und Bindung, Transformation, zyklische Wandlung, Rhythmus, Wärme, Wachstum, Kraft, Lebendigkeit, Anpassungsfähigkeit, Aktivität, Arbeit. Ki hat Bezüge zu den festkörperlichen Aspekten des Körpers (Organe, Knochen, Muskeln, Gewebe, Nerven, Körperflüssigkeiten) und zu den subtilen, psychischen und geistigen Formen (Absichten, Bedürfnisse, Gefühle, Geisteszustände).

Im Shiatsu sprechen wir über das Energiesystem alle Ebenen des Lebens an. Energie dient uns als Informations-Quelle. In-Formation heisst auch in Form bringen: wir arbeiten im Shiatsu mit materiellen und immateriellen Formkräften.

Qi-Konzepte in der chinesischen Kultur und Medizin

Das japanische Konzept von Ki basiert auf dem chinesischen von Qi (früher auch Chi geschrieben). Manfred Kubny verfasste eine beeindruckende Dissertation über Qi-Lebenskraftkonzepte in China. Das Zeichen für Qi taucht – nach seinen Studien – erstmals um ca. 100 n. Chr. im ältesten chinesischen „Lexikon zur Erklärung von Sprache und Schriftzeichen“ auf. Darin enthält das Radikal für Reis auch die Bedeutungen „einem Gast Nahrung anbieten“ und „Abgaben an die Adligen (Steuern)“. Das Radikal Dampf wird mit Atem, Luft und mit der Bildung von Wolken und Luftschichten in Verbindung gebracht.

Kubny beschreibt auf 600 Seiten, wie sich die chinesischen Lebenskraftkonzepte im Laufe der vergangenen 2 000 Jahre verändert, entwickelt und differenziert haben. Sie sind abhängig vom jeweiligen Stand von Kultur, Weltbild und Wissen. Es haben sich auch immer wieder kontradiktorische Meinungen herausgebildet, zum Beispiel zwischen daoistischen, konfuzianistischen und buddhistischen Philosophie-Schulen. So schwankte das Qi-Konzept zwischen einer extrem rational-materiellen Bedeutung (Song-Zeit, 10./13. Jahrhundert) und einer extrem mental-idealistischen Bedeutung (Ming-Zeit 14./17. Jahrhundert). Innerhalb der daoistischen Literatur kann sich Qi je nach Kontext materiell-feinstofflich oder immateriell-geistig manifestieren. Vor rund tausend Jahren wurde die Frage diskutiert, ob Qi eine spirituelle oder eine physikalische Tatsache darstellt. Es wurde debattiert, ob Qi langlebig ist und sich nur wandelt, oder ob es kurzlebig ist und immer wieder neu produziert wird. Eine dritte philosophische Debatte betraf die Frage, ob Qi als universelle Einheit bei der Verdichtung die Unterschiede und damit die Strukturen in der Welt erschafft, oder ob umgekehrt ein natürliches Strukturprinzip vor allen Erscheinungen der Welt wie ein Plan vorliegt, innerhalb dessen die Dinge durch Qi verwirklicht werden. Die Frage der Wirkungsrichtung (top-down oder bottom-up) beschäftigt auch die heutige westliche Welt. Ist unser Gehirn eine Manifestation eines höheren, materiell unabhängigen Bewusstseins (eines göttlichen Plans)? Oder sind es unsere Zellaktivitäten und Lebensfunktionen, die Gehirnaktivitäten auslösen und Bewusstsein schaffen? Oder ist die Welt gar beides: ein zusammenwirkendes, kosmisches Feld von alldurchdringendem Bewusstsein, ein vernetztes System, in dem alles miteinander verwoben ist und sich gegenseitig beeinflusst?

Der Naturwissenschafter Song Yingxing leitete im 17. Jahrhundert die Orientierung des Qi-Konzepts an der westlichen Wissenschaft ein, welche eine mechanistische Auffassung von der Welt vertrat (Newton), den menschlichen Organismus als Gliedermaschine beschrieb und den Dualismus von Körper und Geist hervorhob (Descartes). Für Song Yingxing ist Qi ein natürliches Phänomen, welches klar definierten physikalischen Gesetzen unterworfen ist. Er entwickelte eine Theorie über die Entstehung von Tönen als Wellenbewegung von Qi im leeren Raum und eine Theorie über die Wandlung von Gestalt und Qi. Am Ende des 19. Jahrhunderts wurde Qi mit der Elektrizität gleichgesetzt, die man sich damals als feinstoffliches Fluidum vorstellte. In einigen modernen chinesischen Publikationen wird der Mensch als Maschine mit Energiekanälen aufgefasst, verbunden mit dem Bemühen, Qi mithilfe naturwissenschaftlicher Forschung physikalisch nachzuweisen.

Qi ist somit ein vielfältiger Begriff, der je nach Philosophie und Wissensstand anders interpretiert wurde und verschiedene Bedeutungen enthält. Folgende Dimensionen sind relevant:

- Das ontologische Qi als philosophisches Konzept von Ganzheit und Einheit.
- Das Qi der Natur
    - als Kraft polarer Gegensätze und damit als Wechselwirkung innerhalb von Spannungsfeldern (Yin/Yang)
    - als qualitativ spezifische Kraft der Elemente, wobei die Wechselwirkung Mensch-Natur von besonderer Bedeutung ist.

- Das Qi im Menschen
  - als Reservoir von Lebenskraft
  - als Wirkkraft der Organe zur Erfüllung ihrer Funktionen
  - als feinstoffliches Kommunikations-Medium innerhalb der Leitbahnen, welche Informationsfunktion, Steuerungsfunktion (Anregung, Kontrolle) und Versorgungsfunktion (Nährung) haben
  - als Schutzkraft gegen äussere, schädigende Einflüsse (weiqi)
  - als korrekte oder pathogene-schädigende Kraft
  - als verbindende Kraft von Geist und Körper.

Kubny betont folgende acht Eigenschaften als Wesensmerkmale der chinesischen Qi-Konzepte:

1. Einheit: es gibt nur ein Qi, das im Menschen Geist und Materie verbindet, und bei dem Mensch und Universum, Himmel und Erde ebenfalls eine Einheit bilden. Der Verlust der Einheit führt zu einer Verstreuung des Qi und zum Tod.
2. Leere: Im Zustand der geistigen Leere werden Qi und Bewusstsein eins. Die Eigenschaft der Leere ist Sinnbild der Angstfreiheit, Wunschlosigkeit und inneren Ruhe (Emotionslosigkeit bzw. emotionale Stabilität), aber auch Leere von negativen äusseren Einflüssen wie Stress, Gift usw.. Nur ein entleertes Bewusstsein ermöglicht den Zugriff auf Qi.
3. Bewegung und Stillstand: Qi unterteilt sich in das bewegte, expansive Yang (Dampf) und das verdichtende, stillstehende, sammelnde und Form gebende Yin (Reis).
4. zyklische Wiederholung: Bewegungsenergie folgt Zyklen, kosmischen Bewegungen, Jahreszeiten, Tag und Nacht, Atem, Puls und anderen Schwingungen.
5. Wandlung: Lebensenergie unterliegt einem permanenten Transformationsprozess von Entstehung, Wachstum, Alterung, Zerfall, Tod.
6. Durchdringung: Qi durchdringt den Körper und belebt ihn. Qi hebt damit die Kategorien von Innen und Aussen auf und hat eine nicht materielle, aber formgebende Kraft. Mithilfe des Mitempfindens kann ein Mensch wie das Qi die ganze Welt durchdringen.
7. Ausgleich: Die Tendenz des Qi zum Ausgleich entspricht dem systemischen Zusammenwirken der körperlichen Funktionen im Sinne der Homöostase.
8. Paradox: Qi organisiert die Synthese von Gegensätzen, von Yin und Yang. Die Erhaltung der Einheit erfordert Information und Verbindung. Dies bedingt die Kultivierung der Herz-Energie im Sinne einer Gesamtsteuerung über das Bewusstsein.

Qi bewusst einzusetzen und zu pflegen hat in China eine hohe Bedeutung und eine lange Tradition. Feng Shui, Qi Gong und Taiji Quan, Kalligraphie sowie die Traditionelle Chinesische Medizin sind besonders hervorstechend.

Im Feng Shui werden die feinstofflichen Energien des Himmels und der Erde in eine harmonische Beziehung zur Lebenssituation gesetzt. Das Feng Shui-Schriftzeichen steht für „Wind und Wasser". Es verweist ebenso wie dasjenige für Qi auf die Verbindung von feinen und stofflichen Kräften, die in Bewegung sind. Feng Shui bezieht sich auf die unterstützenden und schädigenden Wirkungen der Kräfte von Formen (Hügeln, Flussläufen), Symbolen und von Energielinien in der Natur. ArchitektInnen leiten daraus Gestaltungsprinzipien für Gebäude und Räume ab.

Die Pflege und Kultivierung (Gong) des Qi durch Körperübungen steht im Zentrum des Qi Gong. Es werden eine Reihe von Zielen damit verbunden und je nach Ausrichtung verschieden gewichtet:

- Bewahrung und Nährung von Qi zur Verlängerung des Lebens
- Regulierung des Qi (Qi-Aufnahme und -Leitung) zur Erreichung einer mentalen Kontrolle über Körper, Atmung und Herzen
- Qi-Erlebnis des Einsseins und damit Aufhebung des Dualismus (Auflösung des begrenzten Körperempfindens, Durchlässigkeit des Körpers, Einheit von Körper und Geist, Verbundenheit mit dem Schicksal, mit der Natur und ihren zyklischen Kräften und Bewegungsstrukturen, und Einssein mit dem Kosmos)
- Gesundheitsförderung (Übungen zur Korrektur von chronischem Missverhalten, z. B. körperlichen Fehlhaltungen, falschem Atem usw.)
- Geistige Kultivierung (Schulung des Herzens und der Selbstbeherrschung, um geistig friedlich und gefestigt zu werden).

Die Macht von Energiearbeit im menschlichen Körper lässt sich eindrücklich erleben. Qi Gong-AnfängerInnen können beim „Stehen wie eine Säule" Schwindelanfälle bekommen, wenn ihr Oberkörper in eine leichte Rücklage gerät. Es befreit sich zuviel Energie und schiesst in den Kopf ein. Fortgeschrittene können mittels gedachter Töne ihre Körperorgane ins Vibrieren bringen und ihre Selbstheilkräfte anregen. Qi Gong wird in chinesischen Spitälern „medizinisch" als äusserst wirksame Heilmethode zur Ergänzung anderer Behandlungen eingesetzt.

Im Taiji Quan („Schattenboxen") lässt sich erfahren, dass sich der Körper wie von alleine und ohne bewusste Muskelanstrengung bewegt. Er folgt Bewegungsabläufen (Formen), die das Bewusstsein auslöst und vorzeichnet. Der Geist (Shen) führt, die Energie (Qi) folgt dem Geist, der Körper folgt der Energie. Der Geist wird als Reiter, Qi als Pferd versinnbildlicht. Interessanterweise sind Tai Ji Quan- und Qi Gong-Meister oftmals gleichzeitig grossartige Kalligraphen, da sie ihren hochentwickelten Umgang mit Energie auch in dieser Form natürlich und präzise umzusetzen wissen. Die geschulte Kraft der Mitte spielt eine grosse Rolle. Alle körperlichen Bewegungen werden vom energetischen Körperzentrum (Tandjen) her geführt.

Folgende Partnerübung macht die Kraft des Geistes erfahrbar: Die erste Person drückt Daumen und Zeigefinder einer Hand gegeneinander. Die zweite Person versucht mit Kraft, diese beiden Finger wieder auseinander zu ziehen und zu trennen, was in der Regel leicht möglich ist. Beim zweiten Versuch stellt sich die erste Person vor, dass Daumen und Zeigefinger einen geschlossenen Kreis bilden, ein Ganzes ohne Unterbruch und Naht. Die Kraft der zweiten Person reicht oftmals nicht mehr aus, die Finger voneinander zu lösen.

Der Begriff „Geist" darf in diesem Zusammenhang nicht auf das Denken bzw. die Gedanken reduziert werden. Der englische Begriff „mind" fasst die Bedeutung besser. Es geht um das persönliche Bewusstsein und um Bewusstheit als ganzheitliche Präsenz und Aufmerksamkeit, die gleichzeitig gerichtet und weit geöffnet ist. Der Begriff „Konzentration" wäre irreführend, da er mit willentlich-angestrengtem Denken, Fokussierung und Kontraktion assoziiert wird. Die Aufmerksamkeit ist entspannt und voll präsent im Inneren des Körpers, verbunden mit dem Bewegungsablauf und dem Energiefluss. Gleichzeitig besteht eine offene, unfokussierte Präsenz im Aussen, welche jegliches andere Geschehen im Raum wahrnimmt und das Potenzial für sofortige Veränderungen und Reaktionen (z.B. auf einen Angriff) enthält.

Die Traditionelle Chinesische Medizin (TCM) legt dem Funktionieren von Körper und Seele die Interaktion von „vitalen Substanzen" zugrunde. Qi manifestiert sich in unterschiedlichen Graden der „Substanzhaftigkeit". Die TCM kennt nach Maciocia „drei Schätze" und Kondensatszustände der Lebensenergie: Essenz, Geist und Qi.

- Essenz (Jing) ist die Energie der Erde, die im Menschen die Grundlage der vorgeburtlichen (Nieren-) Energie bildet, die wir von unseren Eltern ererbt haben und im Laufe des Lebens allmählich aufbrauchen. Sie folgt Zyklen von sieben Jahren (Frau) und 8 Jahren (Mann). Als Ursprungsenergie ist sie die „treibende Kraft" des Lebens, die Grundlage der Vitalität.
- Geist (Shen) ist die Energie des Himmels, welche das emotionale, seelische und geistige Leben des Menschen prägt. Der Geist hat seinen Sitz im Herzen.
- Qi ist die Energie des Menschen, welche aus Nahrung/Flüssigkeit und Luft/Atmung gewonnen wird. Es gibt das Abwehr-Qi, das unter der Haut fliesst und unser Immunsystem stärkt, das Qi der Mitte (Tandjen), und das Nähr-Qi, das in

den Leitbahnen fliesst und mit den Organen und Lebensfunktionen in Beziehung steht.

Die wichtigsten Funktionen des Qi sind in der TCM nach Macioca: bewegen, schützen, umwandeln, transportieren, halten, heben, wärmen. Qi ist in der TCM eine Yang-Qualität wie der Geist (Shen). Im Gegensatz dazu stellt Blut die Yin-Ergänzung des Qi dar.

Die heute verbreitete Akupunktur hat völlig andere Konzepte als Shiatsu, sich mit den Manifestationen und Wirkungen von Qi zu beschäftigen. Energiewahrnehmung und -arbeit im Shiatsu sind etwas von der TCM Eigenständiges. Dies mag für Aussenstehende verwirrend sein. Unterschiede und Zusammenhänge zwischen den Energiekonzepten von TCM und Shiatsu finden sich im Lehrbuch von Carola Beresford-Cooke und werden hier nicht weiter besprochen.

Ki-Manifestationen im Shiatsu Masunagas

In den Büchern von Masunaga finden sich an mehreren Orten Aussagen über die verschiedenen Formen der Ki-Manifestation. Zusammenfassend sind folgende Aspekte von Ki bei ihm vorzufinden:

- Ki als physische Manifestation: Feste oder gedehnte Zustände im Muskel verursachen Spannungen und behindern den Ki-Fluss. Spannungen gilt es zu lösen. Wichtig ist die strukturelle und ganzheitliche, nicht nur die lokale Entspannung. Hierfür muss man die Ursachen der Einschränkung finden.
- Ki als dampf- und gasförmige Zustandsformen: Masunaga benutzt das Bild des Ballons mit Aus- und Einbuchtungen, d. h. mit Zonen von besonders viel oder besonders wenig Energie (Druck). Energieverformungen bzw. Verteilungsstörungen beeinträchtigen die Selbstheilungskräfte und die Konstitution eines Menschen und sollen ausgeglichen werden.
- Ki als Fliessen von Energie in den Meridianen: In einem gesunden Körper ist der Fluss ungehindert, nicht blockiert und in Bezug auf Yin/Yang ausgewogen. Damit Krankheiten heilen können, muss die Energie wieder zum freien, natürlichen Strömen gebracht werden.
- Ki als Ausdruck von Lebensfunktionen: Masunaga unterscheidet psychologische und körperliche Aufgaben, mit denen die Meridiane in Beziehung stehen. Störungen im Meridiansystem spiegeln Störungen in den Lebensfunktionen. Diese

stellen die eigentliche Ursache der energetischen Unausgewogenheit dar. Er fordert dazu auf, die energetische Evaluation als „Lebensdiagnose“ zu verstehen.

- Ki als Rhythmus der Natur: Intuition und Entspannung sind wichtige Grundvoraussetzungen, um mit der natürlichen Dynamik der KlientIn als Ganzes verbunden zu sein und sich nicht mit Einzelphänomenen zu beschäftigen.
- Ki als Verbindung und Einheit: Masunaga lehrt das „Zwei wie eins Gefühl der beiden Hände“ und verweist auf ein „Stromkreisgefühl“ und den „Funkenschlag“ zwischen den zwei arbeitenden Daumen. Ziel ist immer wieder das Spüren und Herstellen von Ganzheit durch Verbindung und Integration.
- Ki als Beziehung TherapeutIn – KlientIn: Masunaga betont die Bedeutung von Sympathie und „Lebensmitgefühl“ und der „Kommunikation von Herz zu Herz“.

Energie in der Physik

Das griechische Wort „energeia“ kann wörtlich übersetzt werden mit „wirkende Kraft, Tätigkeit, Tatkraft“ und steht damit im Zusammenhang mit Aktivität und Dynamik. In der Physik taucht der Begriff der Energie erstmals 1785 auf; vorher verwendete man den Begriff Kraft. Gravitation, Elektromagnetismus und Nuklearkräfte sind die uns bekannten Ur-Energien. Die Mechanik definiert Energie als die Kapazität, Arbeit zu verrichten. Wir nutzen Muskelkraft, Wasserkraft, Dampfkraft, Kohlekraft, Kernkraft, Sonnenenergie, Windenergie, Gezeitenenergie und andere Energiequellen. Die westliche Physik kennt verschiedene Formen von Energie, z. B. mechanische, thermische, chemische und elektrische. Sie alle finden wir auch im menschlichen Körper vor. Wird Arbeit verrichtet, wandelt sich Energie um. Energie kann verschiedene Formen annehmen. Im Stausee befindet sich gespeichertes, blockiertes Wasser, das als Höhenenergie ein Kraftreservoir darstellt. Beim Sturz ins Tal wandelt sich die Höhenenergie des Wassers zur Bewegungsenergie um und treibt Turbinen an. Im Kraftwerk wird elektrische Energie produziert, mit Leitungen an die Haushalte verteilt und dort erneut umgewandelt. Im Bügeleisen nutzen wir sie als Wärmeenergie, in der Lampe als Strahlungsenergie, im Elektromobil als Bewegungsenergie. Unterschiedliche Manifestationsformen von Energie bestehen nebeneinander und ergänzen sich.

Energiekonzepte in der Psychologie

Schon Sigmund Freud entwarf in seinen frühen Studien der Hysterie ein Modell, das auf Energieblockaden und –entladungen, also physikalischen Prinzipien, basierte. Die Pioniere der Psychotherapie bezogen sich auf energetische Phänomene wie Expansion/Kontraktion, Spannung/Entspannung, Ladung/Entladung und Lösung von Blockaden. Sie verschmolzen naturwissenschaftliche Fortschritte (Dampfkraft, Elektrizität und Magnetismus) mit chinesischen Qi-Konzepten, die schon zu Anfang des 19. Jahrhunderts in den westlichen Grossstädten bekannt und populär waren.

Wilhelm Reich, ein Schüler von Sigmund Freud, ist als Vater der modernen Körperpsychotherapie zu bezeichnen. Reich mass die elektrische Ladung und Spannung der Haut und wies nach, dass der Körper auf Lust mit Expansion reagiert, auf Unlust mit Kontraktion. Die Unterdrückung von negativen Emotionen wie Angst und Wut führt zu muskulären Verspannungen und zu charakterlicher Panzerung – die natürliche Pulsation des Organismus ist behindert. Reich entdeckte eine Energieform, die er Orgon nannte und als kosmische Energie interpretierte, die alles durchdringt. Er verglich sie mit dem Äther von Franz Anton Mesmer (1734–1815), der von einem feinstofflichen Fluidum ausging, welches das All und alle Organismen durchflutet. Die Stockung der Zirkulation dieses Fluidums war für Mesmer die Ursache aller Krankheiten. Seine Theorie ist somit der TCM sehr nahe.

Alexander Lowen (Bioenergetik) und John Pierrakos (Core-Energetik) sind direkte Schüler Reichs. Lowen definierte Charakterstrukturen als unbewusste Reaktionsmuster, die aufgrund von ungenügenden Resonanzverhältnissen in der frühen Kindheit entstanden sind. Die funktionellen Beziehungen zwischen Charakter und Muskelverspannungen werden von ihm als energetische Prozesse und Phänomene verstanden und auch so beschrieben. „Je lebendiger man ist, desto mehr Energie hat man, und umgekehrt" formulierte er beispielsweise. Starrheit und Anspannung reduzieren Lebendigkeit und Energiepegel. Physisch und psychisch gesund ist ein Organismus, der von energetischen Blockaden und Panzerungen befreit ist. Das Unterdrücken von Gefühlen geschieht körperlich: Ein flacher Atem hat eine emotional regulierende Funktion: das Unaushaltbare erhält keinen Raum und wird eingeschränkt. Der fatale Umkehrschluss des Organismus lautet: „Nur das ist aushaltbar, was man nicht spürt. Sich entspannen heisst, sich Gefühlen hingeben," formuliert Lowen im Buch „Angst vor dem Leben."

John Pierrakos bezieht seine Arbeit stark auf Energiefelder. Das Core (innersten Kern) ist Ausdruck der innersten Lebensbestimmung, die er als vitale Lebensenergie und als kraftvolle Energieebene bezeichnet. Durch Verletzungen im Alltag entstehen in einer zweiten Schicht negative Gefühle. Sie verfestigen sich zu automatischen Schutz- und Verteidigungsmechanismen. Sie werden in der dritten Schicht zur Charakter-Struktur und prägen Form und Gestalt des Körpers. Abwehrhaltungen und negative Überzeugungen wie „das Leben ist ungerecht" führen zu Energiehemmungen. Die Verantwortung für das eigene Leben wird negiert, das expansive Gefühl der Erfüllung nicht zugelassen. Die äusserste Schicht ist zur Maske gefroren. Sie überspielt die wahren Emotionen und verleugnet die in den Schichten Zwei und Drei enthaltene Negativität. Krankheit definiert Pierrakos als fehlenden Zugang zur selbstheilenden Energie des Kerns. Gefühle, Gedanken und spirituelle Erfahrungen bilden einen schwingenden Energiekörper. Sie sind als Energiefeld und Aura wahrnehmbar, einschliesslich ihrer Disharmonien. Hat sich ein dysfunktionales Kraftfeld stabilisiert, müssen Energie und Bewusstsein der Person therapeutisch verändert werden, wobei ein innerer Widerstand gegen Veränderung besteht.

Viele weitere Schulen und Autoren wären zu nennen. In diesem Zusammenhang ist zu erwähnen, dass sich auch die buddhistische Psychologie auf Energie bezieht. So spricht Thich Nhat Hanh davon, dass Gefühle wie Wut als Energien zu betrachten sind, die kommen und gehen, und dass es darum geht, uns von ihnen zu desidentifizieren. Wir haben Wut, aber wir sind nicht die Wut, und wir sind nicht nur Wut. Mit diesem kleinen, aber wichtigen Abstand werden wir wieder handlungsfähig und selbstverantwortlich. Ein weiteres wichtiges Konzept der buddhistischen Psychologie ist das der Gewohnheitsenergie. Es verweist auf die erhaltende und prägende Kraft von Denk- und Verhaltensmustern. Deshalb ist es im Buddhismus wichtig, positive Energien bewusst zu nähren und den Edlen Achtfachen Pfad zu kultivieren.

Quantenphysik und Spiritualität

Die Frage, ob Licht aus Wellen oder Partikeln besteht, führte zur Begründung der Quantenphysik. Der vom Lateinischen abgeleitete Begriff Quant wurde 1900 von Max Planck geprägt und heisst „Menge". Er sollte für die kleinste, physikalische Grösse stehen. Beim Licht identifiziert man dieses kleinste Ding als „Energiepaket". Die Quantenphysik beschäftigt sich mit der subatomaren Mikro-Welt, die alle Alltagserfahrungen auf den Kopf zu stellen scheint.

In der Newton'schen Welt gleicht das Universum einem mechanisch tickendem Uhrwerk. Ein Atom stellt man sich als ein Mini-Sonnensystem vor. Es besteht aus kleinen, harten Teilchen, die rasend schnell um einen Kern kreisen. Den Raum zwischen dem Kern und den kreisenden Elektronen stellt man sich als leer vor. Würde der menschliche

Körper auf seine nukleare Dichte (materielle Substanz) reduziert, hätte er noch die Grösse einer Stecknadel. Masse ist in der Newton'schen Welt als Gestalt beschreibbar. Ihre Grösse, Dichte und Geschwindigkeit ist messbar. Einstein nahm uns die Illusion, die Realität sei etwas Objektives. Er bewies, dass Zeit und Raum relativ und subjektiv sind. Die Quantenphysik löst unsere Vorstellung von Substanz und Materie auf. Die kleinste Einheit erweist sich als Wechselspiel zwischen Möglichem und Wirklichem. Wenn ein Elektron von einer fest installierten Elektronenkanone abgeschossen wird und auf einen Schirm auftrifft, ist der Aufprallort als Punkt messbar und das Elektron als Teilchen identifizierbar. Der Ort, an dem sich das abgeschossene Teilchen manifestieren wird, ist jedoch nur mit einer bestimmten Wahrscheinlichkeit voraussehbar. Das Elektron ist somit als „Wahrscheinlichkeitswelle" unterwegs und kollabiert am Ort der Messung zu Materie. Der Übergang von vielen alternativen Möglichkeiten zu einer realisierten Wirklichkeit wird als Kollaps von Quantenzuständen bezeichnet. Wie trifft die Natur ihre Kollabierungsentscheide? Während Einstein die Quantenmechanik noch mit dem Ausspruch „Gott würfelt nicht" in Zweifel zog, wies Bell 1964 nach, dass auf Quantenebene Gleichzeitigkeit (Quantenverschränkung) besteht, und dass Einsteins Gesetz der Lichtgeschwindigkeit als Maximalgeschwindigkeit in der Mikrowelt nicht gilt.

Die Quantenphysik ist im Alltag der Menschen auf den ersten Blick so wenig relevant wie die Relativitätstheorie. Begriffe und Publikationen wie Quantum-Doktor, Quantum-Selbst, Quantum-Gehirn und Quantum-Shiatsu zeigen jedoch, dass die Quantenphysik für die menschliche Realität bedeutend sein dürfte. Für Shiatsu sehe ich folgende Aspekte:

- Teilchen-Welle-Dualität: Elektronen können sich als physische, kleinste Teilchen (Objekte) manifestieren, aber gleichzeitig auch als Wellen, die sich weit in den Raum ausdehnen. Sie enthalten in sich diese Dualität, die dem Alltagsbewusstsein als Widerspruch oder Unmöglichkeit erscheint. Wenn wir uns von der oberflächlichen Alltagswahrnehmung lösen, ist der menschliche Körper keine kompakte Masse mehr sondern ein Feld von Schwingungsmustern und sich manifestierenden Partikeln. Damit wird unsere Vorstellung offener, weiter, fliessender, beweglicher.
- Elektronen sind Möglichkeitsfelder: Ein Elektron existiert als reales Ding erst, wenn es vom menschlichen Beobachter (Bewusstsein) gemessen wird. Das Bewusstsein der Therapeutin erschafft Realitäten. Die Eichel ist eine potentielle Eiche: wir können uns im Shiatsu auf das physisch manifestierte Symptom oder auf ein Feld von Möglichkeiten ausrichten. Die Ausrichtung auf das Potenzial (Yin) schafft Raum für Alternativen und für Veränderungen.

- Es gibt keine fortdauernde Existenz: Die Identität eines Dings ist nur scheinbar: der Eindruck entsteht aus dem fortlaufenden Muster elementarer Quantenereignisse. Fensterscheiben „fliessen“, was man bei alten Scheiben erkennen kann. Alles ist permanent in Veränderung und veränderbar, wobei energetische Strukturen zur Erhaltung der Gestalt (des Tischs, der Verhaltensweisen) beitragen.
- Die Art der Beobachtung bestimmt das Resultat: Es besteht eine Wechselwirkung zwischen Beobachter und Beobachtung, die eine objektive Beschreibung der Natur verunmöglicht. Energie-Arbeit ist eine Wechselwirkung zwischen dem Bewusstsein der gebenden und der empfangenden Person. Wir können nur solche Informationen wahrnehmen, die mit unserem Erwartungsfeld übereinstimmen, zeigte Karl Pribham.
- Nonlocality: Nils Bohr ging in der Zwei-Teilchen-Theorie davon aus, dass Systeme ein Ganzes bilden und miteinander „verschränkt“ sind, selbst wenn die Teilchen durch riesige Distanzen voneinander getrennt sind. Inzwischen beweisen auch reale Experimente, dass subatomare Teilchen an zwei Orten gleichzeitig sein können (Nonlocality), und dass sie ihre Bewegungen über beliebig grosse Distanzen synchronisieren können („Zwillingsphotonen“). Teilchen sind somit keine isolierten Gebilde sondern Bestandteile eines integralen Systems. Es gibt keine monokausale Ursache-Wirkung, sondern ein Netzwerk von Interaktionen, Wechselwirkungen, Rückkopplungen, ein Beziehungsgeflecht, das als Ganzes verstanden werden muss, bei dem alles miteinander verbunden und voneinander abhängig ist. Pauli wies nach, dass Atome „wissen,“ ob sie einem anderen schon begegnet sind, was bedeutet, dass sie Informationen speichern können. Wir sind im Shiatsu jederzeit mit allem verbunden, was für die Klientin relevant ist, auch mit ihrer Vergangenheit – Zeit und Raum sind auf der Quantenebene irrelevant.

Den Gegenpol zur Quantenphysik bildet die Astronomie. Auch in diesem Gebiet kommen immer mehr Forscher zur Überzeugung, dass im Universum alles mit allem zusammenhängt, dass Energie nicht verloren geht und alle Informationen gespeichert bleiben. „Schwarze Löcher“ gehören inzwischen zum Allgemeingut. Es gibt Physiker, welche Elektronen als Mini-Schwarze Löcher definieren und davon ausgehen, dass im Mikro- und Makrokosmos gleiche Arten von Gesetzmässigkeiten bestehen. Man spricht in der Astronomie heute von einer kosmischen Mikrowellen-Hintergrundstrahlung und versteht das Universum als Feld. Man spricht von zehn und mehr Dimensionen in der Superstring-Theorie, in der Teilchen als Wellen auf Saiten beschrieben werden, von Wurmlöchern und anderem mehr. Die Analogie zwischen den Zwillings-Photonen der Physik und den Spiegel-Neuronen der

Neurobiologie ist offensichtlich. Neue Erkenntnisse ersetzen oder ergänzen alte fortlaufend.

Naturwissenschaften und uralte, spirituelle Weisheiten treffen zusammen:

- Immer wenn Arbeit verrichtet wird, findet physikalisch eine Energieumwandlung statt. Bei Energieumwandlung geht keine Energie verloren. Energieumwandlung finden wir als wichtiges Prinzip auch in der buddhistischen Lehre. Sie benutzt dafür symbolische Bilder: Die Rose ist aus dem Kompost gewachsen und wird wieder zu Kompost (zirkuläre Vergänglichkeit). Die Schönheit der Lotus-Blume wird durch den Schlamm des Tümpels genährt (gegenseitige Bedingtheit).
- Viele bedeutende Naturwissenschafter haben sich immer auch für philosophische und spirituelle Fragen interessiert und waren zu ihrer Zeit „Querdenker". Kepler studierte beispielsweise den harmonikalen Aufbau des Universums und stellte fest, dass die Planetenumlaufbahnen zu den Obertonreihen in einem bestimmten Verhältnis stehen. Bells' Theorem entspricht vollkommen dem buddhistischen Weltbild (alles ist Eins und miteinander verbunden).

Man weiss, dass sich bekannte Quantenphysiker von fernöstlichem wie auch modernem psychologischem Wissen inspirieren liessen. NaturwissenschafterInnen suchen nach einer Integration von bekanntem Wissen und bisher Unerklärlichem. Die Publikationen der Mind-and-Life-Gespräche zwischen dem Dalai Lama und Neurowissenschaftern werden als internationale Bestseller in vielen Sprachen verbreitet. Ein Retreat von Thich Nhat Hanh zur Begegnung zwischen Neurowissenschaft und Buddhismus zog im Jahre 2006 eintausend Menschen an. Die Entwicklung von Wissen ist nie abgeschlossen. Neue Erkenntnisse bauen auf Altem auf, ergänzen es, modifizieren es, stellen es in Frage, verbinden sich mit Wissen aus anderen Traditionen und Fachgebieten.

Theorie und Wirklichkeit

Erinnern wir uns die Aussage von Albert Einstein: „erst die Theorie entscheidet darüber, was man beobachten kann". Hier mag das folgende Bild von Thich Nhat Hanh trösten: „Nenn mich Partikel, wenn Du möchtest, oder nenn mich Welle, wenn Du möchtest. Es hängt von Dir ab. Dein Geist ist ein Maler. Du kannst alles malen. Du hast vielleicht ein Modell von mir aufgestellt, ein Modell der Realität. Aber ich bin frei von Modellen, Konzepten und Vorstellungen". So spricht das Elektron zum Forscher. Dieses schöne Bild verweist darauf, dass unser Bewusstsein sich ein Bild von der Welt macht, mit einer Theorie die Welt zu verstehen und begrifflich zu definieren versucht, aber immer nur eine Facette der Realität zu erhaschen vermag. „Triffst Du Buddha unterwegs, schlag ihm den Kopf ab", rät der Zen-Meister – löse Dich wieder von den Konzepten. Diese geben nicht die Wirklichkeit wieder, sondern nur eine Betrachtungsweise von ihr. Die Erde war lange nur als Scheibe vorgestellt. Tiere haben ganz andere Sinnesorgane und Wahrnehmungen von der Welt. Unser Verstehen bleibt immer begrenzt.

Gibt es Meridiane unabhängig von ihrer vorstellungsgebundenen Wahrnehmung? Energiearbeit erfolgt in subtilen, subatomaren Ebenen, in denen laut Quantenphysik eine untrennbare Interaktion von Beobachtung, Manifestation und Wirkung besteht. Die Frage ist letztlich irrelevant. Das Entscheidende ist, dass Meridiane und ihre Qualitäten von Verbindung, Lebendigkeit, Spannung usw. erfahrbar sind, und dass sie wirkungsvolle Arbeitskonzepte darstellen.

Die von mir vorgenommene Einteilung der Energiearbeit in vier Dimensionen basiert auf den Lehren von Shizuto Masunaga, Pauline Sasaki und Cliff Andrews sowie auf eigenen Studien. Sie erweist sich als handhabbares und effektives Arbeitsinstrument, als Orientierungs-Rahmen, als nützliches didaktisches Hilfsmittel und als gute Basis für das Verstehen von Shiatsu auch für Nicht-Fachleute.

Theorien, Konzepte und Sturkturierungen sind immer eine Annäherung an die Realität, nicht die Realität selbst. Sie dienen primär dazu, Phänomene analytisch zu erfassen und nutzbar zu machen. Jede Definition und Beschreibung schliesst etwas ein und gleichzeitig alles andere aus. Es gibt weitere Konzepte, die im Shiatsu enthalten sind oder die mit Shiatsu kombinierbar sind, die hier jedoch nicht weiter thematisiert werden (zum Beispiel Akupunkturpunkte, seiki und jaki als pathogenes und salutogenes Ki, spiraldynamische Energie, Chakren).

Wenn im Folgenden immer wieder auf die Physik zurückgegriffen wird, so hat dies verschiedene Gründe. Die im Shiatsu wahrnehmbaren Manifestationen haben auch eine physikalische Natur. Viele energetische Grundlagen des Shiatsu sind naturwissenschaftlich verstehbar und können in wirksame Arbeitskonzepte umgesetzt werden. Ki ist jedoch mehr als Energie. Ki als menschliche Lebensenergie verstehe ich als Kraft, die von präsentem Bewusstsein durchdrungen ist.

Vier Dimensionen der Energiearbeit: Übersicht

Ich unterscheide folgende vier Dimensionen der Energiemanifestation und Energiearbeit:

- Energie als Menge: Leere und Fülle (Kyo und Jitsu)
- Energie als Fluss: Meridiane als Verbindungskanäle von Ki
- Energie als Schwingung: Meridianfrequenzen als Informationsträger der Lebensfunktionen
- Energie als Feld: Die Kraft von Beziehung und Bewusstsein.

Alle vier Energie-Dimensionen finden sich in der Elektrodynamik: Die Anzahl (= Menge) elektrisch geladener Elektronen, die innerhalb einer bestimmten Zeitspanne durch ein Stromkabel (= Kanal) fliesst, wird in Ampère gemessen. Rundfunkwellen sind elektromagnetische Wellen (= Schwingungen), welche Programminhalte (= Informationen) übertragen. Der Feldbegriff findet Verwendung als elektromagnetisches Feld.

Das folgende Bild kann eine stark vereinfachte Vorstellung über die Bedeutung dieser vier Energie-Dimensionen geben. Ein Flugkapitän muss vor dem Start folgendes klären:

- Sind alle Treibstofftanks voll? (Hat das Flugzeug genügend Kraftreserven, um den Zielort zu erreichen? Sind alle Motoren energetisch versorgt?)
- Ist die Startbahn frei? (Ist die Durchfahrt ungehindert oder blockiert etwas die Strecke?)
- Funktioniert alles an Bord? (Arbeiten alle Maschinen störungsfrei?)
- Habe ich Funkkontakt mit dem Tower? (Bin ich verbunden und in Kommunikation?).

Wenn alles zusammen in Ordnung ist, kann der Flugkapitän ohne Bedenken starten und zu neuen Horizonten abheben. Auf den Menschen bezogen heisst dies beispielsweise: habe ich genügend Energie? Wird mein Lebensweg blockiert? Werden meine Bedürfnisse gestillt? Bin ich unterstützt?

Die erste und die dritte Energie-Dimension beziehen sich tendenziell eher auf lokale Wahrnehmungsformen, die zweite und die vierte Dimension eher auf räumliche Wahrnehmungsformen. Die erste und zweite Dimension beziehen sich auf physische Energie-Manifestationen (Teilchen), die dritte und vierte Dimension auf die ätherische

Form (Wellen, Kraftfelder). Somit lässt sich vereinfachend folgende schematische Einteilung der vier Dimensionen vornehmen:

	Lokale Wahrnehmung	Räumliche Wahrnehmung
Teilchen-Ebene	Kyo und Jitsu als Ausdruck der Energie-Menge	Meridiane als Energiekanäle
Wellen-Ebene	Schwingungen als Informationsträger der Lebensfunktionen	Energetische Felder als Kraft von Beziehungen und Bewusstsein

Der Informations-Gehalt zu den vier Dimensionen wird nicht überall mit gleicher Tiefe ausgeführt, um den Rahmen dieses Buches nicht zu sprengen. Die Bilder geben Anregungen für das eigene Weiterforschen. Eine zusammenfassende Darstellung der Energiewahrnehmung und -arbeit im Shiatsu nach diesen vier Dimensionen findet sich im Anhang zu diesem Kapitel.

Das Energiekonzept lässt sich wie folgt zusammenfassen:

- Erste Dimension: Leere und Fülle sind ein Ausdruck davon, wie viel Lebensenergie im menschlichen Körper vorhanden ist, und wie sie verteilt ist. Die Arbeit mit der Energie-Menge erfordert insbesondere die Schulung der taktilen Sensibilität, des sinnlichen Spürbewusstseins. Es geht darum, lokal harmonisierend zu wirken, Leere zu tonsieren und Fülle zu sedieren.
- Zweite Dimension: Der ungehinderte Energiefluss in den Meridianen stellt sicher, dass diese ihre Informations-, Steuerungs- und Versorgungsfuktion wahrnehmen können. Die Arbeit mit dem Energie-Fluss erfordert insbesondere die Schulung des Geistes (Präsenz, Achtsamkeit, Fokus). Es geht darum, Leere und Fülle im Meridianverlauf auszugleichen und Blockierungen und Stagnationen aufzulösen, um natürliche Bewegungen und Verbindungen wieder zu ermöglichen.
- Dritte Dimension: Die Schwingungsfrequenzen der Meridiane transportieren Informationen über den Zustand der Lebensfunktionen auf der körperlichen, emotionalen, mentalen und spirituellen Ebene. Die Arbeit mit Schwingungen erfordert insbesondere die emotionale Schulung. Es geht darum, die Lebensthemen der Klientin mit Mitgefühl und Offenheit wahrzunehmen und bedürftige Lebensthemen zu stärken.

- Vierte Dimension: Energie manifestiert sich als Feld von Beziehung und Bewusstsein. Die Arbeit mit Feldenergien erfordert insbesondere die spirituelle Schulung (z. B. durch Meditation, Eigenerfahrung). Es geht darum, der Klientin und ihrem Organismus einen therapeutischen „Raum“ anzubieten, der Eigen-Prozesse ermöglicht.

Die verschiedenen Dimensionen und Ausprägungsarten von Ki ergänzen, vermischen und durchdringen sich in der konkreten Behandlungs-Situation. Sie nehmen darin mehr oder weniger Bedeutung an. Da die Behandlungsweise intuitiv und fliessend ist, ist die der Technik zugrunde liegende Essenz der Therapeutin oft nicht mehr bewusst. Die folgenden Ausführen wollen die Essenz des Shiatsu ins Bewusstsein bringen, und sie wollen das Bewusstsein für die Bedeutung des Bewusstseins im Shiatsu schärfen.

Erste Dimension: Energie-Menge

Masunaga benutzte für den menschlichen Energie-Körper das Bild des Balls oder Ballons. Ein makellos runder Ball steht für eine gesunde Person. Ein zerbeulter Ball hat an einzelnen Stellen Ausbuchtungen und Einbuchtungen, also Stellen mit besonders viel oder besonders wenig Energie. Das Bild des Ballons verweist auf die dampf- und gasförmige Manifestation und das Schriftzeichen für Ki (Reis und Dampf).

Die erste Dimension der Energie-Wahrnehmung und -arbeit stützt sich auf die Thermodynamik ab. Die Thermodynamik (Wärmelehre) beschreibt Veränderungen an Körpern, die durch Wärme verursacht werden. Im geschlossenen System des Dampfkochtopfs führt die Erhitzung von Wasser (Energiezufuhr) zu Zitterbewegungen der Moleküle, bis sie die zusammenhaltenden Kräfte überwinden und die Teilchen auseinander fliegen. Je mehr Wärme zugeführt wird, desto freier werden die Bewegungen. Der Aggregatszustand verändert sich von flüssig zu gasförmig, der Druck steigt.

Messgrössen der Thermodynamik sind
- Temperatur
- Volumen
- Druck
- Dichte.

Diese Manifestationsformen finden wir auch beim Menschen, dessen Körper warm und wässrig ist. Ist der Energieball gleichmässig rund, elastisch und gefüllt, fühlt sich der Mensch voller Kraft, ausgeglichen und harmonisch.

Besonders viel Energie manifestiert sich wie folgt:

- Temperatur: Schwitzen, Errötungen der Haut, Fieber, Entzündungen
- Volumen: Schwellungen, Aufgedunsenheit, Blähungen
- Druck: Bluthochdruck, schneller Puls, laute Stimme, Aktivismus, expressive Gestik, Bewegungsdrang, Emotionalität, Spannung von Haut und Gewebe
- Dichte: Zusammengezogene, verspannte Muskeln.

Eine Person mit wenig Energie friert schnell, ist eher mager, wirkt müde, ausdruckslos, deprimiert und schlaff.

Gesundheit ist in der ersten Dimension gegeben, wenn der Körper ein angemessen hohes Energievolumen hat, wenn die Energie natürlich im ganzen Körper verteilt ist, und wenn die Fähigkeit zur natürlichen Pulsation (Atem, Blut, Entspannung) gegeben ist. Chronische Ungleichgewichte (Verspannungen usw.) führen zu Beschwerden und Krankheit.

Shiatsu-TherapeutInnen erhalten in dieser ersten Dimension ein energetisches Bild der Klientin.

- Sie erkennen, ob die Person gesamthaft eher als Yang oder Yin einzustufen ist.
- Sie erkennen Ungleichgewichte: Beispielsweise ist mehr Energie im oberen als im unteren Teil des Körpers (Abgehobenheit der Energie von der Erde)
- Sie erkennen energieschwache, erschöpfte Zonen (z. B. schwache Mitte oder Hände) und damit verbundene energetische Bewegungen (z. B. Ausweichen und Flüchten)
- Sie erkennen, wo im Körper die natürliche Beweglichkeit blockiert wird (z. B. in einem Schultergelenk oder im Becken)
- Sie erkennen, ob die natürliche Pulsation eingeengt ist (z. B. mangelnder Atem im Brustkorb oder Bauchraum).
- Sie erkennen (seelischen) Druck von Aussen auf die Person (z. B. belastet wirkende Schultern, Getriebenheit von hinten).
- Sie erkennen gestauten, festgehaltenen Druck von Innen (Blähung, Entzündung)
- Sie erkennen, welche Bewegung der Organismus nehmen möchte, um sich zu öffnen, aufzurichten, um mehr inneren Raum und Bewegungsfreiheit zu erhalten.
- Sie können die „physikalische“, quantitative Wahrnehmung in Bezug setzen zu seelischen und emotionalen Inhalten, zur aktuellen Lebenssituation (z. B. Er-

schöpfung, Stress-Aktivierung) und zu alten Mustern der Charakterstruktur. Orale Bedürftigkeit und Abhängigkeit kann sich in einem nach vorne geneigten Oberkörper und einer mangelnden Zentrierung und Erdung zeigen. Depressive Menschen haben oft hängende Schultern, ihren Blick zum Boden gerichtet, und wenig Lebensfreude in den Augen. Informationen der ersten Dimension stehen mit denen der anderen Dimensionen in Verbindung. In der konkreten Praxis durchmischen sich alle Dimensionen.

Energetisches Sehen bedingt innere Entspanntheit, einen unspezifischen, nicht fokussierten Blick und ein Wahrnehmen mit allen Sinnen: offen, rezeptiv, innerlich „zurückgelehnt", empfangsbereit für alles, was entgegenkommt. Es ist hilfreich, sich in die andere Person hineinzuversetzen und in ihre Körperzonen, ihre Haltung und ihre Bewegungen hineinzuspüren.

Je mehr wir unser Ego zurücknehmen und je mehr wir uns in einen meditativen Zustand reiner Präsenz versetzen, desto leichter wird die energetische Wahrnehmung. Energetisches Sehen und Spüren muss erlernt und geschult werden. Die Sinneswahrnehmung erhöht sich mit zunehmender Erfahrung. „Die Welt des Ki ist die Welt des Unterbewussten" (R. Endo). Saul Goodman verweist darauf, dass das intuitive Erkennen von Ganzheit und Zusammenhängen einen Parasympatikus-dominierten Zustand bedingt. Ein aktivierter Sympathikus fördert dagegen die Wahrnehmung von Grenzen, Details und Unterschieden. Je mehr wir in der Energiearbeit fokussiert sind und intellektuell nach etwas Bestimmtem suchen, desto weniger sind wir in der Lage, Ki wahrzunehmen.

Die Bedürfnisse von Leere und Fülle

Kyo (Leere) und Jitsu (Fülle) haben im Shiatsu einen zentralen Stellenwert. Sie sind energetische Ausdrucksformen von Yin und Yang. Etymologisch bedeutet Yin „im Schatten", Yang „an der Sonne".

- Yin ist gleichbedeutend mit passiv, statisch, empfangend, innen, unten, vorne, Bauch, linke Körperseite, schwacher Körpertonus, Entspannung, Parasympatikus. Yin baut Energie auf.
- Yang ist gleichbedeutend mit aktiv, dynamisch, handelnd, aussen, oben, hinten, Rücken, rechte Körperseite, starker Körpertonus, Angespanntheit, Sympatikus. Yang verbraucht Energie.

Yin und Yang sind subjektive Beurteilungen. Die Aussagen sind immer relativ, im Vergleich zu etwas anderem oder zu einem vorgestellten „Normalzustand“. Zwischen Yin und Yang besteht ein natürliches Spannungsfeld. Obwohl Yang offensichtlich ist, existiert Yin gleichermassen. Ohne Yin kann es kein Yang geben, und umgekehrt. Yang schützt Yin, Yin unterstützt Yang. Es ist wichtig, dass sich Yin und Yang in einem natürlichen, harmonischen Wechselspiel befinden, das sich dauernd wandelt.

Das Schriftzeichen für Kyo stellt einen Erdhügel dar, der innen hohl ist. Das Hohle ist durch eine Erdschicht zugedeckt. Das Schriftzeichen symbolisiert somit eine im Dunkeln, unter der Oberfläche verborgene Leere.

Bei einem Kyo finden wir im Bild des Energieballs eine Einbuchtung nach innen. Es ist wenig Kraft und Druck vorhanden. Kyo ist der energetische Ausdruck eines Yin-Zustands, eines Bedürfnisses, das nach Unterstützung ruft.

Wörter haben eine energetische Kraft. Masaru Emoto führt uns vor, welche Deformation Wasserkristalle erfahren, wenn sie mit negativ geladenen Wörtern besprochen werden. Leere ist ein oft benutzter Begriff für Kyo. Leere ist statisch und wird, wie der Begriff Mangel, meist als ein negativer Zustand empfunden (leer von etwas Positivem). Ich verwende im Shiatsu den handlungsorientierten Begriff Bedürfnis. Wenn ich ein Bedürfnis habe, dann möchte ich es stillen, und ich bin empfänglich für das, was ich an Nährendem erhalte.

Kyo ist auch das Versteckte (Verdrängte), das sich manifestieren möchte, sich aber nicht zeigen und ausdrücken darf. Masunaga bezeichnet Kyo deshalb als den eigentlichen Kern des Problems, als die Grundlage jeder Krankheit, als deren Wurzel und Ursache. Schwäche macht anfällig. Im Shiatsu soll das versteckte Kyo gefunden und gestärkt werden. Masunaga postuliert, dass der Kontakt mit dem Kyo den KlientInnen die Zuversicht gibt, geheilt zu werden.

Die Yin-Qualitäten des Kyo bedeuten auf der physischen Ebene, dass der Körpertonus bei der Berührung beispielsweise folgende Eigenschaften aufweist: nachgiebig, schwach, sich öffnend, konturlos, still, unbelebt, ohne Reaktion, kühl. Über die ganze Körperoberfläche verteilt gibt es unzählige Druckpunkte (sog. Tsubos). Sie fühlen sich wie ein Gefäss an, in welches man mit senkrechtem Druck leicht einsinken kann. Es sind besonders ausgeprägte Kyo-Stellen. Akupunkturpunkte sind dauerhaft präsente Tsubos. Es gibt jedoch viele Tsubso, die sich situativ manifestieren.

Ein Kyo, das von einer oberflächlichen Schicht versteckt wird, fällt der Therapeutin zunächst gar nicht auf. Manchmal ist die Oberfläche eine starke Hülle, welche das

Schwache gegen aussen schützt, sodass wir in der ersten Berührung nur das oberflächliche Jitsu wahrnehmen. Wenn wir die Zone ein zweites Mal berühren, erhalten wir plötzlich Zugang zum darunter liegenden Kyo, das sich uns öffnet. Der erste Eindruck kann somit trügerisch sein.

> Das chinesische Schriftzeichen für Jitsu symbolisiert ein Haus, das bis unters Dach gerammelt voll ist.
>
> Jitsu ist die energetische Manifestation von Yang, eine Ausbuchtung im Energie-Ball nach aussen. Jitsu ist ein Zustand, in dem viel Energie, Druck und Kraft vorhanden ist. Die Kraft des Jitsu ist eine Ressource.

Der in der TCM benutze Begriff Fülle ist statisch, der Begriff Überschuss ist negativ geladen. Ich benutze im Shiatsu deshalb den Begriff Ressource. Eine Ressource ist eine Energie-Quelle, die angezapft werden kann, und deren Potential Kyo-Stellen zur Verfügung gestellt werden kann.

Die Yang-Qualitäten des Jitsu erfahren wir im Körperkontakt als prall, aktiv, abstossend, abweisend, pulsierend, stark, heiss.

Jitsu ist Energie, die so stark festgefahren und gehalten ist, dass sie sich nicht mehr bewegen kann. Jitsu ist gebundene, potenzielle Energie, vor der man oftmals auch Angst hat („Wehe, wenn sich meine Wut frei entfalten kann"). Wenn Energie stockt, staut, kumuliert und blockiert ist dies oft eine Folge von Stress, Angst und Schutzmechanismen. Auch Starrheit macht anfällig. Starrheit ist die Vorspiegelung von Stärke. De facto ist sie eine Form von Schwäche.

Neben der expansiven Richtung der Jitsu-Kraft gibt es auch die kontraktive: wir erleben Jitsu als zusammengezogen, verhärtet, konzentriert, dicht, gefüllt, keinen Platz lassend, zerdrückend, gespannt.

Jitsu präsentiert sich in akuten oder chronischen Zuständen unterschiedlich:

1. Akute Phase: Es gibt einen Verspannungs-Schmerz als Reaktion auf eine Überlastung. Jitsu ist eher oberflächlich und nach aussen gerichtet. Bei der Berührung wirkt die Zone sehr empfindlich, heiss, pulsierend, wie entzündet. Einzelne Muskeln und Sehnen fühlen sich hart an und „springen".

2. Verhärtungs-Phase: Wenn keine Linderung vorgenommen wird, bleibt der Schmerz, zieht nun aber nach innen und in die Tiefe, ist in der Qualität zusammenziehend. Jitsu-Stellen fühlen sich verknotet an.

3. Blockierte Phase: Es besteht ein sehr tiefliegender, dumpfer, flächiger Schmerz. Es gibt ganze Zonen, die sich als eine dichte Masse anfühlen. Oftmals sieht man, wie die Menschen unbewusste Dehnbewegungen vollführen (z. B. mit dem Hals), die jedoch nicht mehr ausreichen, um die Blockierung aufzulösen.

4. Integrierte und restrukturierte Phase: Es ist kein Schmerz mehr spürbar. Der Körper hat die Blockierung integriert, die Körperhaltung verändert, und die Blockade mittels Schonhaltungen adaptiert. Die reichianische Psychologie spricht von Muskelpanzerung. Eine Schulter bleibt dauerhaft leicht hochgezogen, der Atem bleibt verhalten und flach, das Kiefergelenk mahlt selbst noch im Traum. Der Körper hat sich mit der Situation arrangiert, die Muster sind automatisiert. Die Blockaden werden jedoch wieder schmerzhaft und bewusst, wenn den Muskeln im Shiatsu Impulse zur Lösung und Belebung gegeben werden.

Akute, oberflächliche Jitsu-Zustände überlagern oftmals alte, chronifizierte, tief innen liegende Zustände. Wir finden somit verschiedene Formen des Jitsu gleichzeitig, übereinander geschichtet oder nahe beieinander vor. Ein körperliches Jitsu kann ein seelisches Kyo verbergen. Eine meiner Klientinnen meinte, ihr Rücken fühle sich so an, als ob unter dem Muskelpanzer eine alte, seelische Wunde klaffen würde. Die Arbeit in dieser ersten Dimension ist mit allen anderen Ebenen verbunden: Ich bin im Shiatsu immer mit allen Aspekten der Klientin in Berührung.

In dieser ersten Dimension manifestiert sich Energie auf der Teilchen-Ebene. Sie drückt sich physisch aus. Bei der Berührung des Körpers ist der Zustand von Gewebe, Muskeln, Organen, Gelenken in Bezug auf die energetische Qualität und Information von Bedeutung:

- Jitsu: heiss, aufgebläht, gespannt, hart, straff, zurückstossend, kompakt, starr, undurchlässig, trocken-spröde
- Kyo: kühl, nachgiebig, weich, schlaff, ohne Tonus, durchlässig, wässrig.

> Im Konzept-Rahmen der ersten Dimension sind die energetischen Bedürfnisse von Kyo und Jitsu folgende
>
> - Kyo-Stellen möchten sich beleben, bewegen, kräftigen und füllen. Sie möchten wahrgenommen, genährt und ermutigt werden.
> - Jitsu-Zonen möchten sich entspannen, auflösen. Sie möchten besänftigt, bewegt und angeregt werden.

Jede Ausübung von Druck kann Veränderungen herbeiführen. Ist der Druck vorbei, bewegt sich das System ins alte Muster zurück. Nachhaltige Veränderungen geschehen nur in Freiheit und selbstbestimmt. Jeder Druck im Shiatsu muss deshalb so respektvoll und einladend sein, dass der Organismus sich freiwillig öffnet und bewegt. Die innere Einstellung der Therapeutin wirkt sich entscheidend auf die Botschaft aus, die ihre Hand transportiert, und damit auf die Kurzfristigkeit oder Nachhaltigkeit der Wirkung, die ihr Shiatsu erzielt. Die nachhaltigste Wirkung findet sich, wenn eine Öffnung von innen her, aus dem tiefsten Wesenskern der Klientin geschieht.

- Wenn sich Jitsu-Zonen lösen, erhält die KlientIn das Gefühl von Erleichterung, Linderung von Spannungen, Weite, Freiheit, Beweglichkeit, Öffnung. Neues wird wieder möglich, gebundene Kraft wird gelöst und wieder verfügbar.
- Wenn Kyo-Zonen gestärkt werden, erhält die Klientin das Gefühl von Unterstützung, neuen Ressourcen, Selbstvertrauen, Zuversicht, Neuausrichtung.

Masunaga sprach sich vehement gegen ein Shiatsu aus, das sich nur auf das lokale Sedieren von Jitsu ausrichtet und damit rein symptombezogen arbeitet. Für Masunaga war das Tonisieren des Kyo zentral. Pauline Sasaki erläutert dies mit folgendem Bild: eine Person, die an Nahrungsmangel leidet, hat Hunger. Isst sie etwas, wird das Bedürfnis gestillt, und der Hunger verschwindet. Das Symptom verschwindet, wenn seine Ursache (Kyo) gestärkt wird.

Muskelpanzerungen als Ausdruck charakterlicher Schutzmechanismen haben Bezüge zum geistigen und emotionalen Bereich. Falls der historisch gewachsene, bewährte Schutz sofortig und ohne Kompensation wegfiele, würde dies vom Organismus der Klientin als bedrohlich empfunden werden. Deshalb darf Jitsu nur sorgfältig gelöst werden, wobei Kyo gleichzeitig und gleichermassen gestärkt werden muss. Wenn ich Jitsu löse, ohne gleichzeitig Kyo zu unterstützen, besteht die Gefahr, dass sich die Energie wieder in das alte Muster zurückbewegt. Entspannung darf nicht absichtsvoll aufgedrängt werden, sonst wirkt sie als Überwältigung und erhält die Bedeutung der Resignation, nicht der Erholung. Entspannung muss sukzessive als aktive Reaktion des Organismus auf die Angebote der Therapeutin erfolgen können.

Kyo/Jitsu spiegeln auch das Wechselspiel von Sympatikus und Parasympatikus.

- Sympatikus-Aktivität ist gleichbedeutend mit Krafteinsatz und Handeln (Yang). Im ungesunden Extremfall finden sich permanente Überempfindlichkeit, Flucht und Kampf.

- Parasympatikus-Aktivität heisst Entspannung, Hingabe und Gelassenheit (Yin). Im ungesunden Extremfall finden sich Überwältigtsein, Resignation und Erschöpfung.

In einem natürlichen Energiehaushalt findet ein permanentes Anspannen und Entspannen statt, ein freies, sich selbst regulierendes, wellenförmiges Pulsieren, eine ständige, subtile Suche des Organismus nach Homöostase und Kohärenz. Verspannungsschmerzen, Schlafstörungen, Verdauungsprobleme usw. sind Anzeichen (Frühindikatoren) für eine Unausgeglichenheit, für eine nicht mehr voll funktionierende Selbstregulierung.

Lokal-Global

Jede Berührung ist lokal. Um Kyo-Stellen zu nähren, muss Energie angelockt werden, um Jitsu zu verteilen, muss sie dazu gebracht werden, sich weg zu bewegen. In dieser ersten Dimension erfolgt die räumliche Bewegung der Energie nicht über Meridiane, sondern in Bezug auf die nähere Umgebung, global in die Weite und die Tiefe des Organismus.

Für Masunaga war Tonisieren gleichbedeutend mit Halten (Yin-Technik), Sedieren mit Bewegen (Yang-Technik) der Hand. Er bezog sich dabei auf alte, überlieferte Schriften der TCM zu Manualtherapien, welche zwischen Ho- und Sha-Arbeitstechniken unterscheiden:

- Ho (Halten) heisst etymologisch „schützen durch eine breite Berührung der Hand“
- Sha (Bewegen) heisst etymologisch „entspannen durch wegbewegen.“

Mausunaga beschrieb in seinem Shiatsu-Lehrbuch primär Techniken (Einsatz von Handflächen, Fingern usw.). Diese sollen hier nicht wiederholt werden. Arbeitstechniken können als eher Yang oder als eher Yin klassifiziert werden:

Maximale Yang-Techniken sind
- gezielt, absichtsvoll und fordernd
- schnell, bewegend, an der Oberfläche der Phänomene bleibend
- kraftvoll
- lokal fokussiert

Yang-Techniken haben die Tendenz, dass Gebende in eine Energie des „Tuns“ kommen und einen „Macher-Fokus“ entwickeln. In leicht abgeschwächter Form sind Yang-Techniken Impulse und Angebote an den Organismus, die auf dessen Bedürfnis genau abgestimmt sind und auf dessen Reaktion eingehen.

Yin-Techniken sind
- offene Reaktionen auf das Bedürfnis des Organismus
- langsam, haltend, in die Tiefe gehend
- sanft anlehnend
- bezogen auf Weite und Raum.

Folgende Geschichte dient zur Veranschaulichung von Yin-Techniken: Der Koch eines chinesischen Kaisers war dafür berühmt, dass er sein Fleischmesser ein Leben lang nicht wetzen musste. Vom Kaiser darauf angesprochen, antwortete er, dass er das Fleisch nicht schneide, sondern dass er das Messer durch die Zwischenräume gleiten lasse. Mit offenem Bewusstsein kann man sämtliche Räume des Körpers durchdringen und seine Beschaffenheit erkunden.

Schnelles Arbeiten hat die natürliche Tendenz, fröhlich, räumlich, verbindend und zerstreuend zu wirken. Langsames Arbeiten hat die Tendenz tief, lokal und stärkend zu wirken. Die Arbeit mit viel Gewicht hat die Tendenz, physisch zu wirken, die Selbstwahrnehmung zu stärken und den Geist im Hier und Jetzt zu halten. Die Arbeit mit wenig Gewicht hat die Tendenz, eher spirituelle Ebenen anzusprechen und tiefe, meditative Zustände auszulösen.

Diese konzeptionellen Polaritäten sind relativ: Die in der Praxis angewandten Techniken sind selten rein Yin oder rein Yang sondern vermischen die beiden Qualitäten. Ferner ist die Gleichsetzung von Jitsu-Sedierung mit Yang-Technik, und Yin-Tonisierung mit Yin-Technik nicht zwangsläufig. Im Post-Masunaga-Shiatsu wird deutlich, dass es letztlich das Bewusstsein der Behandlerin ist, welche die Wirkung der Technik bestimmt. Hierzu ein paar Beispiele:

- Beim Tonisieren von Kyo in der Yin-Technik ist wichtig, dass die Aufmerksamkeit möglichst tief in den Körper der Klientin hineingeht und von innen her den ganzen Körper einbezieht. Wird der Druck eine gewisse Zeit so gehalten, entsteht das Gefühl von tiefer Verbundenheit, Eins-Sein, Weite. Die Behandlerin spürt eine Öffnung, und wie Energie unter dem Daumen in den Tsubo einströmt. Setzt dieser Effekt ein, kann man den Daumen wieder sanft hinausführen. Manchmal ist ein Druck von mehreren Sekunden erforderlich, um die nährende Wirkung sich entfalten zu lassen. Eine Kyo-Zone kann aber gelegentlich auch nach einer Yang-Technik rufen. Eine schnelle, hart ausgeführte Drucksequenz kann angenehm aktivierend und belebend wirken und auch auf diese Weise Energie anlocken.

- Beim Sedieren von Jitsu im Yang-Bewusstsein gebe ich schnellere Impulse und bitte die Energie, sich fort zu bewegen oder frage ich sie, ob sie es nicht versuchen wolle. Im Yin-Bewusstsein halte ich die Hand längere Zeit an einem Ort und biete der Energie an, dass sie schmelzen, sich entspannen und auflösen kann. Die Vorstellung von Öffnung, Weite, Raum, Durchlässigkeit und Licht hilft der Zone, mit diesen Qualitäten in Resonanz zu treten, sich zu öffnen und die Überkomprimierung aufzugeben.
- Um einen verspannten Nacken zu lösen kann ich verschiedenartige Techniken zu Hilfe nehmen. Wenn sich die Klientin in Bauchlage befindet, kann ich einen lang anhaltenden, breiten Druck mit dem Knie ausüben und das ganze Körpergewicht einsetzen, oder ich kann mit überkreuzt aufeinander liegenden Daumen eine kurze, physische Drucksequenz geben.
- Um eine verspannte Hüfte zu lockern kann ich im Yang-Modus mit der bewegenden Hand grosse, schnelle Bein-Rotationen durchführen und mit der haltenden Hand das Becken stabilisieren. Der Fokus besteht darin, dass die Klientin lernt, Kontrolle loszulassen, sich den Händen einer anderen Person anzuvertrauen und in der Hingabe zu entspannen. Demgegenüber gebe ich im Yin-Modus mit der bewegenden Hand feine Impulse, um kleinste, zeitlupenmässige Hüftbewegungen auszulösen, während die haltende Hand unter dem Becken liegt und dem Hüftgelenk ein offenes Gefäss anbietet. Die Aufgabe für das Nervensystem der Klientin besteht im Yin-Modus darin, an tiefste, innere Blockaden heranzugehen, an diesen Stellen aktiv loslassen und sich bewusst und selbständig zu öffnen und zu entspannen. Dies ist für den Organismus der Klientin eine anspruchsvolle und anstrengende Arbeit. Entscheidend für die Wahl der Technik ist die Situation der Klientin und das Arbeitsziel. Ich führe nie einfach eine automatisierte, technische Hüftrotation innerhalb eines schematischen Behandlungsablaufs durch. Ich weiss immer genau, mit welcher Intention und welcher Technik ich eine Hüftrotation vornehme. Achtsamkeit und Intention verbinden sich in der Arbeit.

Bei Personen, die gesamthaft eher Kyo sind, sollten eher Techniken mit lang anhaltendem, tiefem Druck benutzt werden, welche die Yang-Qualitäten stärken, energetisch laden und eine Überstimulation (Erschöpfung) verhindern. Bei Personen, die gesamthaft eher Jitsu sind, ist ein aktives, bewegendes, entladendes Arbeiten mit viel Gewicht sinnvoll.

Da Jitsu offensichtlich ist und unsere Aufmerksamkeit schnell auf sich zieht, ist es wichtig, sich darin zu schulen, Kyo gleichermassen wahrzunehmen und zu behandeln. Eine Praxis von Ryoku Endo besteht darin, sich innerlich immer darauf auszurichten, wo der Körper der KlientIn gerade berührt werden möchte. Mir persönlich ist wichtig, mit dem tiefen, inneren Wesenskern der Klientin Kontakt zu suchen und zu halten.

Das Bewusstsein entscheidet, welche Wirkungen die Technik entfaltet. In einer Shiatsu-Behandlung werden alle Mischungsverhältnisse von Yin und Yang auf subtile Weise und ganz natürlich genutzt. Die Einladung an den Organismus, sich zu öffnen, ist sowohl für die Arbeit mit Kyo wie mit Jitsu wichtig, um zur Selbstregulation zurückzufinden. Jitsu anerkenne ich als die grosse Kraft der Klientin, mit der ich in Kontakt trete und die zu meiner Verbündeten mache. Kyo sehe ich als ein zartes Pflänzchen, das noch wachsen will und dazu die Unterstützung des Jitsu benötigt. Ich arbeite lokal, bin jedoch mit dem gesamten Menschen und seinem inneren Wesen in Kontakt. Im Shiatsu können wir KlientInnen, noch ohne jede Meridianarbeit, Unterstützung für ihre Lebensthemen geben und ihnen tiefe innerer Entspannung, Expansion, Weite, Körperlichkeit, Erdung, Zentrierung und Urvertrauen ermöglichen.

Zweite Dimension: Energie-Fluss in den Meridianen

Masunaga definierte Meridiane als „den Körper durchziehende Kanäle der Lebensenergie." In einem gesunden Körper fliesst die Energie ungehindert durch die Meridiane. Meridiane wirken somit als Transportwege der nährenden Lebensenergie. Die feinstoffliche Substanz, die sich als „Fluidum" durch Verbindungsstrukturen bewegt, stellt man sich in der TCM physikalisch als Teilchen vor, deren Dichte so gering ist, dass sie nicht mehr messbar ist, feiner als Dampf und Gas. Wir erinnern uns an das Schriftzeichen für Ki, das sich auf Dampf bezieht. Die Vorstellung der Lebensenergie als ein feinstoffliches Fluidum (lateinisch für Flüssigkeit) existiert auch im Westen, z. B. bei Franz Anton Mesmer (18. Jahrhundert) oder Wilhelm Reich (Orgon-Energie).

In der TCM werden Meridiane als Energie-Leitbahnen und Gefässe bezeichnet. Bis ins 16. Jahrhundert wurden in den europäischen Texten nur die Begriffe Wege, Gefässe, Kanäle benutzt. Der Begriff „Meridiane" hielt im 17. Jahrhundert Einzug, aufgrund der Berichte von Geografen, die China bereisten. In der Geografie beschreiben Meridiane imaginäre Kreislinien auf der Erdkugel. Mit dieser Analogie bezog man sich auf die Unmöglichkeit, Meridiane physisch feststellen und nachweisen zu können.

Die „Antiken Punkte" der TCM werden Brunnen-, Quell-, Bach-, Fluss- und Meer-Punkt genannt. Die Bezeichnungen nehmen Bezug zum Wasserlauf, dessen Volumen von der kleinen Quelle zum Ozean sukzessive anschwillt. Sie verweisen auf die Fliessrichtung von oben nach unten und auf den ewigen Kreislauf. Die Punkte werden auch Transportpunkte genannt, ein Hinweis auf die Versorgungs- Informations- und Steuerungsfunktion der Meridiane.

Ein natürlicher, unbehinderter Ki-Fluss in den Meridianen ist im Shiatsu Arbeitszielsetzung in dieser zweiten Dimension.

- Jitsu hat in diesem Rahmen die Bedeutung einer Blockierung, welche den natürlichen Fluss des Ki im Meridian staut, behindert und zu Stagnation führt.
- Kyo ist eine lokale Unterversorgung mit Energie, die dazu führt, dass nicht genügend starke Verbindungen bestehen.

Charakteristische Merkmale von Meridianen sind Fluss und Verbindung. Wenn wir im Shiatsu zum Ziel haben, Energien natürlich strömen zu lassen, müssen wir Blockierungen lokalisieren können (z. B. im Nacken) und wissen, in welche Richtung der Fluss unterbrochen ist (z. B. nach unten) und wohin sich die Energie bewegen möchte. Eine Kanufahrt auf einem Fluss kann als Bild dienen: An verschiedenen Stellen stauen Wehre das Wasser und behindern und unterbrechen die Fahrt (Jitsu). An anderen Stellen (oftmals gleich hinter den Wehren) versickert das Wasser, sodass nur noch trockene Kiesbänke verbleiben und das Fahren über eine gewisse Strecke verunmöglichen (Kyo). Ziel wäre eine Renaturierung des Flusslaufs, um eine durchgängig freie Fahrt zu gewährleisten.

Die Lebensenergie im menschlichen Körper folgt bestimmten Bewegungs-Richtungen. Diese haben einen Bezug zu den Lebensfunktionen, die in der dritten Dimension ausführlicher beschrieben werden. Jeder Wandlungsphase (jedem Element) ist eine Grundbewegung zuordenbar:

- Metall: von aussen nach innen und umgekehrt
- Wasser: nach unten sinkend, tief innen ruhend, bereit hoch zu steigen
- Holz: nach oben und nach aussen und in alle Richtungen wachsend
- Absolutes Feuer: aufsteigend und sich unbegrenzt ausdehnend

- Ergänzendes Feuer: innen, zirkulierend
- Erde: nach unten, zum Zentrum (Hara) und zu den Füssen hin.

In jeder Wandlungsphase sind die Energierichtungen der Yang-Meridiane absteigend (vom Kopf zu den Füssen), die der Yin-Meridiane aufsteigend und von den Extremitäten zum Zentrum hin. So bewegt sich im Erdeelement die Milzenergie (Yin) von Händen (Nahrungsbeschaffung) und Füssen (Erde) zum Zentrum (Magen) hin, da sie mit der Nahrungsaufnahme (Energieaufnahme) in Bezug steht. Die Richtung der Magenenergie (Yang) ist dagegen absteigend, da mit der Nahrungsverwertung (Energieumwandlung) verbunden. Im Metallelement ist die Bewegung der Lungenenergie von aussen nach innen (Aufnahme von Energie), und die Bewegung der Dickdarmenergie von oben nach unten, da mit der Ausscheidung verbunden.

Das energetische Netzwerk des Körpers

Der chinesische Begriff für Meridian lautet Jing-Luo: Jing ist die Bezeichnung für einen Seiden-Faden und ein genereller Begriff für „durchgehend“. Luo ist etwas, das verbindet, verknüpft, vernetzt und integriert. Ein Meridian ist somit eine durchgehende Verbindung.

Die Traditionelle Chinesische Medizin unterscheidet in
- 12 Hauptleitbahnen
- Lenkergefäss und Konzeptionsgefäss
- 8 ausserordentliche Meridiane
- 12 Sonderleitbahnen
- 15 Verbindungsleitbahnen (Luo-Gefässe)
- 12 Tendino-muskuläre Leitbahnen.

Die allgemein bekannten Meridiankarten der Akupunktur beziehen sich nur auf die Hauptleitbahnen und geben somit nur einen Ausschnitt wieder, wie die Energieverteilung im Organismus funktioniert. Jedes Meridiansystem hat seine Funktion, um den gesamten Organismus zu versorgen und zu verbinden. Eine Vorstellung gibt das Bild eines Baums, der die Energie von den Wurzeln über den Stamm, die Äste und Zweige zu den Blättern und Blüten hin führt.

Das weiqi bewegt sich in feinsten Gefässen im Bindegewebe unter der Hautoberfläche. Es wird als Qi der Abwehr und des Schutzes gegen schädliche äussere Einflüsse definiert. Eine Schicht tiefer liegen die Tendino-muskulären Leitbahnen, mit denen im Tuina-Anmo gearbeitet wird. Sie verlaufen unterschiedlich breit und stellenweise flächig. Sie haben Verbindung zu den noch weiter darunter liegenden Haupt-, Verbindungs- und Sonderleitbahnen, die einen äusseren und einen inneren, noch tiefer liegenden Verlauf haben und sich im Körperinneren mit den Organen verbinden.

In den Akupunktur-Karten werden die Hauptleitbahnen als feine Linien, wie ein Seidenfaden, dargestellt. Da Meridiane Verbindungsfunktionen haben und Bewegungsmuster und Lebensfunktionen repräsentieren, erschienen Masunaga gewisse Verläufe der Akupunkturkarten als fragwürdig (gezackte Linien, Schlaufen, keine Ganzkörperpräsenz). Seine Vereinfachungen gewisser Meridian-Verläufe und die von ihm gefundenen Verlängerungen sind in der TCM nach wie vor umstritten. Sie ergeben jedoch eine stimmige Grundlage für die Shiatsu-Arbeit. Masunaga stellte Meridian-Linien bewusst breiter als auf den Akupunktur-Karten dar. Seine Meridian-Karte ist jedoch immer noch stark der historischen Darstellungsweise verpflichtet.

Sein Schüler Ted Saito unterscheidet drei Meridianverläufe, welche drei Ebenen von Ungleichgewichten repräsentieren, womit sich das Problem der gezackten Verläufe auflöst. Die erste Ebene und Meridianlinie repräsentiert das „natürliche Ungleichgewicht" der aktuellen Herausforderungen des Lebens, das sich durch die Selbstregulierungskraft des Organismus von alleine wieder einpendelt. Ungleichgewichte der zweiten Ebene werden als pathogen eingestuft. Ein tiefgehendes, chronifiziertes und strukturelles Ungleichgewicht manifestiert sich auf der dritten Ebene und dem dritten Meridianverlauf.

Meridian-Karten sind während der Ausbildung ein bedeutsames Lernmittel. Sie prägen demzufolge die Vorstellung der Therapeutin und damit ihre Arbeitsweise. Im Shiatsu ist es deshalb fundamental, sich immer wieder ins Bewusstsein zu rufen, dass die fein gezeichneten Meridianlinien nicht mit der Meridian-Realität verwechselt werden dürfen. Meridiane sind Kraft-, Bewegungs- und Verbindungs-Strukturen. Shiatsu-TherapeutInnen erhalten physische Arten von Wahrnehmungen und Informationen, die als solche sehr verschiedenartig und schwer verbalisierbar sind. Sie müssen deshalb zu Bildern greifen und versuchen, ihre Erfahrungen annäherungsweise zu beschreiben.

Es gibt im Shiatsu auch Karten, welche Meridiane als schlauch- oder röhrenartige Leitungen darstellen, um ihre spürbare Räumlichkeit und die Transportfunktion zu versinnbildlichen. Bei Ungleichgewichten ist der Schlauch mit mehr oder weniger Energie gefüllt, ist er prall oder zusammengeschrupft. Ein Schlauch hat jedoch physische Strukturen und klare Grenzen, währenddessen Energie in dieser Dimension als feinstoffliches, dampfartiges Fluidum vorzustellen ist, das sich zum Zentrum hin allmählich verdichtet. Je mehr sich Hände, Finger und Aufmerksamkeit der TherapeutIn einem Meridian nähern, desto „dichter“ und physischer wird die Wahrnehmung. Wenn man die Körperposition der KlientIn leicht verändert, wirkt sich dies auch auf den Meridian aus. Der Meridian liegt offener oder versteckter zur Körperoberfläche, er wird breiter oder tiefer, wird stärker oder schwächer gespannt. Sein Zentrum wird mehr oder weniger leicht zugänglich, der Daumen benötigt einen anderen Winkel und mehr oder weniger Druck, um senkrecht einsinken zu können. Aus diesem Grunde sind die Positionen der behandelten Körperteile im Shiatsu von grosser Bedeutung.

Meiner Erfahrung nach ist es für die Arbeit in dieser zweiten Dimension hilfreich, sich einen Meridian als räumliche, dreidimensionale Strömung vorzustellen. Die Analogie des Flusslaufs ist hilfreich. Wenn wir eine Strassenkarte der Schweiz im Massstab von 1:250 000 nehmen, finden wir den Rhein in Basel als schmale Linie eingezeichnet. Nehmen wir den Stadtplan 1:25 000 zur Hand, ist der Fluss zentimeterbreit gezeichnet, und es finden sich viele Zuflüsse, kleine Bäche und Tümpel, die auf der nationalen Strassenkarte nicht mehr eingezeichnet sind.

Meridianlinien repräsentieren allenfalls den Verlauf der Hauptströmung, dort wo der Fluss am meisten Kraft, Bewegung, Volumen und Tiefe hat und wo er einfach erreichbar ist. Jeder natürliche Flusslauf kann sich aber immer wieder verändern und der Landschaft anpassen, wozu das Bild des Mississippi hilfreich ist. Ein Fluss hat manchmal zwei oder mehr Verläufe, verzweigt sich in Haupt- und in Nebenarme, ist manchmal flach und manchmal tief, manchmal schmal und manchmal breit. In der Nähe des Flusses stösst man auf Grundwasser, das an der Oberfläche unsichtbar bleibt, aber ebenfalls Teil des Flusses ist. Zum System Fluss gehören auch die Bäche, die den Fluss speisen, die Wolken, deren Regen die Bäche füllt, und das Meer, Ziel des Flusses und Ursprung der Wolken. Übertragen auf Shiatsu heisst das: Erfahrene TherapeutInnen können die Energie jedes Meridians in jeder Zelle des Körpers erreichen. Die Kraft und Präsenz des Meridians ist in seinen Hauptverläufen und in gewissen Körperregionen ganz einfach grösser, stärker und bedeutender als im restlichen Körper.

Die Bezugnahme der Energiearbeit auf die Qualitäten von Wasser und Dampf ist auch insofern angemessen, als unser Körper mehrheitlich aus Wasser besteht. Wasser hat viele Wesensmerkmale: Wasser fliesst. Wasser hat keine Eigenform sondern füllt leere Formen auf. Wasser hat eine hohe Sensibilität: es passt sich an das Gelände an und lässt sich leicht „beeindrucken“: schon ein leichter Luftzug führt zur Bildung von Wellen an der Oberfläche. Wasser hat eine Beziehung zu allem rhythmischen Geschehen und bewegt sich rhythmisch (Wellen, Mäander, Gezeiten). Wasser ist ein lösendes Element und damit für den Stoffwechsel (Abbau und Wiederaufbau) unerlässlich. Wasser nimmt Wärme auf und ist für den Wärmeerhalt und -ausgleich bedeutend. Wasser leitet und speichert Informationen. Strömverhalten, rhythmische Wellenbewegungen und spiraligen Wirbelformen des Wassers finden sich in der materiellen Verdichtung des Organischen wieder, was von der Antroposophie intensiv erforscht wurde. Als Beispiel vereinigt das Hörorgan die Prinzipien Wirbelförmigkeit, sensibles Membran und rhythmisches Geschehen. Bei gewissen Baumsorten sind Stamm oder Rinde sichtlich verdichtete Wasserläufe, physisch manifestierte Wege der Energieversorgung.

Im Shiatsu lassen sich unterschiedliche Fliessqualitäten der Energie feststellen. Wir können unsere Meridian-Wahrnehmungen beispielsweise wie folgt umschreiben: feucht-stagnierend, richtungs- und orientierungslos, ruhig-kraftvoll-strömend, eng-spitz-heftig-drängend, trocken-spröde. Der Meridian kann sich schmal, breit, flach, oberflächlich, tief innen liegend, vibrierend, pulsierend, steif, kühl, schwach und anderes mehr anfühlen.

Eine Übung für Shiatsu-TherapeutInnen besteht darin, mit der inneren Aufmerksamkeit den Verlauf eines Meridians im eigenen Körper wahrzunehmen und eine Zeichnung davon anzufertigen. Anschliessend ertastet eine Kollegin den gleichen Meridianverlauf und stellt ebenfalls eine Zeichnung her. Die Eindrücke sind vielfach weitgehend deckungsgleich. Die wahrgenommenen Meridiane werden jedenfalls nie als feine, durchgängige Linie gezeichnet.

Das Bild des Flusslaufs gibt Hinweise, welcher Arbeitsfokus angezeigt ist. Wir kennen das Bild betonbegradigter Bäche, die bei Hochwasser im Tal verheerende Überschwemmungen auslösen. Dem steht die unwirtliche Sumpflandschaft entgegen, die wir kultivieren wollen, oder das ausgetrocknete Kiesbett. Wir können bei der Meridianarbeit unsere innere Ausrichtung benutzen, um dem Meridian das zu geben, was ein harmonischer Fluss benötigt: mehr Raum, Beweglichkeit und Weite, oder aber mehr Struktur, Ufer und Richtung. Das Ziel der Bemühungen in dieser Dimension ist eine „kultivierte Flusslandschaft“, deren Schönheit gleichermassen Klarheit und ein angemessenes Mass an Freiheit (nicht zuviel, nicht zuwenig) ausdrückt. Shiatsu-BehandlerInnen sind LandschaftsgärtnerInnen und unterstützen die natürliche Harmonie des Flusslaufs.

Masunaga entwickelte für die Meridianarbeit die Technik von Mutter- und Kindhand. Er beschreibt in seinem Buch eine eher statische Technik: Die Mutterhand ruht sedierend auf einer Jitsu-Zone, während die Kindhand ein dazugehöriges, interagierendes Kyo mit langanhaltendem, tiefem Druck tonisiert. Die Hände sind aufeinander bezogen, die Aufmerksamkeit ist in beiden Händen und dem eigenen Hara und dem Meridian gleichermassen präsent, was zu einem Gefühl von Einheit führt. Diese Einheit erschafft einen Raum zwischen den Händen und führt zur Umverteilung der Energie von Jitsu zu Kyo.

Pauline Sasaki differenziert die Arbeitstechnik und bezieht sich auf folgende Ziele:

- Auslösen der Energie-Bewegung im Jitsu
- Leiten der Energie in Richtung Kyo
- Begleiten der Energie
- Stabilisieren und halten der Energie im Kyo.

Es ergeben sich damit verschiedene dynamische Arbeitsweisen:

- Die Mutterhand ruht tonisierend auf dem Kyo, während die Kindhand Jitsu sediert und Energie in Richtung der Mutterhand bewegt
- Die Mutterhand ruht auf dem Jitsu, währenddessen die Kindhand (von der Mutterhand weg) in Richtung der Kyo-Zone arbeitet
- Beide Daumen arbeiten alternierend (Verzicht auf eine Mutterhand).

Meridiane als Verbindungen

Ich arbeite mit dem inneren Bild des „elektrischen Kabels" um zu überprüfen, ob im Meridianverlauf Verbindung besteht. Das japanische Schriftsymbol für Elektrizität (Denki) wird zusammengesetzt aus zwei Symbolen, die als „Ki des Blitzes" übersetzt werden. Shiatsu-KlientInnen verspüren manchmal im Verlauf einer Behandlung elektrische Impulse. Zum Beispiel sehen sie viele kleine Blitze im Schädel oder spüren ein Kribbeln im Finger, währenddessen ein Fuss behandelt wird. Oder sie erzählen, dass sie im Verlaufe einer Shiatsu-Behandlung eine lineare Verbindung zwischen zwei entfernten Punkten wahrgenommen haben, oder dass sich eine entfernte Zone plötzlich entspannt. Elektrizität spielt im menschlichen Körper eine wichtige Rolle. Man weiss, dass das Nervensystem elektrische Signale weiterleitet, und dass der Stoffwechsel in den Zellen elektromagnetisch gesteuert wird.

Die Shiatsu-TherapeutIn spürt im Daumen der Mutterhand einen elektrischen Impuls in Form eines Kribbelns, wenn eine energetische Verbindung zum Daumen der Kindhand hergestellt ist. Wenn es im Daumen der Mutterhand nicht kribbelt, besteht kein Kontakt. Zwischen den beiden Punkten besteht somit energetischer Unterbruch, der nach Aufmerksamkeit und Bearbeitung ruft. Wenn es zwischen den beiden Daumen danach kribbelt, ist die zuvor blockierte Stelle wieder durchlässig, der Unterbruch behoben. Wir müssen somit nicht warten, bis sich ein „Energiefluidum" träge zu einem Kyo hinbewegt, oder dass sich ein Tsubo langsam auffüllt. Wir erhalten eine sofortige Ja/Nein-Information darüber, ob Verbindung besteht.

Shiatsu ist Arbeit mit Raum und Verbindung. Ein Meridian wirkt wie ein elektrisches Kabel, das Impulse blitzschnell weiterleitet. Ich kann mir den Meridian in seinem ganzen Verlauf vorstellen, die Durchlässigkeit der Verbindung testen und blockierte Stellen präzise orten.

Die Nutzung von Meridianen als Verbindungsmedien eignet sich für Gegebenheiten, bei denen es darum geht, unverbundene Stellen zu integrieren und zusammenzufügen. Gelenke sind beispielsweise häufig „energetische Barrieren", in denen Energie blockiert wird, die Verbindung geschwächt und die Durchlässigkeit eingeschränkt ist. Noch Jahre nach einem Unfall kann eine Schulter sehr kyo sein. Der Organismus schützt und schont diese Schulter unbewusst noch heute. Da sie ihren Dienst nicht voll ausübt, wird auf dieser Seite auch die Kraft und Handlungsfähigkeit der Arme und Hände begrenzt. In diesem Beispiel ist die Meridian-Arbeit in der Schulter und durch die Schulter hindurch wichtig, um die Arme wieder mit dem Rumpf zu verbinden und sie wieder zu integrieren und die Verbindung zu stärken.

In der Shiatsu-Arbeit ist es manchmal zweckmässig, Kyo- und Jitsu-Meridiane in Verbindung zu bringen, in dem jede Hand mit einem anderen Meridian in Kontakt ist.

Dritte Dimension: Energie als Schwingungen

Die bisher besprochenen Formen der Wahrnehmung von Ki als Druck, Dampf, Fluss und Verbindung sind auf der Teilchen-Ebene angesiedelt. Sie entfalten somit eine relativ physische, dichte Qualität.

Lebensenergie manifestiert sich aber auch als Schwingung. Schwingungen sind – physikalisch gesehen – Zustandsänderungen, eine Oszillation um eine Gleichgewichtslage. Emotionen sind Energie in Form von Schwingungen. Auch ungeschulte Personen sind in der Lage, die Stimmungen ihres Lebenspartners zu fühlen. Man spürt förmlich ein Zittern in der Luft und man nimmt Hitze wahr, wenn jemand wütend ist. Entsprechend sagen wir, dass jemand vor Wut vibriert, oder vor Wut kocht. Wenn sich ein Mensch zuviel Sorgen macht, benutzt man in Japan den Ausdruck, dass Ki gefesselt wird, d. h. dass Handlungen blockiert sind und die Energie nicht frei schwingen und sich nicht frei ausbreiten kann. Im Qi Gong werden organspezifische „heilende Laute" genutzt, um die Schwingungen eines Organs und seine Selbstregulierungskraft anzuregen. Sie müssen nicht hörbar sein und können auch während einer Meridianbehandlung im Shiatsu genutzt werden. Schon die reine Hinwendung der

Aufmerksamkeit zu einem Meridian kann bei KlientInnen Resonanz erzeugen und sichtbare Entspannungen oder hörbare Darmgeräusche auslösen.

Beim Erhitzen von Eis dehnt sich ein Festkörper aus. Er schmilzt und zerfällt zu Wasser. Führen wir noch mehr Energie zu, wird die Struktur noch weniger dicht, noch ungebundener, noch feiner und freier, das Wasser transformiert sich zu Dampf bzw. Gas. Im Festkörper sind die Schwingungen relativ langsam. Je schneller und kürzer die Schwingungen werden, desto offener und freier bewegen sich die Teilchen. Der Grundrhythmus der Teilchen bleibt immer derselbe, die Schwingungsfrequenz vervielfacht sich aber mit jeder Zustandsänderung.

Der ganze Kosmos schwingt. Licht besteht aus Schwingungen im Wellenlängenbereich zwischen 350–750 Nanometer (Millionstel Millimeter). Musik, gesprochene Worte und Töne sind Schwingungen. Schallwellen haben eine Länge von ca. 2 Zentimeter bis 20 Meter. Menschen hören sie im Frequenzbereich von 20 bis 20 000 Hertz (Schwingungen pro Sekunde), Hunde bis 40 000 Hz. Obertöne haben die doppelte und mehrfache Schwingung ihres Grundtons. Radiowellen sind stehende Wellen, die sich in alle Richtungen ausbreiten (engl. to radiate = ausstrahlen). Sie durchdringen Menschen und Steine und tragen die Tonschwingungen aufmoduliert mit. Langwellen haben eine Wellenlänge bis zu 10 Kilometer, Ultrakurzwellen von 1–10 Meter.

Atemrhythmus, Herzschlag (Puls), Schlafrhythmus und Monats-Blutung sind Schwingungsmuster, die als rhythmische Kräfte im Menschen besonders deutlich erlebbar sind. In der Gehirnforschung misst man den Grad von Wachheit bzw. Bewusstheit als elektrische Schwingungen:

- Delta-Bereich, 0,5–3 Hz: Tiefschlaf
- Theta-Bereich, 4 -7 Hz: Meditation, tiefe Entspannung, Traumschlaf
- Alpha-Bereich 8–12 Hz: ruhevoller Wachheit, Bewusstsein ohne grosse Aktivität
- Beta-Bereich, 13–40 Hz: Alltagsbewusstsein der permanenten Kommunikations- und Problemlösungs-Bereitschaft. Je höher die Frequenz, desto höher der Stresspegel.

Der Alphabereich ist ein entspannter und gleichzeitig voll präsenter Zustand, in dem Verarbeitungsprozesse ganzheitlich geschehen, integriert und verbunden. Er wird z. B. in neuen Techniken zur optimalen Gehirn-Nutzung eingesetzt, da die Lernfähigkeit erhöht ist (Schnell-Lesetechniken, Mindmapping u. a. zum effizienten Umgang mit der Informationsflut). Ruth Wenger vergleicht in ihrem Buch den Alpha-Zustand mit Supraleitern: ein widerstandsloser, höchst geordneter und komplex verbundener Fluss von Informationen findet statt. Alle Informationen sind gleichzeitig überall vorhanden. Im

Theta-Zustand werden Ganzheitlichkeit, Bilderwelten, Phantasie und ungenutzte Potentiale besonders zugänglich. In diesem Zusammenhang ist interessant, dass die Eigenfrequenz der Erde bei etwas weniger als 8 Herz liegt, wie Prof. Schumann errechnete. Die Schumann-Welle liegt somit auf der Grenze zwischen dem Alpha- und Theta-Bereich.

Im Shiatsu befinden sich sowohl Behandlerin wie Behandelte über längere Phasen in einem Zustand tiefer geistiger und körperlicher Entspannung. Zeit und Raum verlieren ihre Bedeutung. Auf einer unterbewussten Ebene werden Erfahrungen integriert und transformiert.

Resonanz

Resonanz wird in der Physik so definiert, dass ein schwingungsfähiges System mitschwingt, wenn es durch eine Anregungsfrequenz stimuliert wird. Ein typisches Beispiel ist die Kinder-Schaukel, die immer höher schwingt, wenn man sie anstösst. Die mechanische Kraft von Resonanz kann man auch erfahren, wenn man als Gruppe im Gleichschritt über eine Hängebrücke läuft und diese ins Schwingen bringt. Beim Einsturz der Tacoma Narrows Bridge (USA) 1940 versetzte ein relativ mässiger Wind (68 km/h) die neue Hängebrücke in Eigenschwingungen. Durch die eigentlich geringe, aber konstante Krafteinwirkung wurde aus einer anfänglich kleinen Störung eine immer größer werdende Resonanzschwingung, bis das ganze Tragwerk schließlich einstürzte (eindrückliche Filmaufnahmen finden sich unter www.bernd-nebel.de). In der Akustik gibt es das Phänomen, dass schwingende Saiten eines Instruments andere Saiten zum Mitschwingen und Mitklingen bringen. Stimmgabeln treten zueinander in Resonanz und tönen mit – allerdings nur gleichartige, welche auf die selbe Wellenlänge eingestimmt sind.

Resonanzphänomene gehören auch zum menschlichen Dasein. Wir lassen uns vom Gähnen einer anderen Person anstecken, von ihren Gefühlen begeistern, von ihrem Kummer bedrücken, und wir kratzen uns manchmal völlig automatisch gleichzeitig hinter den Ohren. Wir spüren intuitiv, was bei unserem Gegenüber los ist. Joachim Bauer, Professor für Psychoneuroimmunologie, bezieht die Resonanzfähigkeit von Wirbeltieren und Menschen auf die erst vor kurzem entdeckten Spielgelneuronen. Er verweist in seinem lesenswerten Buch „Warum ich fühle was du fühlst" auf viele neurowissenschaftliche Studien. Spiegel-Nervenzellen werden auch dann aktiv, wenn man beobachtet, miterlebt oder sich vorstellt, wie eine andere Person eine Handlung (oder Sequenz davon) ausführt. Ob wir selbst einen Schmerz spüren, wenn wir uns an der Fingerkuppe schneiden, oder ob wir zusehen, wie eine andere Person sich in den Finger schneidet und diesen Schmerz erlebt: In beiden Fällen feuern in unserem Gehirn dieselben Nervenzellen. Schon die Erwartung oder Vorstellung des Schmerzes reicht für die Aktivierung aus. Wenn wir die Gefühle anderer Personen miterleben, werden ganze Nervenzellen-Netze in Resonanz versetzt und schwingen mit. Unser Einfühlungsvermögen basiert darauf, dass wir die Handlungsabsichten, Empfindungen und Gefühle anderer Menschen in uns selbst spüren. So gelingt es uns, andere Menschen intuitiv zu verstehen.

Wechselseitige Resonanzphänomene sind im Shiatsu ein zentrales Element der Behandlung. Einerseits werden durch die KlientIn Resonanzen bei der TherapeutIn ausgelöst, so dass die Therapeutin im Körper der KlientIn gespeicherte Informationen (Gefühle, Erlebnisse) wahrnimmt. Die Therapeutin kann darauf reagieren und Schwingungen verstärken oder dämpfen. Eine in einem Unfall verletzte Körperstelle kann sich noch Jahre später als besonders empfindungslos oder im Gegenteil als besonders schmerzempfindlich zeigen. Die Therapeutin kann bei der KlientIn Resonanzen auslösen und deren Eigenschwingungen anregen oder beruhigen. Sie kann der verletzten Stelle Bewegung oder Entspannung anbieten und ihr die Botschaft vermitteln, dass alles wieder sicher sei. Die Arbeit mit Resonanz erfordert ein hohes Mass an Offenheit und Achtsamkeit. Sie bedingt eine gute Selbstwahrnehmung, bei der die Therapeutin bei sich selbst aufkommende Gefühle und Empfindungen wie Schläfrigkeit usw. wahrnimmt und einordnen kann.

Gesundheit ist in dieser dritten Dimension dann gegeben, wenn alle Lebensfunktionen harmonisch schwingen. Unterdrückte Gefühle und geistiges Ausweichen vor schwierigen Realitäten drücken sich als mangelnde Schwingung aus, welche die ganzheitliche Lebendigkeit des Seins einschränken und auch körperliche Symptome auslösen. Übermässige Gefühle und starre Denkmuster verursachen übererregte Schwingungen und Erschöpfung. Shiatsu-TherapeutInnen sind geschult, subtile Schwingungen im Organismus der KlientIn wahr zu nehmen. Sie gehen mit der KlientIn in Resonanz und können Schwingungen anregen, sich zu verstärken oder zu dämpfen.

Vier Schwingungsebenen

Im Shiatsu können wir vier verschiedene Schwingungsebenen wahrnehmen. Wir erhalten somit energetisch Zugang zu Frequenzen, die eher dem physischen, emotionalen, mentalen oder spirituellen Befinden der Klientin zuordenbar sind. Man kann sich bewusst öffnen, um für alle Schwingungsebenen gleichzeitig empfänglich zu sein.

Pauline Sasaki hat hierfür die Technik entwickelt, sich bei der Arbeit der eigenen Wirbelsäule und ihrer Verlängerung nach unten (Erde) und oben (Kosmos) bewusst zu sein. Wenn das Bewusstsein der Therapeutin in ihrer Wirbelsäule und im Rücken ist, dann gibt dies ihr und der Klientin energetisch mehr Raum und sichert die Verwurzelung der Therapeutin (oftmals arbeiten TherapeutInnen zu stark nur aus dem Herzzentrum und oben).

Um mit einer Schwingungsebene besonders in Resonanz zu gehen und deren Qualität zu verstärken, kann die Therapeutin ihr Bewusstsein in ihrem eigenen Körper fokussieren:

- Die Ausrichtung aus dem Hara steht in Beziehung zu physischen Schwingungen. Thematiken wie Erden und „sich wohl fühlen im Körper" können besonders verstärkt werden. Die energetische Wahrnehmung in der Meridianarbeit in der zweiten Dimension (Teilchenebene) wird unterstützt.
- Die Ausrichtung aus dem mittleren Tandjen bzw. Herz-Chakra kann Themen unterstützen wie Öffnung des Herzens, Zulassen von Gefühlen und universale Liebe.
- Die Ausrichtung aus dem oberen Tandjen bzw. Stirn-Chakra kann die Klarheit und Ruhe des Geistes unterstützen.
- Die Ausrichtung aus dem Scheitelpunkt unterstützt die Arbeit auf der spirituellen Ebene. Wir öffnen uns für alle Kräfte und Themen, die mit der Geschichte der Klientin, ihren Eltern und Vorfahren, ihrem Umfeld und ihrem Lebensweg in Beziehung stehen.

Dieses Arbeiten aus verschiedenen Zentren ist eine subtile Arbeit mit Resonanz und wirkt auch auf der Feldebene. Ein zu gerichteter Fokus kann die Klientin unter Umständen beengen.

Das Arbeitsziel besteht in dieser dritten Dimension – zunächst rein physikalisch betrachtet – darin, bei Kyo die Eigenschwingung anzuregen und zu verstärken. Kyo kann sich auf allen vier Ebenen manifestieren:

- Physisch als fehlende Kraft
- Emotional als fehlendes Zulassen von Gefühlen
- Mental als fehlender Wille, fehlende Klarheit
- Spirituell als fehlende Bewusstheit, fehlende Achtsamkeit.

Kyo als fehlende Schwingung repräsentiert das nicht Gelebte, das nicht Wahrgenommene, das Abgespaltene. Im Shiatsu können fehlende Schwingungen Aufmerksamkeit und Bewegungsimpulse erhalten und sich wieder in den das gesamte, schwingende System integrieren. Übermässige Schwingungen (Jitsu) repräsentieren emotionalen Stress, forcierte Anstrengungen, Überforderung. Sie können sich im Shiatsu beruhigen und entspannen.

Der Rhythmus, mit dem wir im Shiatsu arbeiten, wird auf der Schwingungsebene zu einem zentralen Arbeitsinstrument:

- Ein langsamer Arbeitsrhythmus wirkt beruhigend, entspannend, eher physisch und emotional, und in die Tiefe. Er ermöglicht es, lokal viele Details wahrzunehmen. Er wird vor allem zum Tonisieren von Kyo verwendet. Es geht darum, die Aufmerksamkeit des Organismus auf das Bedürfnis zu lenken.
- Ein schneller Arbeitsrhythmus wirkt leicht, lebendig, fröhlich, belebend, bewegend. Er lenkt von Einzel-Problemen ab. Die Behandlerin lässt sich nicht mehr auf den Grund des Meridians sinken und geht nicht spezifisch auf lokale Tsubos ein, sondern sie schwingt mit dem Rhythmus des Meridians mit. Eine höhere Arbeits-Frequenz wird vor allem für Jitsu-Meridiane und -Zonen und das Leiten von Energie benutzt. Besonders geeignet ist die Technik der schnell alternierenden Daumen von Pauline Sasaki. Die innere Verbindung mit dem Meridian erfolgt nicht mehr physisch, durch Mutter- und Kindhand wie bei Masunaga, sondern durch die reine Aufmerksamkeit, die im Meridian ruht. Das rhythmische und spiralige Mitbewegen des Körpers der Klientin während der Meridianarbeit unterstützt diese Technik.

Achtsamkeit verhilft der Shiatsu-TherapeutIn dazu, situationsgerecht den angemessen Rhythmus zu finden. Dieser wandelt sich im Verlauf einer Behandlung laufend.

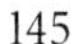

Lebensfunktionen

Meridiane werden in der TCM als Funktionskreisläufe bezeichnet. Sie haben einen Bezug zu physischen Organen und anderen wichtigen Körperfunktionen. Der Gelbe Kaiser verglich Organe mit Staatsbeamten, welche eine Verantwortung für das Funktionieren ihres Aufgabengebiets haben. Masunaga verglich beispielsweise den Herzkreislauf-Meridian mit dem Transportministerium und den Dreifacherwämer-Meridian mit dem Verteidigungsministerium.

Masunaga weist den Meridianenergien folgende Grund-Funktionen zu:

Metall
Lunge: Austausch
Dickdarm: Ausscheidung

Erde
Milz: Nahrungsaufnahme
Magen: Verdauung

Absolutes Feuer
Herz: Integration
Dünndarm: Umwandlung

Wasser
Niere: Vitalität
Blase: Reinigung

Ergänzendes Feuer
Herzkreislauf: Zirkulation
Dreifacherwärmer: Schutz

Holz
Leber: Speicherung
Gallenblase: Verteilung

Jeweils zwei Meridiane sind in ihrer Yin-/Yang-Polarität einem der „Fünf Elemente" bzw. einer Wandlungsphase zugehörig, welche hier in ihrem „Erzeugungs-Rhythmus" angeordnet sind. Aufgrund der Zweiteilung des Feuers ergeben sich „Sechs Schichten". Auch die Makoho-Übungen von Masunaga zur Meridiandehnung und Entspannung basieren auf diesen Konzept-Rahmen. Sie stellen den Bezug zwischen Lebensfunktionen, Bewegung und Meridianverläufen wie folgt her:

- Metallelement: Atem und Ausscheidung haben mit innen und aussen, aufnehmen und weggeben zu tun. Die Bewegung besteht im Öffnen und Schliessen.
- Erdeelement: Das Bedürfnis nach Nahrung führt zu einer Bewegung des Körpers nach vorne. Der Impuls basiert auf Anziehung, einem nach vorne gezogen werden, um Nahrung zu sich zu holen und sie sich einzuverleiben.

- Absolutes Feuer: Integration und Assimilation von Nährstoffen und äusseren Kräften ist ein tiefes, inneres Geschehen, das ohne Bewegung, in Ruhe geschieht.
- Wasser: Flucht ist ein sich wegbewegen und abgestossen werden. Der Antrieb kommt von hinten („getrieben sein").
- Ergänzendes Feuer: Selbstschutz führt zur Bewegung des sich Einkugelns. Der Yang-Rücken schützt die Yin-Vorderseite.
- Holz: Kämpfen und Planen erfordern Umsicht und Beweglichkeit nach allen Seiten und klare Entscheide.

Lebensfunktionen stehen immer in Bezug zum Menschen als Ganzes. Masunaga unterschied zwischen körperlichen und psychologischen Funktionen: die Dickdarmenergie hat auch im übertragenen Sinne mit der Fähigkeit zu tun, unnötigen Ballast loszulassen. Für Masunaga war es das zentrale Arbeitsziel im Shiatsu, auf das Ungleichgewicht in den Lebensfunktionen ganzheitlich, körperlich und seelisch, einzuwirken.

Die folgenden Ausführungen sollen ein erweitertes „Gefühl" für die Wandlungsphasen geben und insbesondere die nicht-physischen Bezüge hervorheben. Sie wollen anregend sein und das ganzheitliche Verständnis ansprechen. Je intensiver und je häufiger man sich mit den Wandlungsphasen beschäftigt, desto mehr Facetten und Zusammenhänge wird man erkennen. Eine nach Meridianen differenzierte Übersicht findet sich im Anhang.

Metall

Das Metallelement ist Sitz der Seele, die sich „einkörpert" (Körperseele Po). Es geht somit um das Da-Sein als Mensch, und um das Thema „Verbundenheit": Verbundenheit von Körper und Seele, Verbundenheit mit sich selbst und anderen. Genügend Raum und Weite, aber auch Grenzen zur Verfügung zu haben, ohne abgeschnitten zu sein – dies ist das Spannungsfeld des Metallelements. Der Gelbe Kaiser spricht der Körperseele Kraft, Ausdauer, Mut und Tapferkeit zu. Die Lunge nimmt Sauerstoff als Himmels-Qi auf. Der Dickdarm scheidet Abfall als unnötigen Ballast aus. Das Losgelassene schafft Raum für das Neue.

Im energetischen Gleichgewicht fühlt sich ein Mensch mit seinem Körper gut verbunden. Er „bewohnt den Körper" und ist in der Lage, sich darin wohl zu fühlen. In Gesellschaft ist man in der Lage, sich angemessen einzubringen, aber auch angemessen abgrenzen zu können. Emotional müssen durch den körperbedingten Kreislauf von Leben und Tod auch Verlust und Trauer erlebt werden. Loslassen und Abschied nehmen ist Voraussetzung des sich Öffnens für Neues. Das Metallelement ist somit verbunden mit Lebenszyklen, Pulsieren und Weitergehen können.

Bei fehlender Metall-Energie wirkt der Mensch geistig abwesend, nicht im Körper, dissoziiert, zurückgezogen, introvertiert, einsam, isoliert, traurig, bedrückt. Er hat wenig Selbstvertrauen, nimmt sich zuwenig Raum, atmet nur leicht. Dem erschöpften Menschen ist die Luft ausgegangen, er ist müde, die Vitalität fehlt.

Bei einem Übermass an Metall-Energie finden wir ein starres Beharren auf äusseren Vorschriften oder eigenen Regeln, ein sich Klammern an Sicheres, Vertrautes. Man kann nicht Loslassen, hat Mühe, sich von Dingen, Personen oder Lebensmustern zu trennen, die nicht mehr „benötigt" werden, sich Neuem und Anderem gegenüber zu öffnen, und sich inspirieren zu lassen. Man engt sich durch starre Formen und zu viele Strukturen selbst ein.

Energetische Manifestationen, die in der Shiatsu-Arbeit auffällig sein können sind beispielsweise Druck, Eingeengtheit und Zusammengezogenheit (Last auf den Schultern, beklemmende Enge im Brustkorb), „Zerfliessen" der Energie (ohne klare Grenzen und Halt), oder „Aufgeblähtheit" (Schutzpanzer).

Erde

Der spirituelle Aspekt des Erdelements heisst Yi und bezieht sich auf das Denken und Handeln, das mit Verstand und Herz zugleich erfolgt.

Die Kraft des Erdelements bedeutet, sich mit dem Irdischen und Materiellen zu verbinden, sich zu nähren und genährt zu werden, und das Aufgenommene verdauen zu können. „Genährt werden" braucht der Mensch auf allen Ebenen: körperlich, geistig, emotional, spirituell. Wenn wir genährt sind, können wir uns innerlich zurücklehnen, sind wir geerdet, sicher, zufrieden, stark, stabil, zentriert, im Gleichgewicht, sorgenfrei, integriert, aktiv, umsetzungsorientiert, handlungsfähig, fruchtbar, zu Mitgefühl wie auch zu Leistungen fähig und können unseren „Standpunkt" vertreten.

Bei einem Mangel an Erdenergie ist der Mensch nicht zentriert, nicht im Gleichgewicht, schwankend, schwebend, nicht auf dem Boden der Tatsachen, unrealistisch in den Einschätzungen, abgehoben von der Realität. Er bekommt schnell „kalte Füsse" im physischen und übertragenen Sinn. Es erhält nie genug – nicht genug zu Essen, nicht genug Luxus, Qualität, Zuwendung. Im Buddhismus spricht man von hungrigen Geistern („hungry ghosts"). Wir finden hier unzufriedene und nörglerische Menschen und Selbstmitleid.

Menschen mit einem Übermass an Erdenergie verhalten sich z. B. konsum-orientiert, sind voller Gier, hängen an ihrem Luxus und an Materiellem, sind selbstzufrieden, selbstsüchtig, selbstgefällig. Sie können auch träge und unbeweglich oder aber leichtsinnig (übermässig sorglos) oder überaktive „Macher" sein. Sie sind immer in Sorge um alles und alle und können von ihren Gedanken nicht mehr abschalten (Milz-Jitsu).

Energetisch finden wir z.B. ein „Ausdünnen" der Energie zur Erde hin („schwerer Kopf, leichte Füsse"), Trägheit (wenig Bewegung) und Schwere, Massigkeit.

Feuer

Das Herz ist der Sitz des Shen, des Geists, des allumfassenden Bewusstseins und der Bewusstheit. „Das Herz ist der Herrscher, von ihm geht die Klarheit des Geists aus" steht im Klassiker der TCM. Shen wird gleichgesetzt mit einer universellen Weisheit, Liebe und Freude, die wie Sonnenlicht von unserem tiefsten Inneren nach Aussen strahlt und sich z.B. als strahlende Augen und inneres Lächeln ausdrückt. Feuer ist Emotion und Spiritualität. Feuer will sich ausdrücken und braucht Raum.

Ein ausgeglichenes Feuer-Element zeigt sich in einer achtsamen, bewussten, sinnerfüllten und harmonischen Lebensführung, in einer tief empfundenen Lebensfreude voller Glück, Zufriedenheit, Be-geisterung, Beseeltheit, Dankbarkeit und Demut. Menschen mit einer ausgeglichenen Feuerenergie haben funktionierende Beziehungen, fühlen Verbundenheit mit Familie, Freunden, anderen Menschen, der Tierwelt, der Natur und dem Universum. Sie sind offen und dennoch geschützt und sicher, weil sie in sich ruhen und gleichzeitig mit der Welt eins sind. Das Feuer lenkt die Hand und das Handeln. Stress, Unsicherheit und Angst schwächen die Herzenergie.

Menschen mit einem Mangel an Feuerenergie empfinden das Leben als sinnlos. Wir erleben sie als freudlos, uninspiriert, desorientiert, unsicher, depressiv, „abgelöscht", abgestumpft, beengend. Sie verschliessen ihr Herz und nehmen eine Schutzhaltung ein (sind „eingeigelt").

Hyperaktivität, Fahrigkeit, Nervosität, Gefühle der Überforderung, Konzentrations-Schwierigkeiten, künstliche, übertriebene, überschwängliche auch übergriffige Fröhlichkeit sind Zeichen für zu viel Feuer-Energie.

Energetisch finden wir im Shiatsu z.B. eine Überempfindlichkeit auf Druck, ein „nicht zur Ruhe kommen" und viel Reden (das Herz quillt über), ein unklares, „verwirrtes", fahriges Energiemuster.

Wasser

Das Wasserelement wird durch Zhi, den Überlebens-Willen geprägt, der nicht nur individuell sondern auch für die Menschheit als Spezies zu verstehen ist. Das Wasserelement versinnbildlicht ewigen Kreislauf und Transformation. Wasser sinkt zu den tiefsten, inneren und verborgenen Schichten, drängt als Quelle des Lebens an die

Oberfläche, ist weich, anpassungsfähig auf die Umweltbedingungen reagierend, und dennoch unaufhaltsam, machtvoll und kraftvoll. Wasser durchdringt alles, macht die Erde fruchtbar, ist Voraussetzung für die Fortpflanzung, verbindet uns mit der ererbten Energie und der Weisheit unserer Ahnen. Nieren-Qi ist ererbtes Qi, die Grundlage unserer Konstitution, unseres Antriebs, unserer Selbstsicherheit. Unser Körper besteht vornehmlich aus Wasser, das Wärme speichert, sich ausdehnt, Informationsträger ist, Energie leitet, in Wellen schwingt.

Im ausgeglichenen Zustand fühlen wir uns voller Vertrauen, Zuversicht und Willenskraft, sind voll im Fluss des Lebens und seiner steten Wandlungen, die wir als Herausforderungen akzeptieren.

Bei Schwäche in der Wasserenergie sind Ängste nicht mehr durch konkrete Bedrohungen erlebt sondern verselbständigt, unspezifisch und allgemein. Hier finden wir tiefe Grundängste (z. B. Existenzängste, Autoritätsängste, Angst vor dem Dunklen) und Opfer-Rollen (schuld sind immer die anderen). Ängste behindern den Menschen in seiner Lebensführung. Es zeigen sich Überreaktionen und Panikattacken, Unsicherheitsgefühle, Mutlosigkeit, Antriebslosigkeit, fehlende Ausdauer, bis hin zur Depression.

Bei energetischer Fülle finden wir eine Halsstarrigkeit, die den eigenen Willen gegen alle Widerstände durchsetzen will, und Verdrängung, die mangelnde Bereitschaft, Schwierigkeiten und eigene Schattenseiten anzuschauen, „den Dingen auf den Grund zu gehen".

Energetisch finden wir im Shiatsu z. B. einen verspannten Nacken und Rücken, verbunden mit eine schweren Zugänglichkeit zu den tieferen Schichten, der ozeanischen Qualität des Blasenmeridians.

Holz

Auf der spirituellen Ebene ist das Holzelement durch die Wanderseele Hun charakterisiert, die unsterblich ist und uns mit der Welt der Geister verbindet. Holz ist eine Kraft, die zum Himmel wachsen und sich in alle Richtungen bewegen und ausdehnen will.

Im Menschen manifestiert sich das Holzelement in der Fähigkeit, sich auf alle Seiten hin zu orientieren, Ziele zu setzen und zu verfolgen, zu planen und zu entscheiden, Flexibilität zulassend. Der Mensch ist geprägt durch Ideen und Visionen, Lebendigkeit, Neugierde, Offenheit, Toleranz für alle Seiten des Lebens, persönliche Entfaltung, inneres Wachstum, einen eigenen Lebensweg.

Bei einem Mangel an Holzenergie ist der Mensch kraft- und orientierungslos. Er weiss nicht, was er will und kann sich nicht entscheiden. Visionen fehlen, und man bleibt dem Bisherigen verhaftet.

Wird der Lebensweg gestört und eingeengt, produziert dies ein Übermass an Holzenergie und Aggressionen, gestauten Ärger, Wut. Wir finden Unduldsamkeit mit andern, Sturheit, Starrsinn, Fixiertheit, Unflexibilität, Rigidität, Getriebenheit, Betriebsamkeit, Rücksichtslosigkeit beim Verfolgen der eigenen Pläne, Anwendung von physischer Gewalt. Ist Widerstand nicht zu beseitigen finden sich Frustration, Augenprobleme, Autoaggression (gegen das eigene Versagen).

In der energetischen Wahrnehmung finden wir z. B. Blockierungen in den Gelenken, steife Muskeln, wenig Kraft in den Händen und Füssen.

Meridiane schwingen. Meridianschwingungen wirken als Informationsträger. Wir können Meridiane vergleichen mit Radiowellen, die je nach Frequenz ein anderes Programm, einen anderen Inhalt, eine andere Stimmung übertragen. Shiatsu-Praktizierende sind in der Lage, die im Moment relevante Stimmung zu empfangen, sich auf die Thematik einzulassen und die übertragenen Informationen zu verstehen. Sie schwingen sich auf die Lebensfunktionen ein, die durch einen Meridian zum Ausdruck gebracht werden. Kyo und Jitsu sind mangelnde oder übermässige Schwingungsmuster und Ausdruck eines Ungleichgewichts in der Lebensweise. Shiatsu kann Lebensfunktionen auf der Schwingungsebene stärken, integrieren und beruhigen.

Die vielfältigen Funktionen der Meridianenergien lassen sich den vier Schwingungs-Ebenen zuordnen (physisch, emotional, mental, spirituell). Stichworte wirken als arbeitstechnisches Hilfsmittel (siehe Anhang). Wenn wir mit einem Stichwort innerlich in Kontakt gehen, sind wir mit dem entsprechenden Lebensthema verbunden. Während der Shiatsu-Behandlung können wir die Stichworte als Sensoren benutzen und feststellen, wie das System der Klientin darauf reagiert. Es kann auch geschehen, dass während der Behandlung ein Stichwort aus dem Unterbewusstsein auftaucht und mir anzeigt, auf welcher Ebene ich arbeite und mit welchem Thema ich gerade verbunden bin.

Eine Übung hierzu besteht darin, sich beim Herzmeridian an einem Oberarm zunächst auf die physische Schwingungsebene und das Thema Blut auszurichten (Zentrierung im Hara). Anschliessend nehmen wir die emotionale Ebene und das Thema Freude in unser Gewahrsein (Zentrierung im Herz-Zentrum). Es finden sich auf derselben Strecke des Meridian andere Tsubos. Wir nehmen den Meridian qualitativ anders wahr, wir arbeiten anders.

Je nach Situation gilt es, ein Thema nur zu halten, mit einem Thema im Kontakt zu sein, sich mit diesem zu verbinden. Ggf. spüre ich das Bedürfnis, einem Thema

(z. B. Freude, Leichtigkeit) mehr Energie zu zu führen, einen Impuls zu geben. Dieser erfolgt rein mental oder auch durch Veränderungen der Arbeitstechnik (z. B. schnellerer Rhythmus). Ich rede innerlich mit dem Organismus und kommuniziere einem Dickdarm-Jitsu beispielsweise, dass es seine Arbeit gut getan habe, nun entspannen könne, das Alte loslassen und Raum für Neues schaffen dürfe.

Kyo repräsentiert das Potential des neuen Energie-Musters, das es zu stärken gilt. Jitsu repräsentiert die übermässige Kraft des alten Energie-Musters, die loslassen darf und sich neu orientieren kann.

Ich kann zwei Meridiane zueinander in Beziehung bringen, indem ich z. B. eine Kyo-Stelle des Kyo-Meridians tonisiere und die Mutterhand auf einer Jitsu-Stelle des Jitsu-Meridians halte. Damit bringe ich in dieser dritten Dimension Lebensfunktionen zu einander in Beziehung.

Vierte Dimension: Energie-Felder

Feldtheorien beschreiben in der Physik Effekte, die durch Wechselwirkungen von Kraft im Raum hervorgerufen werden. Jede elektrische Ladung erzeugt im umgebenden Raum ein Feld, das eine Kraft auf jede andere elektrische Ladung ausübt. Die Quantenfeldtheorie beschreibt den Kraftaustausch zwischen Elementarteilchen. „Es bedurfte eines kühnen Gedankensprungs, um zu erkennen, dass nicht das Verhalten von Körpern, sondern das von etwas zwischen ihnen Liegendem, das heisst das Verhalten des Felds, für die Ordnung und das Verständnis der Vorgänge massgebend sein könne“, kommentierten Albert Einstein/Leopold Infeld diesen Erkenntnissprung in der Physik. Der Raum und das Spannungsfeld zwischen Objekten ist seit Jahrhunderten ein wichtiger Bestandteil chinesischer und japanischer Gemälde und Zeichnungen.

Jeder Mensch hat sein eigenes Feld, eine Ausstrahlung, die auch als Aura wahrnehmbar ist. Bei der Begegnung von Menschen interagieren ihre Felder. Sie können Kontakt halten, sich zurückstossen, und sie können sich durchdringen und zu einem gemeinsamen Feld werden.

- Beispielsweise gibt es eine optimale Distanz, die wir ohne Nachzudenken in einer Gesprächssituation einnehmen. Wenn uns jemand zu nahe kommt, empfinden wir dies als invasive Verletzung unseres Territoriums (Felds).

- Wir spüren Ladung und Spannung zwischen zwei Menschen – im positiven wie im negativen Sinne: Anziehung und Abstossung.
- Wir erhalten das Gefühl, dass jemand „die Stacheln ausfährt“, sich geistig ausklinkt, eine Wand vor sich aufbaut, uns mit Fangarmen einlullen will oder von uns Energie absaugt.
- Wir fühlen uns in der Präsenz einer anderen Person emotional wohl oder unbehaglich, unternehmungslustig oder gehemmt, angeregt oder eingeengt. Wir sagen, wir seien mit jemandem eins oder uneins.
- Ein gut funktionierendes Team strahlt eine gemeinsamen Kraft aus, wirkt als Eins.

Wenn zwei Menschen sich begegnen findet – physikalisch betrachtet – eine Begegnung von elektromagnetischer Energie statt. Die elektromagnetische Strahlung des Herzens soll 60 mal höher sein als die des Gehirns, d. h. energetisch ist die Begegnung von Herz zu Herz stärker als die von Gehirn zu Gehirn. Masunaga spricht vom Zwei-Wie-Eins-Gefühl zwischen den beiden arbeitenden Händen der Therapeutin und der „Kommunikation von Herz zu Herz“.

Auch Feldenergie steht mit Schwingungen in Beziehung. Schwingungen breiten sich im Rahm aus und treffen auf andere Schwingungen. Wenn zwei gegenläufig fortschreitende Wellen gleicher Frequenz und Amplitude zusammentreffen und sich überlagern, entsteht das Phänomen der stehenden Wellen. Dieses Feld-Phänomen kann man beispielsweise in einem Bach gut beobachten. Das strömende Wasser formt hinter Steinen Wellen, die immer am selben Ort stehen. Es entsteht eine Verstärkung der Amplitude, und es entsteht Kohärenz, Gleichphasigkeit. Kohärenz ist Synchronizität in Rhythmus und Beziehung. Kohärenz zwischen Menschen findet statt, wenn sich mehrere Chor-Stimmen zu einem gemeinsamen Gesang vereinen und im Lied zu Eins werden. Ein Fischschwarm besteht zwar aus vielen einzelnen Lebewesen, aber er bewegt sich wie ein einziger Organismus. Ein Vogelschwarm formt in der Luft Schwingungen, dass der Schwarm sich zu einem grösseren Energiekörper verbindet und es zu einem „surfen“ auf gemeinsamen Luftschwingungen kommt.

Harmonie empfinden wir als Wohlklang. Kohärenz wirkt wohltuend, gesund. Im Falle einer Phasenverschiebung wird die Kraft einer Welle durch destruktive Interferenzen gelöscht. Ein einzelner Mensch als „Querschläger“ kann auf die Stimmung einer ganzen Gruppe drücken. Disharmonien empfindet der Mensch als Störungen. Störungen benötigen Energieaufwand zu ihrer Behebung und beinträchtigen die Funktionsweise eines Systems. Seelische Störungen machen krank. Ein gesunder Organismus ist in sich kohärent.

Wir spüren, ob wir im Shiatsu mit der behandelten Person im „Kon-Takt" (einer gemeinsamen Frequenz) sind, oder ob wir das Gefühl haben, die Klientin „nicht zu erreichen" oder gegen einen Widerstand arbeiten. Vertrauen, Loslassen können, Intuition und Erfahrung sind notwendig, damit im Shiatsu das Feld von TherapeutIn und KlientIn ein gemeinsames und damit kohärent wird.

Quantenphysik, Buddhismus, Daoismus und viele andere Lehren gehen gleichermassen davon aus, dass der Kosmos ein System darstellt, in dem alles miteinander verbunden ist und interagiert. Eine Aufstellung über die unterschiedlichen Begriffe für das universale Energiefeld in der Menschheitsgeschichte und über die Erforschung des menschlichen Energiefelds im 20. Jahrhundert findet sich bei Barbara Ann Brennan.

> Gesundheit ist in der vierten Dimension dann gegeben, wenn eine Klientin mit ihrem Leben und allen Beziehungen (allen ihren Feldkräften) im Einklang ist: mit ihrer persönlichen Situation, mit der eigenen Geschichte, mit ihrem Lebensweg, mit ihrer Familie und deren Vorfahren, mit ihren Arbeitskolleginnen,mit ihrem Freundes- und Kulturkreis, mit der Natur und dem Kosmos. Ein Mangel an Gesundheit drückt sich als mangelnden Einklang, mangelnde innere Verbundenheit mit allen Aspekten des Da-Seins aus.

Die Kraft der Feldenergie im Shiatsu zu nutzen heisst, das therapeutische Feld bewusst zu gestalten und in die innere Kraft des Organismus der Klientin zu vertrauen. Jeder lebende Organismus will sich gemäss dem Prinzip der Homöostase selbst heilen, um einen Zustand der inneren Kohärenz herzustellen. Die Aufgabe besteht in der vierten Dimension darin, einen sicheren, gehaltenen Raum bzw. ein mitfühlendes, unterstützendes Feld zur Verfügung zu stellen, damit Transformationsprozesse geschehen können. Manchmal ist es sogar angezeigt, dass die Therapeutin nicht mehr physisch handelt.

Beispielsweise fühlte sich die linke Körperseite einer Klientin noch lange nach einem Sturz schmerzhaft, verwundet und kraftlos an. Es war, als ob die Energie in jenem Moment kollabiert wäre. Bei der geringsten Berührung dieser Seite wich ihr Körper ängstlich zurück. Ich hielt meine Hände einige Minuten ruhig und sanft über die schmerzenden Stellen. Innerlich hielt ich Kontakt mit diesem Ereignis. Ich nahm das liebevoll-mitfühlende Bewusstsein einer „tröstenden Mutter" ein. Wir beide, Klientin und ich, konnten wahrnehmen, wie sich tiefe, innere Verspannungen lösten, wie sich der Körper öffnen konnte, und wie Energie von innen her zur Peripherie floss. Die Schmerzen waren nach der Behandlung verschwunden, und die Körperseite fühlte sich wieder kraftvoll an.

Im therapeutischen Feld verschmelzen die beiden Felder von Therapeutin und Klientin und werden zu einem gemeinsamen Feld. Ich stelle mir zudem vor, dass beide in ein grösseres Feld eingebettet sind, das wie ein schützendes und liebevoll unterstützendes Gefäss wirkt. Das Bewusstsein der Therapeutin ist in dieser Dimension ihr Arbeitsinstrument. Feldenergie ist durch die reine Präsenz der Therapeutin bereits wirksam. Diese Präsenz ist „leer“ von einem Ego, das etwas bewirken möchte. Sie mitfühlend, nicht abwertend und durchdrungen von einer überpersönlichen Qualität von Gelassenheit, universeller Liebe und Freude. Die Präsenz ist anbietend, Raum gebend, einladend.

In einem solchen Feld entwickelt sich das Geschehen wie von selbst. Zur Veranschaulichung nutze ich in meinen Kursen folgende Übung: Zwei Menschen stehen einander gegenüber und halten einen imaginären Ball in der Luft. Dann beginnen sie, mit diesem zu spielen. Der imaginäre Ball erhält eine Eigendynamik, der die beiden folgen. Wer führt nun? Ist es Person A oder B oder der Ball der führt? Die Bewegungen der beiden Menschen und des Balls werden eins, der gemeinsame Tanz wird zu etwas Eigenständigem, Neuem, Viertem. Ist der Ball nur imaginär, wo er doch eine eigene Dynamik und Wirkung entfaltet?

H. Noguchi, der japanische Begründer von Seitai und Katsugen (Auslösung unwillkürlicher Körperbewegungen), hatte postuliert, dass jegliche therapeutische Absicht, jedes Wollen aufgegeben werden muss, und dass die tiefe Beziehung mit dem energetischen Zustand dazu führt, dass sich das manifestieren und auflösen kann, was gerade angezeigt ist.

Die Macht der Feldkräfte im therapeutischen Setting wird oftmals unterschätzt. Wenn der messbare „Zusatznutzen“ spezifischer Techniken und Heilverfahren kleiner ist als erhofft ergiesst sich die Enttäuschung über den so genannten Plazebo-Effekt. Dessen wahre Bedeutung und Voraussetzungen werden weitgehend verkannt. Bei den deutschen GERAC-Studien erzielten beispielsweise nicht korrekt gesetzte Akupunktur-Nadeln nur wenig geringere Wirkungen als korrekt gesetzte. Auf den subtilen Schwingungsebenen der Energiearbeit darf die Bedeutung des gemeinsamen „Heilwunsches im Bewusstseinsfeld“ nicht unterschätzt werden. In einer Studie des amerikanischen National Institute of Mental Health wurde die Wirksamkeit von kognitiver Therapie, interpersoneller Psychotherapie, Impramin und Plazebo verglichen. Die Auswertung der Therapiesitzungen anhand von Audioaufnahmen ergab, dass die Qualität der therapeutischen Beziehung die Varianz der Therapieerfolge besser erklärte als die Wahl der Therapiemethode!

Zur gezielten Nutzung von Kohärenz im Shiatsu haben Pauline Sasaki und Cliff Andrews die Techniken Modelling und Mindset entwickelt.

- Modelling heisst, als TherapeutIn selber „Modell“ zu sein. Wenn ich z. B. am Nacken der KlientIn arbeite, um Verspannungen zu lösen und die Durchlässigkeit zu erhöhen, kann ich die Wahrnehmung gleichzeitig in meinen eigenen Nacken bringen und auch bei mir selber diese Zone weit werden lassen. Mit der Erfahrung geschieht dies völlig automatisch. Die Synchronizität verstärkt die Wirkung des Shiatsu und entspannt gleichzeitig die TherapeutIn.
- Mindset heisst „geistige Ausrichtung“ und bedeutet, dass mein Bewusstsein mit jedem Ort und jedem Thema der Klientin in Kommunikation treten kann. Mein Bewusstsein kann mit einer entfernten Zone des Körpers der Klientin in Verbindung treten und ihr mittels innerer Ausrichtung gezielte Impulse geben. Eine Übung in Shiatsu-Workshops besteht darin, die beiden Fussgelenke mit gleicher Druckintensität und Technik zu behandeln, aber jedes Mal mit einem anderen inneren Fokus. An einem Fussgelenk richtet sich die Behandlerin auf den Nacken der KlientIn aus mit dem Fokus, diesen zu weiten. Am anderen Fuss besteht der Fokus darin, den Bezug zur Erde, die Verwurzelung, zu stärken. Beinahe ausnahmslos erraten alle Behandelten, welcher Fokus an welchem Fussgelenk zum Einsatz gelangte.

Für mich ist wichtig, dass ich als Therapeut während der Arbeit mit meinem eigenen, tiefsten, inneren Kern verbunden bin, einem inneren Ort, an dem alles heil und unkonditioniert ist. Aus diesem Ort bzw. mit diesem Bewusstsein richte ich mich darauf aus, den innersten Kern der Klientin zu berühren, mit diesem in Kontakt zu sein. Wenn sich dieser Kern angesprochen fühlt, kann Öffnung, Loslassen und Veränderung von Innen her geschehen. Die Berührung erreicht und durchdringt nicht nur die Oberfläche der Phänomene, die akuten Verspannungen und Bedürfnisse, sondern auch die sie prägenden Lebensmuster. So wird Shiatsu zum Balsam für die Wunden der Persönlichkeitsentwicklung, lindernd und heilend.

Die energetische Evaluation

Vor jeder Shiatsu-Behandlung wird eine methodenspezifische energetische Evaluation durchgeführt. Im Shiatsu werden üblicherweise folgende drei Techniken genutzt:

- Bo-Shin: das energetische Sehen von Ungleichgewichten und Bewegungen
- Mon-Shin: das Wahrnehmen von energetischen Botschaften im Gespräch
- Setsu-Shin: die energetische Wahrnehmung durch Berühren, speziell durch die Hara-Diagnose.

Wie im Abschnitt zur der ersten Dimension der Energiearbeit ausgeführt wurde, kann über Bo-Shin sehr viel an Informationen gewonnen werden. Cliff Andrews spricht vom „Whole Body Scan“. Wir können mit entspanntem Da-Sein wie ein Radargerät energetische Spannungen und Bewegungen im Körperinneren und im äusseren energetischen Feld, der Aura, der KlientInnen wahrnehmen.

Es besteht ein Unterschied zwischen Boshin (der fernöstlichen Diagnose durch Sehen) und Shishin (der westlichen Diagnose durch Sehen). Während die westliche Medizin Einzelphänomene detailliert untersucht und genau beschreibt, geht es beim fernöstlichen Sehen um das ganzheitliche Wahrnehmen. Masunaga benutzt das Betrachten eines Kunstwerks, um den Unterschied zu veranschaulichen. Beim Shishin wird ein Bild kunsthistorisch genau analysiert und beschrieben. Beim Boshin geht es darum, das Bild als Ganzes auf sich wirken zu lassen und die Stimmungen, die es vermittelt, zu spüren. Bo heisst, aus der Ferne etwas kaum erkennbares sehen zu wollen. Es kann also nicht darum gehen, sich auf Details zu fixieren. Es geht darum, das Ganze zu sehen, auch das, was nicht vordergründig und offen-sichtlich ist. Das Ganze ist mehr als die Summe der Teile. Man muss sich innerlich zurücklehnen, um das Ganze („the whole picture“) zu verstehen.

Beim Monshin (Diagnose durch das Gespräch) geht es analog darum, den energetischen Gehalt von Aussagen zu erkennen und die KlientIn in ihrer Gesamtheit zu erfassen. Auch hier geht es nicht darum, möglichst viele Detailinformationen zu sammeln. Das Zeichen Mon heisst wörtlich übersetzt „jemanden zu dem befragen, was er in seinem Herzen versteckt hält“.

Vier Ebenen der Hara-Diagnose

Masunaga sprach der Hara-Diagnose aus folgenden Gründen die ausschlaggebende Bedeutung für die Arbeit mit Shiatsu zu:

- Die Körperwahrnehmung vermittelt eine grössere Bandbreite und Tiefe an Informationen als das Gespräch. Die Informationen des Körpers kommen direkt aus dem Unterbewussten; sie sind nicht vom Kopf „gefiltert“, selektioniert und bewertet.
- Die Berührung ist als nonverbale Dialogform der Manualtherapie Shiatsu entsprechend. Verstehen und Behandeln geschehen im Shiatsu durch das Berühren, nicht intellektuell.
- Das Hara stellt das Zentrum des Körpers dar: alle Probleme nehmen hier ihren Anfang und manifestieren sich hier.

Jitsu spüren wir im Hara als „oberflächlich" abstossend, zurückfedernd, oder als dicht und kompakt. Folgende Vorstellung kann uns ein Bild vermitteln: Wir möchten ein Haus betreten, und wie wir die Türe öffnen, sehen wir, dass darin eine Party stattfindet. Das Haus ist gerammelt voll. Die Person, die uns die Türe öffnet, wird uns deshalb zurückweisen – geh weg, da ist kein Platz für weitere! Wenn wir es trotzdem versuchen, ist kein Vorwärtskommen möglich.

Die Kyo-Qualität zeigt sich in den Hara-Zonen demgegenüber als nachgiebig, anziehend, bedürftig. „Bitte bleib noch ein wenig", werde ich von der Zone eingeladen. Meine Finger sinken in die Diagnosezone ein, können sich kaum selbständig lösen, müssen aktiv zurückgezogen werden. Um beim Bild des Hauses zu bleiben: Die Türe steht weit offen, drinnen sitzt eine Person, ganz alleine und einsam, und bittet mich sehnlichst zu bleiben. Manchmal ist die Türe geschlossen, die Empfindung an der Körperoberfläche gespannt und hart. Aber wir spüren dahinter eine Leere, meist jedenfalls bei einer zweiten Berührung, wenn sich die Türe nach dem ersten Anklopfen geöffnet hat.

Masunaga bezog die Technik der Hara-Diagnose auf das maximale, energetische Ungleichgewicht: welcher Meridian ist am stärksten kyo, welcher am stärksten jitsu. Dies bezeichne ich als erste Ebene.

Pauline Sasaki und Cliff Andrews haben die Hara-Diagnose weiterentwickelt. Sie wollen auf einer zweiten Ebene wissen, welches Meridianpaar am stärksten interagiert. Damit rücken das Spannungsverhältnis und die Beziehung zwischen Meridianen ins Zentrum des Interesses. Die Technik besteht darin, in einem ersten Schritt die maximale Jitsu-Zone sowie zwei bis drei Kyo-Zonen zu finden. Im zweiten Schritt wird jenes Paar gesucht und ausgewählt, bei dem eine deutliche Interaktion feststellbar ist. Kyo und Jitsu haben dann nicht die Bedeutung eines pathologischen Ungleichgewichts, sondern sie spiegeln jenes Bewegungspotential, das am effizientesten zur Harmonisierung des gesamten Energiesystems beitragen kann.

Auf der dritten Ebene ist eine Differenzierung der Hara-Diagnose nach physischen, emotionalen, mentalen und spirituellen Schwingungen möglich. Cliff Andrews hat hierfür die Technik des Meridian-Scans entwickelt. Die Hand wird in das Aura-Feld gehalten, um energetische Bewegungen innerhalb einer Ebene wahrzunehmen. Beispielsweise kann es sein, dass im zweiten Schritt eine Interaktion im Meridianpaar Magen (jitsu) und Niere (kyo) gefunden wird. Mit der Technik des Meridian-Scans ergeben sich im aurischen Feld der jeweiligen Diagnosezone vielleicht folgende Wahrnehmungen (Beispiel):

Magenmeridian:
Physische Schicht (bis 5 cm): hohe Dichte in der Zone, wenig Bewegung
Emotionale Schicht (5–20 cm): Spannung im mittleren Bereich des Brustkorbs
Mentale Schicht (20–50 cm): Zusammenziehende Energie im Kopfbereich
Spirituelle Ebene (Raum ausserhalb von 50 cm): Offenheit, Weite
Nierenmeridian:
Physisch: Weichheit, Kraft im Beckenbodenbereich
Emotional: Spannung im Bereich Solarplexus
Mental: Bedürftigkeit im oberen Brustkorb
Spirituell: Bild von viel Kraft in Schultern und Oberarmen.

Die spirituelle Ebene erscheint in beiden Meridianen als Kraft und Ressource, die emotionale Ebene dagegen im Brustbereich als gespannt. Als Arbeitsziel würde somit resultieren, die Gefühlsebene zu entspannen und mit der spirituellen Ebene zu verbinden, damit sie Zuversicht in einem grösseren Ganzen schöpfen kann. Ich selbst verwende die Technik des Meridian-Scans nur noch selten. Sie stellt zwar eine gute Wahrnehmungsübung dar. Sie kann jedoch als Behandlungs-Vorgabe einengend wirken. Ich vertraue vielmehr auf das, was sich im Behandlungsverlauf zeigt und ergibt. In der Behandlung zeigt sich eine bedürftige oder überaktive Ebene von selbst. Man spürt, ob eher physisch-aktivierende Impulse oder ein sorgfältig-mitfühlendes Halten einer Zone angezeigt sind. Erfahrungsgemäss wechseln die Ebenen im Verlaufe der Behandlung immer wieder, oder es gibt Phasen, in denen alle Ebenen gleichzeitig angesprochen und in Verbindung gehalten sein wollen.

Für mich besteht die zentrale Aufgabe der Hara-Diagnose auf der dritten Ebene darin, die qualitativen Wahrnehmungen der Meridiandiagnose mit den aktuellen Lebensthemen der Klientin in Verbindung zu setzen. Meridiane geraten aus dem Gleichgewicht, weil vitale Funktionen überbelastet sind (Jitsu), oder weil Bedürfnisse zu wenig respektiert werden (Kyo). Es kann beispielsweise sein, dass eine KlientIn nach einem Todesfall in der Familie dem Thema Abschied und Trauer zu wenig Raum lässt. Energetisch manifestiert sich dieses versteckte Bedürfnis als Kyo in der Dickdarm-Energie auf der emotionalen Ebene. Die gleichzeitige Schlaflosigkeit verweist auf den hohen Energieaufwand, den das Unterbewusstsein auf der spirituellen Ebene zum Integrieren der neuen Situation leistet.

Auf der vierten Ebene können wir die Feld-Bedeutung der energetischen Muster erkennen. Im therapeutischen Verlauf mehrerer Sitzungen können sich ähnliche oder gleiche Diagnosen häufen. Die Energiemuster stehen für ein strukturelles, tiefer liegendes Lebensmuster, das mit der Charakterstruktur zusammenhängt. Ein wiederkehrendes, maximales Kyo deckt die tiefsten, unerfüllten Bedürfnisse auf. Hara-Diagnosen können auch für spezifische traumatische Zeitpunkte durchgeführt werden, wofür Cliff Andrews die Technik des „Time-Scans" entwickelt hat. Damit lässt sich in Erfahrung bringen, welches Ungleichgewicht durch ein einschneidendes Erlebnis ausgelöst wurde. Die Time-Scan-Technik basiert auf den gleichen Prinzipien wie der kinesiologische Muskeltest. Das unterbewusste Wissen des Organismus wird befragt. Die „Finger-Test-Methode" von Ted Saito funktioniert ebenso. Es ist eine spezifische Form der Hara-Diagnose zur Unterscheidung akut-pathologischer und tieferliegender, chronisch-struktureller Energiemuster.

In Fortbildungskursen kann man erleben, dass Praktizierende bei einer Klientin teilweise zu gleichen, teilweise zu ähnlichen und teilweise zu völlig verschiedenen Hara-Diagnosen kommen. Dennoch sind Unterschiede nicht einfach beliebig, sondern bei einer genaueren Betrachtung verstehbar. Der Anspruch, dass Shiatsu-TherapeutInnen in der Lage sein müssen, „richtige" Hara-Diagnosen zu stellen löst vielfach Stress aus. Unter Druck entsteht Spannung. Die erforderliche, natürliche Offenheit für die energetische Wahrnehmung ist damit gar nicht mehr möglich.

Eine Hara-Diagnose heisst zunächst nichts anderes als das: Es gibt die Klientin, die ihr Hara der Behandlerin zeigt, und es gibt die Behandlerin, die im Hara der Klientin etwas wahrnimmt. „Jemanden den Bauch zeigen" ist in Japan ein Ausdruck dafür, jemandem Vertrauen zu schenken. Die energetische Wahrnehmung der Hara-Diagnose ist immer ein subjektiver und interaktiver Ausschnitt der Realität der Klientin. Wir müssen uns immer wieder bewusst sein, dass Wahrnehmung und Wirklichkeit nie identisch sind. Verschiedenen TherapeutInnen werden möglicherweise andere Aspekte offenbart. Bei einer Überschwemmung wendet man sich an einen starken Feuerwehrmann um Menschen in Not zu bergen; die feinfühlige Psychologin eignet sich besser, um Obdachlose zu trösten.

Es kann sein, dass die Klientin beim ersten Termin noch zurückhaltend ist und ihr Hara zunächst nur einen eher physischen, oberflächlichen oder akuten Aspekt zeigt. Im Verlaufe der Therapie wächst die therapeutische Beziehung, und tiefer liegende, emotionale und charakterlich strukturierende Schichten werden offenbart. Bei einem Hausbrand muss zuerst das Feuer gelöscht werden, bevor man die Räume renovieren kann. Manche KlientInnen finden den ersten Zugang einfacher über die körperliche Ebene. Andere benötigen möglichst rasch eine Verbindung auf der spirituellen Ebene.

Das Ziel einer energetischen Evaluation besteht im Shiatsu nicht darin, eine Krankheit zu diagnostizieren, sondern eine Person ganzheitlich zu verstehen und einen energetischen Zugang (Türöffner) zu ihr zu finden, betonte Masunaga. Wir wollen, wie der Kleine Prinz, mit dem Herzen hören und verstehen.

In seinen Aufsätzen benutzte Masunaga folgende zwei Bilder:

- Bei den alten Schlössern war es so, dass die Form des Schlüssels nur relativ genau passte. Wenn man das Prinzip des Schlosses begriffen hatte, konnte man sogar mit einem groben Draht das Schloss öffnen und sich somit den Eintritt ins Haus verschaffen.
- Kalligraphien von weniger geübten oder von untalentierten Personen sind zwar weniger schön anzusehen, aber trotzdem lesbar und inhaltlich verständlich.

Mssunaga wollte mit diesen Bildern zum Ausdruck bringen, dass eine Hara-Diagnose mehr oder weniger geschickt ausgeführt werden kann. Wenn jedoch das aufrichtige Bedürfnis da ist, die KlientIn zu verstehen, dann kommt die Therapeutin mit ihr in eine tiefe Begegnung und erreicht das energetische Bedürfnis der Person, war Masunagas Ansicht.

Ich empfinde es als wichtig, dass die energetische Evaluation vor einer Behandlung sich auf die wesentlichsten Informationen fokussiert, kurz und „allgemein" bleibt. Zeitaufwändige, differenzierte Evaluationen erwecken den Anschein einer naturwissenschaftlichen „Objektivität" der energetischen Information, statt zu deren Subjektivität und Interaktivität zu stehen. In der Akupunktur werden die zu behandelnden Punkte aufgrund der Evaluation abschliessend bestimmt. Im Shiatsu ist dies anders. Die Hara-Diagnose ergibt keinen definitiven Behandlungsplan. Das Behandeln stellt gleichzeitig ein laufendes Evaluieren dar. Die Arbeit ist ein Fluss, der sich an das Geschehen anpasst.

Viele Schulen unterrichten, dass man die Behandlung auf zwei Meridiane beschränkt. Man berichtet, dass Masunaga selbst sämtliche Meridiane in eine Behandlung integrierte, jedoch dem diagnostizierten Paar besondere Aufmerksamkeit schenkte. Meine persönliche Arbeit ist die, dass die evaluierten Meridiane den Einstieg in die Arbeit bilden. Manchmal ziehen sie sich als Leitplanke durch die ganze Behandlung durch, manchmal kommen während eines Abschnitts andere dazu, manchmal ergibt es sich, dass eine erste Meridian-Thematik noch während der Behandlung abgeschlossen wird. Ein anderer oder ein damit zusammenhängender, tieferer Lebensaspekt rückt in den Vordergrund.

Der Bezug zwischen den Evaluationsformen und den vier Dimensionen der Energiearbeit ist folgender:

Energie-Dimensionen	Sehen	Hören	Spüren
Erste Dimension Energiemenge	Körpervolumen und Verteilung, Temperatur, Haut	Lautstärke der Stimme	Tonus der Haut, Muskelspannungen
Zweite Dimension Energiefluss	Sehen von Blockierungen	–	Hara-Diagnose Kyo/Jitsu und ihre Interaktion
Dritte Dimension Schwingungen und Lebensfunktionen	Nicht-schwingende Räume. Aura. Körperfarben	Tonfall der Stimme, Lebensthemen im Gespräch	Hara-Diagnose in Bezug zu Lebensthemen, Meridian-Scan in der Aura
Vierte Dimension Verbundenheit	Körperhaltungen und ihre Bezüge zu Charakter und Wandlungsphasen; ihr tiefstes Bedürfnis	Erkennen von Lebensmustern und tiefen Bedürfnissen im Gespräch	Mehrere Hara-Diagnosen als Lebensmuster. Time-Scan

Daraus ergibt sich im konkreten Verlauf der Evaluation folgende Checkliste:

Checkliste für die energetische Evaluation

Sehen
- Energievolumen (gesamthaft viel/wenig)
- Energieverteilung (oben/unten, Seiten)
- Druck (von innen und aussen)
- Pulsation oder Starre
- Bewegungsblockaden
- Körperfarbe
- Körperhaltungen und Bezüge zu Wandlungsphasen/Charakter

Hören
- Lautstärke
- Energetische Information (Bezüge zu Meridianen, Lebensthemen und -mustern)

Spüren
- Tonus der Haut, Muskelspannungen
- maximales Jitsu, Maximales Kyo
- Kyo-/Jitsu-Interaktion
- Bezüge zu Lebensfunktionen
- Mustererkennung.

Diese Informationen dienen als Grundlage für die Entwicklung von Behandlungsfokus und Arbeitszielen.

Behandlungsfokus und Arbeitsziele

Der Behandlungsfokus dient als Leitplanke der Shiatsu-Behandlung und ist Referenz für die Evaluation der Wirkung. Der Behandlungsfokus bezieht alle Informationen und Energie-Dimensionen ein. Der Hauptfokus einer Behandlung tönt oftmals sehr allgemein. Er wird beispielsweise wie folgt formuliert:

- Das Zentrum stärken und die unterbrochene Verbindung Oben-Unten wiederherstellen
- Kopf und Herz verbinden
- Leichtigkeit und Weite erfahren
- Klarheit der Mittellinie haben
- Bewusst Grenzen und Prioritäten setzen
- Kontrolle aktiv abgeben und tief Loslassen können
- Selbstvertrauen nähren und stärken
- Öffnen des Herzzentrums zulassen.

Diese einfach erscheinenden Formulierungen nehmen auf sehr grundlegende Lebensthemen Bezug. Sie beziehen sich auf ein tiefes, inneres Bedürfnis, das sich energetisch ausdrückt. Die ganz besondere Wirkung des Shiatsu wird von den KlientInnen auf dieser ganzheitlichen Ebene erfahren.

Der Hauptfokus unterteilt sich in Arbeitsziele. Je mehr Erfahrung eine TherapeutIn hat, desto mehr ist sie in der Lage, mit ihrer Behandlung verschiedene Themen gleichzeitig zu erfassen und zueinander in Bezug zu setzen.

Die folgende Erst-Evaluation einer Klientin zeigt, wie aus der Komplexität der Befunderhebung Hauptfokus und Arbeitsziele für die Behandlung entwickelt werden können:

Monshin (Gespräch):

- Die Klientin empfindet sich insgesamt als gespannt, „wie aufgedunsen" (globales Jitsu).
- Sie leidet unter Hitze-Wallungen (Energie steigt nach oben).
- Ihr wird oft schwindlig, und sie hat oft Kopfschmerzen (Energie stagniert im Kopf, kann sich nicht absenken).
- Sie klagt, dass sie bald 60 Jahre alt werde, ein Ereignis, das sie im Alltag meist verdrängt, mit dem sie sich jedoch innerlich nicht abfinden kann (spirituelle Krise).

Boshin (Sehen)

- Das Aufgeblähte ist im ganzen Körper sichtbar (Brustkorb, Beine, Fussgelenke). Ihr Körper wirkt geschwollen, wie ein „aufgeblasener Ballon". Der energetische Druck geht von innen nach aussen und ist gleichzeitig verbunden mit einer Stagnation, einer Blockierung der Bewegungen nach unten.
- Die Hitze im Kopf zeigt sich als gerötete Gesichtshaut.
- Ich nehme mehrere energetische „Gürtel" wahr, welche den Energie-Fluss in der vertikalen Richtung blockieren, insbesondere in den Bereichen Schädelrand-Basis, Brustkorb/oberer Rücken, Zwerchfell (verspannter Solarplexus, eingeschränkte Atmung), Hara (schwach), Fussgelenke (verspannt, wenig Energie in den Füssen).
- Die funkelnden Augen der Klientin spiegeln – entgegen ihrer aktuell deprimierten Stimmung – eine tiefe Lebensfreude wieder (Ressource).

Hara-Diagnose

- Der Nieren-Meridian ist am ausgeprägtesten Jitsu.
- Das stärkste Kyo zeigt sich im Lebermeridian. Besonders Kyo ist zudem der Herzkreislauf-Meridian. Dieser interagiert mit dem Nierenmeridian deutlicher als der Leber-Meridian.

Interpretationen

- Die Überaktivierung der Nierenenergie setze ich mit einer Urangst und dem Verdrängen des Alterungsprozesses in Beziehung.
- Leber-Kyo verstehe ich als Erfordernis, sich mit dem Sinn des weiteren Lebenswegs zu beschäftigen, sich nicht an das Vergangene klammern zu wollen, dem Alterungsprozess positiv zu begegnen, sich zu bewegen, nicht zu erstarren.
- Die energetisch engen Gürtel, die geringe Atmungstiefe und die Gespanntheit im Solarplexus stehen in Verbindung mit der geschwächten Herzkreislauf-Energie.

Den Hauptfokus für die Shiatsu-Arbeit formuliere ich mit den Stichworten: „bewegen, erden, verbinden."

Folgende Arbeitsziele zeigen sich:

- Es sollte generell mehr Bewegung in den Organismus kommen, da zuviel Energie gehalten wird oder ungerichtet nach aussen drängt. Ich habe den Eindruck, dass ihrem Organismus eine eher schnelle, rhythmische, kraftvolle, „belebende" Arbeitsweise angenehm wäre und werde dies anbieten, um Stagnierungen zu lösen. Viele Dehnungen und Arbeit in der Seitenlage dürften unterstützend sein.
- Es gilt, die Durchlässigkeit der Energiebewegung von oben nach unten wieder zu ermöglichen. Kopf und Rumpf, Gedanken und Herz sind zu verbinden.
- Das physische Zentrum (Hara) und die Verbundenheit der Füsse mit der Erde sollten stärker werden.
- Im Brustkorb besteht ein Bedürfnis nach mehr Entspanntheit und Raum zum Atmen.
- Die Meridianarbeit soll sich primär auf die Harmonisierung und den Ausgleich der Beziehung zwischen dem Wasser- und Feuerelement ausrichten.
- Meine innere Ausrichtung soll die emotionale und spirituelle Ebene betonen, auch wenn ich auf der physischen Ebene yang-orientiert arbeite.
- Die Nierenenergie soll im unteren Kreuzbereich beruhigt und gehalten werden.
- Ich möchte den Raum dafür halten und dem Organismus Angebote machen, dass sich ihre Lebensfreude mit dem Hier und Jetzt des „Alterns" verbinden kann, dass sie sich dem neuen Lebensabschnitt gegenüber öffnen kann. Ich möchte erfahren, wie sie auf Angebot reagiert, um diese innere Ausrichtung unterstützen.
- Ich nehme mir vor, der Klientin nach der Behandlung ergänzend zum Shiatsu Körperübungen anzubieten und zukünftig kurze Focusing-Elemente in die Gesprächsführung einzubauen, um die Akzeptanz und Selbstreflexion ihres Alterungsprozesses zu unterstützen.

Diese Arbeitsziele ergeben sich fortlaufend aus den verschiedenen Aspekten der Evaluation und fügen sich zum Hauptfokus zusammen. Ich lerne sie nicht auswendig sondern lasse sie wieder los. Sie bleiben im Speicherbewusstsein verfügbar. Sie tauchen im Verlauf der Behandlung als Themen wieder zur Oberfläche auf und prägen einzelne Behandlungssequenzen.

Die vier Dimensionen der Energiearbeit scheinen so wie folgt durch den Daumen und die Behandlungstechniken durch:

- Energie-Menge: Es gibt viele Behandlungssequenzen, die sich nicht spezifisch auf Meridiane beziehen. Sie widmen sich einer Zone oder einem allgemeinen, energetischen Thema, beispielsweise dem Entspannen des Brustkorbs und dem Hinlenken der Energie zu den Füssen.
- Energie-Fluss: Die Meridian-Energie ist eher stagnierend und in verschiedenen energetisch beengenden Gürteln unterbrochen. Die Meridianarbeit wirkt bewegend und verbindend.
- Energie-Schwingungen: Der Umgang mit dem Lebensthema des Alterns spiegelt sich auf allen Schwingungsebenen. Ich verbinde mich mit Stichwörtern auf der emotionalen und die spirituellen Ebene wie Klarheit, Vertrauen.
- Energie-Feld: Es gilt, die Realität (Alterungsprozess) aus dem tiefsten Inneren her anzunehmen, sich nicht zu verschliessen. Ich verbinde mich generell mit den Themen Öffnen zulassen, Lebensfreude und Selbstakzeptanz.

Berühren und berührt werden

Die Shiatsu-Behandlung folgt keinem starren Konzept. Innerhalb eines Rahmen-Ablaufs mache ich dem Organismus Angebote und gehe mit der Resonanz mit. Reagiert der Organismus ablehnend auf ein Angebot, verändere ich die Ausrichtung und die Technik. Shiatsu ist ein Gespräch ohne Worte mit dem Organismus der Klientin. Die Behandlung entwickelt sich im Moment und im Einklang mit der sich verändernden Energie. Der Rhythmus ist ein gemeinsamer und stetig wechselnder. Innerhalb einer Behandlung ergibt sich eine angemessene Balance zwischen Yang und Yin, Tun und Nicht-Tun, Bewegung und Stille, körperlicher und energetischer Arbeit. Ich berühre und ich lasse mich berühren.

Quellen

- Shizuto Masunaga, Zen Shiatsu, 1977; der deutsche Titel lautet: Das Grosse Buch der Heilung durch Shiatsu, Barth
- Shizuto Masunaga, Meridian-Dehnübungen, Hübner Verlag 1999
- Shizuto Masunaga, Shiatsu et Médecine Orientale, Le Courier du Livre 1999
- Cliff Andrews, Die Entwicklung der sieben Stufen energetischer Wahrnehmung, in: Holger Greinus, Shiatsu Grundlagen, Kyo & Jitsu, Vitalis 2001

- Cliff Andrews, Ein neues Konzept des Verständnisses von Shiatsu Energie Arbeit, Shiatsu Magazin www.shiatsu-austria.at
- Wilfried Rappenecker, Mit Kyo und Jitsu arbeiten; Lebendige Meridiane u. a. Texte unter www.schule-fuer-shiatsu.de
- Wilfried Rappenecker, Atlas Shiatsu, Urban und Fischer 2007
- Ryokyu Endo, The New Shiatsu Method, Kodansha 2004
- Tetsuro Saito, Shin So Shiatsu, Trafford 2006
- Saul Goodman, Shiatsu, Hugendubel 1990
- Tilman Gaebler, Die Position des Herzens, IOKAI-Newsletter 2/2002
- Patrizia Stefanini, Quantenphysik und Shiatsu, Shiatsu-Magazin www.shiatsu-austria.at
- Joachim Schrievers, Durch Berührung wachsen – Shiatsu und Qigong als Tor zu energetischer Körperarbeit, Huber 2004
- Fritjof Capra, Das Tao der Physik, Knaur 1975
- Danah Zohar, The Quantum Self, Quill 1990
- David Bodanis, Das Universum des Lichts, Rowolth 2005
- Albert Einstein, Leopold Infeld; Die Evolution der Physik, Rowolth 1995 (englische Erstausgabe 1938)
- Shimon Malin, Dr. Bertlmanns Socken. Wie die Quantenphysik unser Weltbild verändert, rororo 2001
- Ruth Wenger, alphaskills, Campus 2005
- Gustl Marlock, Halko Weiss, Handbuch der Körperpsychotherapie, Schattauer 2006
- Joachim Bauer, warum ich fühle was du fühlst, Hoffmann und Campe 2005
- Barbara Ann Brennan, Licht-Heilung, Der Prozess der Genesung auf allen Ebenen von Körper, Gefühl und Geist, Arkana 1994
- Manfred Kubny, Qi-Lebenskraftkonzepte in China; Definition, Theorien und Grundlagen, Haug 2002
- Peter Deadman et. Al., Grosses Handbuch der Akupunktur, Verlag Ganzheitliche Medizin, 2002
- Jason Elias, Katherine Ketcham, Selbstheilung mit den Fünf Elementen, Fischer, 2004
- Klaus Dieter Platsch, Psychosomatik in der chinesischen Medizin, Urban und Fischer, 2005
- Leon Hammer, Psychologie und Chinesische Medizin, Joy Verlag, 2000

Anhang: Dimensionen der Energiewahrnehmung und -Arbeit im Shiatsu

1. Energie-Menge: Kyo und Jitsu als Ausdruck der Lebenskraft

Theorie	• Energie manifestiert sich als feinstoffliche, dampfartige Lebenskraft in Form von Druck, Volumen, Dichte, Wärme • Gesundheit ist gegeben, wenn der Körper gleichmässig mit angemessen viel Energie versorgt ist • Energetische Ungleichgewichte und fehlendes Pulsieren führen zu Beschwerden und Krankheit • Shiatsu gleicht die Energieverteilung aus und bewirkt damit Gesundheit
Wahrnehmungen	• Energieverteilung im Körper • Lokale Wahrnehmung (Zonen, Stellen, Punkte) • Kyo: versteckt, weich, leer, ohne Kontakt, kühl • Jitsu: oberflächlich, abstossend, prall, pulsierend, heiss, hart, dicht, konzentriert, gespannt
Energetische Evaluation	• Boshin („Sehen" von Energievolumen und –verteilung, „Whole-Body-Scan") • Setsushin („Berühren" von Druck, Wärme, Dichte)
Arbeitsziele	• Ausgleichen der Unterschiede in der Energiemenge • Kyo stärken, nähren, aktivieren, füllen • Jitsu beruhigen, entspannen, schmelzen, bewegen, befreien
Innere, geistige Ausrichtung	• Zentrierung der Therapeutin im Hara • Verständnis von Kyo als lokales, energetisches Bedürfnis • Verständnis von Jitsu als Ressource, die dem Körper verfügbar zu machen ist
Arbeitstechniken	• Kyo tonisieren (Yin-Technik: tiefer, lang anhaltender Kontakt oder Yang-Technik aktivierend, kräftig, schnell) • Jitsu sedieren (Yang-Technik eher fordernder, schneller Kontakt, oder Yin-Technik haltend, einladend, schmelzend) • Eine Hand genügt für lokales Arbeiten • Zwei Hände/Finger übereinander gelegt • Zwei Hände/Finger simultan

2. Energie-Fluss: Meridiane als Verbindungen

Theorie	• Energie manifestiert sich als feinstoffliches „Fluidum", das in Meridianen fliesst, die organische Informations-, Steuerungs- und Versorgungsfunktion haben • Gesundheit ist gegeben, wenn die Energie harmonisch und natürlich fliesst • Blockaden und Stagnationen im Energiefluss verursachen Beschwerden und Krankheiten • Shiatsu fördert und harmonisiert den Energiefluss in den Meridianen und bewirkt so Gesundheit und Wohlbefinden
Wahrnehmungen	• Unter den Händen: Meridian-Dichte, Tiefe und Grund, Bewegung, Richtung, Stau • zwischen den zwei Händen: Kontakt, Reaktion, Impuls, Verbindung, Bewegung • über die Hände hinaus: Kraft, Gerichtetheit, Verbindungen, Unterbrüche
Energetische Evaluation	• Sehen von Blockierungen des Energieflusses • Hara-Diagnose: maximale Jitsu und Kyo, sowie maximale Kyo-/Jitsu-Interaktion
Arbeitsziele	• Energie soll im ganzen Meridianverlauf harmonisch fliessen • Jitsu lösen, Energie zu Kyo bringen • Kyo tonisieren mithilfe der Jitsu-Energie • Verbindungen herstellen, unverbundene Zonen integrieren
Innere, geistige Ausrichtung	• Zentrierung der Therapeutin im eigenen Hara • Bewusstsein im Meridian (in der Tiefe) a) zwischen den Händen, oder b) über Hände hinaus im Meridian • Ausrichtung auf Thema Verbindungen, Blockierungen, Unterbrüche • Kyo als Bedürfnis, Jitsu als Kraft
Arbeitstechniken	• Mutter-Hand (MH) und Kind-Hand (KH) haben Bezug zueinander • Statische Techniken: MH ruht sedierend auf Jitsu, KH hält tiefen Druck in Kyo • Dynamische Techniken: Auslösen, Leiten, Begleiten, Halten der Energie • Verbindung als elektrischen Impuls spüren

3. Energie-Schwingungen: Meridiane als Ausdruck der Lebensfunktionen

Theorie	• Energie manifestiert sich als Schwingungen, welche Informationen über alle Lebensfunktionen übertragen (körperliche, emotionale, mentale, spirituelle Ebenen) • Gesundheit ist gegeben, wenn alle Lebensfunktionen angemessen schwingen • Das Unterdrücken von Lebensfunktionen führt zu seelischem Leid und körperlichen Beschwerden • Shiatsu fördert das Schwingen auf allen Ebenen und ganzheitliche Gesundheit
Wahrnehmungen	• Mit Klientin und Meridian in Resonanz sein (mitschwingen) • Reaktionen des Organismus auf funktionsbezogene Schlüsselwörter • Ebenenspezifische Tsubos und Berührungsqualitäten
Energetische Evaluation	• Nicht-schwingende Zonen sehen • Lebensthemen im Gespräch • Haradiagnose als Ausdruck der Lebenssituation verstehen • Schwingungsebenen der Kyo-/Jitsu-Meridiane in der Aura (Meridian-Scan)
Arbeitsziele	• Sich auf Lebensfunktionen einschwingen, Bedürfnisse stärken, Überaktivität beruhigen • Unterstützung innerhalb einer Ebene/ Funktion geben • Integration/Verbindung abgespaltener Ebenen
Innere, geistige Ausrichtung	• Zentrierung der Therapeutin in der Wirbelsäule, um mit allen Ebenen in Kontakt zu sein • Zentrierung im Hara, oberem Tandjen, Dritten Auge oder Scheitelpunkt, um mit einer Ebene spezifisch zu arbeiten • Ausrichtung auf Schwingungen als Ausdruck von Lebendigkeit
Arbeitstechniken	• Anpassen von Rhythmus, Stimmung, Geschwindigkeit • Mit Stichwörtern und Stimmungen verbinden, auf Reaktion eingehen • Ebenen-spezifische Tsubos bearbeiten • Kyo- und Jitsu-Meridiane verbinden

4. Energie-Felder: Die Kraft der bewussten Verbundenheit

Theorie	• Energie manifestiert sich als Feld von Schwingungen • Gesundheit heisst, mit sich und der Welt in Einklang zu sein • Seelisches Leid und Krankheit sind Folge von Unverbundenheit • Die Shiatsu-TherapeutIn gestaltet ein kohärentes Feld von Schwingungen als gehaltener Raum für eigene, innere Transformationsprozesse des Organismus
Wahrnehmungen	• Tiefste, innere Entspannung von Klientin und Therapeutin • Ein gemeinsames, kohärentes Feld ausserhalb von Raum und Zeit • innere Bilder, Farben, Töne, Flashbacks • körperlich-energetische Aktivierungen (Pulsieren usw.) und Deaktivierungen • Innere energetische Prozesse (Kräftigung von innen her, Stabilisierung, Beruhigung)
Energetische Evaluation	• Körperhaltungen als Charakterausdruck • Ungleichgewichtige Lebensmuster im Gespräch • Mehrere Hara-Diagnosen im Therapieverlauf als Lebensmuster • Hara-Diagnose für vergangenen Zeitpunkt („Time-Scan“)
Arbeitsziele	• Gefäss für Transformation anbieten, die aus dem System der KlientIn selbst kommt (Nicht-Tun) • Alles annehmen wie es ist, ohne zu bewerten oder selbst verändern zu wollen
Innere, geistige Ausrichtung	• mit dem eigenen, tiefsten Inneren im Kontakt und mit dem der Klientin • meditative Präsenz und Bewusstheit • Mitgefühl, Lebensfreude, universelle Liebe, Gelassenheit
Arbeitstechniken	• Feld von Achtsamkeit und Präsenz: die innere Ausrichtung ist die Technik • Nicht-Handeln, Ruhe, Raum und Kontakt bieten, Hand auf Körper oder in der Aura • Modelling (gleichzeitig mit Eigenem in Kontakt, z. B. Körperzone, Gefühl) • Mindset: Distale Arbeit (z. B. Nacken/Fuss) und Arbeit in der Zeit

Meridian-Funktionen nach Elementen und Ebenen

Element/ Meridiane	körperlich	emotional	mental	spirituell
Metall Lunge (Yin) Dickdarm	 Aufnahme von Sauerstoff (Ki der Luft) Haut Schleim Ausscheidung Widerstandskraft	 Sich anderen gegen- über öffnen Altes festhalten oder loslassen Platz für Neues Abschied Trauer, Kummer Melancholie	 Klare, offene Kommunikation neue Ideen Kontakt und Ver- bundenheit Vertrauen haben Grenzen setzen Abwehr.	 *Verbundenheit mit* *Universum* Lebensfreude Vitalität (Po) Inspiration Lebenserfahrung Rhythmus
Erde Magen Milz (Yin)	 s. ernähren Appetit Fett, Gewebe Verdauungsorg. Verdauung Speichel Säfte-Transport Milchbildung Menstruation	 Lebenslust Mitgefühl Selbst- mitleid Konsumhaltung Genährt werden Zuneigung Selbstwertgefühl Sorgen, Grübeln Gedankenkreisen	 Selbstvertrauen, Liebe z. Leben, Bezug z. Körper „zupacken" Infoaufnahme Neugierde Denken (Yi) Infoverarbeitung Konzentration Analysefähigkeit	 *Verbundenheit* *mit Erde und eig.* *Zentrum* Stabilität Zentriertheit Gleichgewicht Formgebung Ästhetik Verwirklichen Handeln
Abs. Feuer Herz (Yin) Dünndarm	 Blut Blutgefässe Schweiss Nahrungs-Auswer- tung (sortieren, trennen verfeinern)	 Freude Begeisterung Nervosität Melancholie Integrieren verar- beiten zu eigen machen Intuition Schockverarbeit.	 Selbstbewusst-sein Bewusstmachen Sprachbegabung Interpretation Vernunft Klare Weltsicht Prioritäten setzen Unterscheiden können	 *Verbundenheit m* *Höherem Selbst* *(Shen)* Bewusstheit Achtsamkeit Identität Selbstfindung Innere Klarheit spirituelle Gebor- genheit
Ergänz. Feuer Perikard (Yin) 3fach Erwärmer	 Blut-Zirkulation Durchblutung Sexualität Immunsystem Wärmehaushalt	 Beziehung/Liebe Intimität Harmonie Schutz Geborgenheit	 Präsenz Angemessenheit (zuviel/zuwenig) Kontinuität geistige Heimat	 *Verbundenheit mit* *anderen Menschen* Shen

Element/ Meridiane	körperlich	emotional	mental	spirituell
Wasser				
Blase	Reinigung Ausscheidung Urin Knochen Wirbelsäule Zähne Kopfhaare autonomes Nervensystem Hormonregul. Kältegefühle	Antrieb, Drive Mut, der Angst zu begegnen Fähigkeit zum Weitergehen Verändern	Wille (Zhi) Zielgerichtetheit Flexibilität Anpassungsfähigkeit Instinkt Gedächtnis Selbstvertrauen	*Verbundenheit mit Herkunft und Vorfahren* Weisheit Urvertrauen Urkraft ererbtes Essenz (Jing)
Niere (Yin)	Grund-Konstitution Sexualität Flucht/ Kampf End. Drüsen reinigen entgiften	Angst und Mut Unbewusstes Verstecktes sich hingeben können sich akzeptieren (alle Seiten)	Geschicklichkeit Fertigkeit (Know How) Wissen aus alter Erfahrung („in den Knochen").	
Holz				
Gallenblase	Ki-Verteilung Körperliche Flexibilität bzw. Starre/Steifheit Muskeln Sehnen Gelenke Bänder	Aggressivität Ärger und Zorn kontrollieren konstruktive Wege finden, Dinge zu verändern	Entscheiden können Entschlusskraft Verantwortung Flexibilität	*Verbundenheit m Spiritualität (Hun)* Visionen Hoffnung Klare Linie Auf dem richtigen Lebensweg sein verbunden mit der ewigen Seele (unsterbliche Seele)
Leber (Yin)	Blutbildung, -reinigung und -speicherung Muskelkraft Augen	Autorität Geduld, Ruhe aufgestaute Wut loslassen verzeihen können schwierige Gefühle äussern können Sucht Verdrängung von Spannungen	Planen, Strategie Klare Konzepte Toleranz, offener Geist, breiter Horizont flexibel und kreativ kann Entwicklungen zu lassen, aber Chaos klären	

Gesprächsführung und therapeutische Prozessarbeit

Funktionen des therapeutischen Gesprächs

Das therapeutische Gespräch hat im Shiatsu grundsätzlich eine Vielfalt von Funktionen:

- Gestaltung und Pflege einer vertrauensvollen Beziehung (Joining)
- Treffen von Vereinbarungen
- Diagnose (Befindlichkeit, Befunderhebung)
- Therapiesteuerung (Feedbacks, Standortbestimmungen)
- Prozessarbeit (Beratung und Begleitung).

Professionelle Gesprächsführung

KlientInnen verstehen ihre Shiatsu-TherapeutIn auch als natürliche Gesundheits- und LebensberaterIn. Sie suchen nach Hilfestellung in schwierigen Situationen und nach neuen Lösungen. Shiatsu-TherapeutInnen führen keine Psychotherapie durch und sind kein Ersatz dafür sondern wirken allenfalls ergänzend. Shiatsu-TherapeutInnen können einen wertvollen Beitrag dazu leisten, dass ihre KlientInnen gut zu sich selbst Sorge tragen und eine gesunde Lebensweise entwickeln.

„Was sagen Sie, nachdem Se guten Tag gesagt haben?“, ist ein provozierender Buchtitel von Paul Wlatzlawick. Worte lenken die Aufmerksamkeit. Die Kraft der Worte ist Energie: auch Wort-Arbeit ist als Energie-Arbeit zu verstehen. Sprechen entfaltet gerichteten Druck, ist Schwingung und Informationsträger, gestaltet ein Feld von Resonanz und Kohärenz oder Dissonanz. Die Wahl der Worte bestimmt die Richtung des therapeutischen Prozesses. Sie muss deshalb einen klaren, gesundheitsfördernden Fokus haben. Therapeutische Gesprächsführung ist Prozessarbeit. Sie hat die Aufgabe, Selbstwahrnehmung, Selbstverantwortung und Handlungskompetenz der KlientInnen in Bezug auf ihre Gesundheit zu fördern. Eine mitfühlende, nondirektive, respektvolle und konsequente Sprechweise muss geschult werden. Die eingeschliffene Alltagssprache ist hierfür meist unzulänglich. Die Wort-Arbeit im Shiatsu muss genau so professionell erfolgen wie die Behandlung. Nur dann kann sie diese effizient unterstützen.

Beispielsweise gibt es grundsätzliche Elemente des Gesprächs, welche unabhängig von dessen Funktion auf der Beziehungsebene fördernd oder störend wirken:

- Fördernd wirken: Gefühle ansprechen, Nachfragen, Klären, Wiederholen, Weiterführen, In-Beziehung-Setzen, Zusammenfassen.
- Störend wirken: Gegenbehauptungen aufstellen, Überreden, Bewerten, Herunterspielen, Dramatisieren, Warnen/Drohen, Vorwürfe.

> Die wohl wichtigste Grundbedingung für eine erfolgreiche Gesprächsführung ist die innere Einstellung der Therapeutin, nicht eine allwissende Beraterin sondern eine mitfühlende Begleiterin zu sein. Diese Einstellung macht frei von Erwartungen, von Anspruchshaltungen, von Gefälle zwischen TherapeutIn und Klientin, und sie macht offen für das gemeinsame Erforschen.

Erstkontakt und Erstgespräch: Joining, Anamnese, Arbeitsbündnis

Der Erstkontakt mit einer Klientin erfolgt meist telefonisch oder per Email. Der Erstkontakt legt den Keim der therapeutischen Beziehung, die erste energetische Schablone, welche die Arbeit vorspurt. Der Erstkontakt will geistig vorbereitet sein. Wichtige Elemente des Erstkontakts sind:

- Sich das Anliegen kurz beschreiben zu lassen
- Auskunft über sich und die Methode zu geben
- wichtige Vereinbarungen wie Ersttermin, Zahl und Periodizität der weiteren Termine und der Kosten zu treffen
- Die Elemente der therapeutischen Beziehung zu kommunizieren, um ein Basis-Vertrauen zu schaffen: sich Einfühlen und Zuhören können, klare Antworten und Informationen geben, Sachkompetenz und Aufgehobensein vermitteln.

Erscheint die KlientIn zum ersten Mal in der Praxis, knüpft das Gespräch vor der Behandlung an diesen Erstkontakt an. Die erste wichtige Funktion ist das „Joining", die Begegnung und Beziehung von Herz zu Herz. Sich gegenseitig kennen lernen erfordert genügend Offenheit, Spontaneität und Zeit, um dem Aufeinander-Einschwingen Raum zu geben.

Die zweite wichtige Funktion des Gesprächs ist die Anamnese. Die KlientInnen haben ihre eigenen Annahmen über Ursachen, Entstehung, Verlauf und Prognosen ihrer Beschwerden. Sie bringen Überzeugungsmuster mit, zum Beispiel:

- Meine Beschwerden sind ein Problem, aber ich habe keinen Einfluss darauf.
- Meine Beschwerden sind ein Problem, und ich habe Einfluss darauf.

Die meisten KlientInnen haben zudem eine klare Vorstellung, was ihnen Shiatsu bringen soll.

Die Klientin soll im Erstgespräch zunächst Zeit und Raum haben, ihre Sicht und Anliegen zum Ausdruck zu bringen, und sie möchte das Gefühl erhalten, gehört und verstanden worden zu sein. Aus diesem Grunde beginnt ein Gespräch relativ offen mit Fragen wie „was kann ich für sie tun?" Im Shiatsu wollen wir den Menschen in seiner Einzigartigkeit spüren, seine individuelle Wirklichkeit kennen lernen. Wir suchen nach energetisch relevanten Lebens-Mustern, Kräften, Dynamiken, Abspaltungen und Blockierungen. Kurze, standardisierte Checklisten oder selbst gestaltete, einfache Formulare stellen eine wertvolle Hilfe für die Anamnese dar, um Details zu explorieren und um zu verhindern, dass wichtige Informationen nicht erhoben werden. Im Laufe meiner Berufserfahrung habe ich meine Fragenstruktur inzwischen verinnerlicht.

Wenn eine Klientin sagt „ich habe starke Schmerzen", werden oftmals implizit Zusatz-Informationen transportiert, beispielsweise:

- Physisch: ich bin körperlich eingeschränkt und nicht mehr leistungsfähig
- Emotional: ich brauche Trost, Mitgefühl und Zuwendung
- Mental: Ich möchte, dass Sie mir helfen und mich vom Schmerz befreien
- Spirituell: ich bin verzweifelt, ich habe Angst, ich weiss nicht, was ich tun soll.

Es gilt, unterschwellige Botschaften zu klären und entsprechend nachzufragen.

Zentrale Anamnese-Punkte für die Ersterhebung sind

- Allgemeinbefinden körperlich, seelisch
- Art und Empfindungsqualität der Beschwerden, Intensität, Lokalität, Ausstrahlung,
- Zeit (Beginn, Verlauf, Dauer)
- Bedingungen (Auslöser, gesehene Zusammenhänge, wann und wodurch Beschwerdefreiheit)
- Weiteres (medizinische Diagnosen, ärztliche oder andere therapeutische Behandlung, akute Verletzungen, körperliche Einschränkungen, Medikamenteneinnahme).

Es erfordert Subtilität, dass die Erstbefragung das Wesentliche beinhaltet und gleichzeitig nicht zu lange dauert. Weitere wichtige Informationen kommen in den späteren Behandlungen oder durch die energetische Wahrnehmung und Berührung zum Vorschein. Die Arbeit im Shiatsu basiert nicht auf umfassenden analytischen Sachinformationen, sondern benötigt energetische Türöffner, Intuition und die Fähigkeit, im Moment zu sein und zu reagieren. Es darf nicht der Eindruck entstehen, es würde eine medizinische Diagnose vorgenommen werden.

Die dritte wichtige Funktion des Erstgesprächs ist das Schliessen eines „Arbeitsbündnisses". Dieser Begriff aus der Psychotherapie beinhaltet die Präzisierung der Vereinbarungen, die Beseitigung von Unklarheiten und die Beantwortung von Fragen. Im medizinischen Umgang spricht man von „Compliance" als Therapiebereitschaft und -teilnahme.

Die Erwartungen, Ziele und Anliegen der KlientIn werden geklärt und in Übereinstimmung mit denen der Therapeutin gebracht. Falsche Erwartungen (z. B. über Heilerfolge) müssen unter Umständen korrigiert werden, und ein Einvernehmen über die Arbeitsphilosophie und die angestrebten Wirkungen muss erzielt werden. Wichtig ist auch ein Übereinkommen mit der KlientIn über die Rolle der Gesprächsführung. Viele KlientInnen kommen ins Shiatsu, weil sie mit der Körperarbeit bewusst einen Kontrapunkt zum mentalen Wissen setzen möchten, weil sie Themen nicht analysieren und besprechen sondern spüren und erfahren möchten, und weil sie der Kraft der energetischen Körperarbeit vertrauen. Die Bedeutung und Anteile von Behandlung, Gespräch und Übungen sind zu klären.

Das Gespräch vor Folgebehandlungen

Vor jeder Behandlung findet ein kurzes Gespräch statt. Es hat verschiedene Funktionen und ist ein wichtiger Teil des therapeutischen Prozesses.

- Joining, das sich immer wieder erneut aufeinander Einschwingen auf der emotionalen Ebene legt den Grundstein jeder Begegnung. Die KlientInnen möchten als Mensch voll wahrgenommen, berührt, verstanden, angenommen und unterstützt werden. Das achtsame, mitfühlende, nicht-wertende Zuhören aus dem Herzzentrum ist in emotional belasteten Situationen besonders wichtig. Es geht um das ganzheitliche Mitsein im Dasein der Klientin, um das Stiften eines therapeutischen Felds, in dem sich das Leben in seinen schönen und schwierigen Seiten umfassend manifestieren darf und transformieren kann.

- Fragen zur Befindlichkeit und zu Entwicklungen seit der letzten Behandlung sollen authentisch und zweckdienlich sein. Auf der Sachebene geht es darum, Veränderungen und Entwicklungen im Gesundheitszustand und Gesundheitsverhalten seit der letzten Behandlung zu erfahren sowie deren Ursachen und Einflussfaktoren zu ergründen. Dies darf nicht zu einen „Ausfragen“ ausufern oder der Befriedigung der persönlicher Neugierde der TherapeutInnen dienen.
- Die Befindlichkeitserhebung soll die KlientIn zur Selbstwahrnehmung hinführen. Sie ist damit auch ein wichtiges Element der Prozessarbeit. Sie soll nicht analytisch und kopflastig wirken sondern alle Ebenen des Menschen ansprechen: Körperlich: was spürt die KlientIn genau? Emotional: was empfindet sie dabei? Mental: Wie beurteilt sie die Situation? Spirituell: was bedeutet dies für ihr Leben?
- Die Befindlichkeitserhebung zeigt der Therapeutin auf, wie die Prozessarbeit zu gestalten ist, welche Themen vertieft oder ob Übungen gezeigt und durchgeführt werden sollen.
- Ein weiterer, wichtiger Zweck besteht darin, energetische Informationen zu sammeln. Es gilt, „hinter“ die Worte zu hören. Wenn mir ein Klient erzählt, dass er voller Ärger über seinen Vorgesetzten sei, so höre ich heraus: Ärger: Gallenbasen-Energie; Vorgesetzter: Thema Abhängigkeit, möglicherweise Angst davor, die Wut oder die eigenen Bedürfnisse zum Ausdruck zu bringen und klare Grenzen zu ziehen, d.h. Nieren- und Dickdarm-Energie. Derartige Informationen verhelfen dazu, die Hara-Diagnose besser einordnen zu können. Sie beeinflussen auch die Meridianbehandlung.

Standortbestimmung und Schlussgespräch

Mit der Klientin wird vereinbart, nach wie vielen Sitzungen eine Standortbestimmung durchgeführt wird. Die Standortbestimmung muss von der Therapeutin vorbereitet werden. Einfache Checklisten sind wiederum hilfreich. In der Standortbestimmung wie im Schlussgespräch wird der Erfolg mit den ursprünglichen Erwartungen und Zielen verglichen und der zeitliche Verlauf mit den eingetretenen Veränderungen reflektiert. Hierbei ist die Verwendung von Ich-Botschaften wichtig. Dies respektiert, dass es bei Therapeutin und Klientin verschiedene Wahrnehmungen und Interpretationen derselben Situation geben kann. Es geht jedoch nicht darum, dass jemand „Recht hat“, und es geht nicht um ein Bewerten der Klientin. Es geht um die Feststellung gleichartiger und unterschiedlicher Einschätzungen. Die Standortbestimmung soll auch dazu dienen, Ziele und Vereinbarungen für den weiteren Verlauf zu formulieren oder einen angemessenen Abschluss der Behandlungen zu finden.

Prozessarbeit und Lerntheorie

Das therapeutische Gespräch ist eine selbstverständliche Ergänzung der Behandlung. Es beinhaltet eine gemeinsame Erforschung von Verhaltensweisen und Einstellungen, welche die Gesundheit schädigen, und die Entwicklung neuer Muster. Je nach Situation wird die Behandlung um

- Körperübungen zur Entspannung oder zur Selbstwahrnehmung,
- Imaginationsübungen,
- Übungen zur Veränderung mentaler Muster, oder
- Erteilen und Besprechen von „Hausaufgaben“

ergänzt.

Es ist zu berücksichtigen, dass nicht alle KlientInnen im Shiatsu vertiefende Gespräche und Übungen wünschen. Dies kann vielerlei Gründe haben, die es zu respektieren gilt. Die angemessene Form ist individuell unterschiedlich und explizit zu klären.

Es gibt unendlich viele Übungen aus dem Bereich Qi Gong, Yoga und aus anderen Gebieten. Es ist immer wieder daran zu erinnern, dass ein paar wenige Übungen sehr effektiv sein können, wenn sie das Thema einer Person im Kern treffen. Eine einzige, einfache Qi-Gong Übung zum Thema Entspannen und Erden kann das Schlafproblem eines Klienten lösen und seine Lebensqualität entscheidend verbessern. Wie Shiatsu um Übungen ergänzt werden kann wird in den Kapiteln zu Anwendungsfeldern beispielhaft dargestellt.

Das Geben von Impulsen zu Einstellungs- und Verhaltensänderungen ist eine grosse Herausforderung, bei der sich Shiatsu-TherapeutInnen nicht überfordern dürfen. Sie müssen die Grenzen ihrer Kompetenzen erkennen und rechtzeitig auf andere Therapieformen verweisen. Studien zur Compliance zeigen, dass ein Drittel der von Hausärzten verordneten Medikamente nicht eingenommen werden, und dass die meisten ärztlichen Anordnungen zur Veränderung von Lebensgewohnheiten (z. B. Essverhalten) nicht befolgt werden. Gründe für Misserfolge von Massnahmen sind beispielsweise:

- Der Bezug zum Problem ist nicht klar (Einsicht und Motivation fehlen)
- Innere Widerstände (unbewusste Konditionierungen wie „Sport ist nichts für mich")
- Das Vorgehen ist nicht genügend gut beschrieben
- Die Vorschläge sind zu aufwändig und im Alltag nicht integrierbar
- Eine Wirkung bleibt aus oder ist nicht rasch genug erfahrbar.

Die Macht der Gewohnheit ist gross. Automatische Tagesabläufe und Trägheitsprinzip bilden energetisch starre Schablonen. Einstellungen, Vorstellungen, Anschauungen und Mechanismen, die man im Laufe der Jahre entwickelt hat, haben eine gestaltende Kraft. Sie garantieren Stabilität und Sicherheit, auch im Negativen. Sie sind neuronal fest verschaltet. Veränderungen sind immer ein Sprung ins Ungewisse. Je mehr eine TherapeutIn eigene Vorstellungen über das richtige Handeln in das Gespräch einbringt, umso stärker ist die Gefahr, dass die KlientIn in eine Richtung geführt wird, die für sie nicht stimmt, oder dass Handlungen vorgeschlagen werden, welche die Klientin überfordern, zu denen sie innerlich nicht wirklich ja sagt und bereit ist.

Das sogenannte SMART-Modell formuliert wichtige Voraussetzungen für eine ausreichende Motivation und Umsetzungskraft:

- Selbstbestimmt: Nur selbst gewollte Ziele werden verfolgt.
- Messbar: Es sollen möglichst überprüfbare Erfolgskriterien formuliert werden, damit der Erfolg evaluierbar ist und eine positive Verstärkung erfolgen kann.
- Attraktiv: Der Nutzen des Vorhabens muss wichtig, erstrebenswert und geklärt sein
- Realistisch: Man soll sich nur kleine Schritte vornehmen, die Veränderung muss „machbar" und als Ressource im Alltag integrierbar sein.

Veränderung erfordert Lernen, wobei das Um-Lernen im Alter erfahrungsgemäss schwieriger ist als das Neu-Lernen in der Jugend. Neurobiologisch bedeutet Lernen das Bilden von neuronalen Verknüpfungen. Um neues Verhalten zu etablieren müssen Verhaltensweisen wiederholt und neuronale Verbindungen gestärkt werden. Die Therapeutin muss deshalb Übungen, die sie empfiehlt, genau erklären, vorzeigen und mitmachen, ihre Durchführung und korrekte Ausführung kontrollieren sowie nach Erfolgen und Veränderungen fragen. Die Veränderung selbst durchläuft verschiedene Stadien:

- Problemerkennung und Prioritätensetzung
- Planung der Lösung

- Mobilisierung von Ressourcen für die Durchführung
- Evaluation der Ergebnisse.

Lernende behalten durchschnittlich
20 % von dem, was sie nur gehört haben
30 % von dem, was sie nur gesehen haben
50 % von dem, was sie gehört und gesehen haben
70 % von dem, was sie gesagt haben
90 % von dem, was sie mitdenkend erarbeitet und selbst ausgeführt haben (aktives Lernen).

Therapeutische Prozessarbeit will „ermächtigend" wirken. Ungefragte gute Ratschläge sind so gut wie nutzlos. Ermächtigende Gesprächsführung heisst,

- der KlientIn die Gestaltbarkeit des eigenen Schicksals bewusst zu machen
- ihr die Eigenverantwortlichkeit hierfür gezielt zu übergeben
- die Handlungskompetenz für das Selbstmanagement zu unterstützen.

Diese Postulate sind dann am besten erfüllbar, wenn die TherapeutIn mittels geschickter Fragestellungen zu diesen hinführt. Zu diesem Zwecke gilt es, eine erforschende, nicht eine erklärende Form des Sprechens zu kultivieren.

- Erklärende Sprache bedeutet, „dass ich es für Dich weiss". Erklärende Sprache ist autoritativ, trennend, abstrahierend, analytisch, problemorientiert, objektivierend. Wer erklärt gibt vor, das Richtige bereits zu wissen. Erklärende Sprache ist gradlinig, strukturiert, Yang.
- Erforschende Sprache bedeutet, „dass wir gemeinsam suchen". Erforschende Sprache ist gleichberechtigt, integrierend und assimilierend, subjektiv, lösungsorientiert, empfindungs- und erfahrungsbezogen. Wer forscht bekennt, das Richtige noch zu suchen. Erforschende Sprache ist verschlungen, irrend, Yin.

Lernen wird durch folgende Faktoren erleichtert:

- Angemessener Umfang an Neuem (heraus- aber nicht überfordernd)
- Nutzung von Emotionen und Wertschätzung von Erfolgen (Motivation)
- Notwendigkeit von Wiederholungen.

Therapeutische Gesprächsführung erfordert Schulung und Kompetenz in den Bereichen

- Sprechen
- Nicht werten
- Fragen
- Zuhören
- Unterbrechen
- Feedback geben
- Impulse geben
- Abschliessen
- Reflexion.

Sprechen: Die Sprache muss achtsam sein, da KlientInnen im therapeutischen Setting sehr verletzlich sind. Die Worte müssen gut gewählt werden und möglichst authentisch, einfach und klar sein. Unnötige Worte und Sätze sind zu vermeiden. Es ist sehr hilfreich, die Sprechweise bewusst zu verlangsamen. Pausen und Stille sind ein wesentlicher Teil des Sprechens. Worte sollen sich energetisch aufladen und setzen können. Es ist hilfreich, sich selbst beim Sprechen bewusst zu zu hören, dem Echo des Gesagten zu lauschen.

Nicht werten: Auch Ratschläge („Sie sollten...") sind Schläge. Sie beinhalten ein Wissensgefälle zwischen Therapeutin und Klientin. Sie fördern Distanz und Gefühle der Minderwertigkeit, Unfähigkeit und Überforderung. Was man „sollte" löst Schuldgefühle aus. Das Leben wird nicht so geführt, wie es eigentlich sein sollte. Es gilt, als TherapeutIn Werturteile zu vermeiden. Alles, was ist, hat seinen guten Grund und seine Geschichte. Die Klientin ist stattdessen zu handlungs- und motivationsbezogene Aussagen wie „ich kann", „ich will", „ich werde" hinzulenken.

Fragen: Offene Fragen sind ein wesentliches Instrument erforschender, ermächtigender Sprache und eine Kerntechnik der therapeutischen Prozessarbeit. Offene Fragen zeichnen sich dadurch aus, dass sie nicht mit ja oder nein abschliessend beantwortbar sind, sondern dass sie die befragte Person zum Erkunden und zum Entwickeln eigener Ideen veranlassen. Fragen wie „was könnte kurzfristig eine Entlastung bringen?" „was würde sich ändern, wenn...", „was benötigen Sie jetzt?" lenken die Aufmerksamkeit der KlientIn auf das Nicht-Offensichtliche, auf das Bedürfnis, das gestillt werden will, auf das, was gestärkt werden will, auf neue Möglichkeiten und Lösungen. Sie bringen das Gegenüber dazu, nach inneren oder äusseren Ressourcen Ausschau zu halten.

Viele automatische Frage-Formulierungen der Umgangssprache sind im therapeutischen Setting wertlos oder gar hemmend.

- „Geht es ihnen gut?" ist eine geschlossene Frage, die nur mit ja oder nein beantwortbar ist. Wenn jemand eine Therapeutin aufsucht ist die Chance gross, dass die Aufmerksamkeit problembezogen ist. Die Standard-Frage wird meist entsprechend floskelhaft beantwortet und belässt die Klientin in diffusen, negativen Empfindungen. Fragen wie „was hatte sich nach der letzten Behandlung verändert", „wie ist Ihr Befinden heute im Vergleich zum letzten Mal?" sind offene Fragen und laden zum genaueren Erforschen ein.
- „Was ist das Problem?" ist ebenfalls eine offene Frage. Sie ist auf Symptome bezogen und muss durch ressourcenorientierte Fragen wie zum Beispiel „Hat sich etwas verbessert? Was ist Ihr heutiges Anliegen" ergänzt werden.
- „Haben Sie sich noch nicht ärztlich untersuchen lassen?" ist eine implizite Warum-Frage. Warum-Fragen werden als versteckte Unterstellung und als vorwurfsvoll empfunden. Sie drängen das Gegenüber in eine Rechtfertigungsposition und sind deshalb zu vermeiden. Demgegenüber sind Wie- und Was-Fragen wertneutral und wirken empathisch-interessiert. „Wie geht es Ihnen dabei? Was sind ihre nächsten Schritte, ihre Gedanken dazu usw.?

Zuhören: „Aktive Zuhören" bedeutet, mit der ganzen Aufmerksamkeit präsent zu sein und mit offenem Herzen zuzuhören. Viele KlientInnen bringen die Erfahrung mit sich, von medizinischem Person nicht gehört und nicht verstanden worden zu sein. Andere bringen die Erfahrung mit, dass sie oder ihre Aussagen nicht ernst genommen wurden. Das mitfühlende, unvoreingenommene und nicht kommentierende Zuhören hat einen Wert an sich. Wir möchten, dass die Klientin nicht nur redet und die TherapeutIn mit einem Wortschwall überflutet. Wir möchten erreichen, dass sie sich selbst mit ihrem innersten Wesen zuhört. Damit die Bedeutung einer Aussage im Bewusstsein der Klientin besser einsinken und sich dort verankern kann, braucht es Zeit und Ruhe. Der Inhalt muss in seinen verschiedenen Facetten nachklingen können. Oftmals ist es deshalb eine wichtige und vordringliche Aufgabe der TherapeutIn, den Redefluss zu verlangsamen, um zu verhindern, dass ein Thema das vorausgehende überdeckt, ehe dieses wirklich innerlich „verdaut" und abgeschlossen ist. Eine hilfreiche Technik besteht darin, eine Aussage zu spiegeln, sie in den eigenen Worten der Klientin zu wiederholen und zu verstärken. Die Klientin hört ihr eigenes Statement nochmals von aussen und kann es doppelt auf sich wirken lassen. Eine weitere Technik besteht darin, die Klientin aufzufordern, nach einem Statement eine kurze Pause einzulegen, die

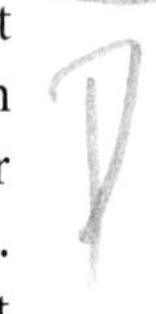

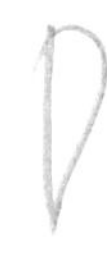
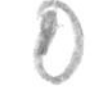

Aufmerksamkeit ins Körperinnere zu bringen und nach den Körperwahrnehmungen zu forschen, die mit der Aussage verbunden sind.

Das phänomenologische, wertfreie Erzählen hat einen zentralen Stellenswert in der Prozessarbeit. Wertfreiheit gibt Unbewusstem Raum, sich zu entfalten und auszudrücken und damit an die Oberfläche zu kommen. Schwierige Erfahrungen, Probleme und Schattenseiten können angeschaut, ausgehalten und angenommen werden. Es gilt, alles was ist willkommen zu heissen und liebevoll zu halten. Dies erst erlaubt, eigene Vorstellungen darüber, wie etwas sein soll, eigene Denkmuster und Einstellungen zu erkennen und für Neues frei zu werden. Was die KlientIn oder die TherapeutIn wahrnimmt ist immer nur eine Momentaufnahme aus einem bestimmten Blickwinkel. Es ist nie die volle Realität, die viele Facetten und Schichten hat.

Unterbrechen: Es gibt KlientInnen, welche im Gespräch nicht mehr zur Ruhe kommen und unaufhaltsam weiter sprechen. Gewisse sind unsicher, können Stille nicht aushalten. Andere brauchen mehr Gesprächszeit, um Vertrauen in die nahe Begegnung mit der TherapeutIn zu fassen. Einige reden zwar, warten aber gleichzeitig darauf, dass die Therapeutin sie unterbricht und die Führung übernimmt. Wieder andere sind traumatisch aktiviert und nutzen das Gespräch als ein Ventil. Eine weitere Ebene kann darin bestehen, die TherapeutIn zu anderen Zwecken zu missbrauchen, beispielsweise um von ihr Bestätigungen einzuholen (über Missverhalten von anderen Personen usw.). In all diesen Fällen ist es richtig und wichtig, die Klientinnen zu unterbrechen. Formulierungen müssen entwickelt werden, welche respektvolle Interventionen und Überleitungen ermöglichen. Letztlich geht es darum, sich nicht von einem Wortstrom unkontrolliert mitschwemmen zu lassen sondern Umfang, Ziel und Funktion des Gesprächs zu klären.

Feedback geben: Feedbacks sollen für die KlientIn nützlich sein. Im Vordergrund steht, für die Klientin ein Spiegel zu sein, und primär beschreibend, nicht interpretierend zu sein. Es geht darum, der Klientin zu sagen, was man sieht und hört, und was es bei einem selbst auslöst. Feedbacks sollen immer spezifisch sein, nicht pauschalisierend. Auch ehrliche, widersprechende oder schwierige Feedbacks sind hilfreich. Sie dürfen nicht anklagend oder beschuldigend sein. Sie benötigen sehr viel Respekt und Achtsamkeit in der Wortwahl. Sie sollten so formuliert werden, dass man sie selber auch annehmen könnte. Insbesondere soll die TherapeutIn möglichst keine negativen Urteile der KlientIn über sich selbst oder über andere Personen und Verhaltensweisen bekräftigen oder abgeben. In solchen Situationen geht es vielmehr darum, Verstehen zu fördern und negative Aussagen in einen grösseren Zusammenhang zu stellen, welcher auch das Positive einbezieht, sowie nach Handlungsmöglichkeiten zu suchen.

Abschliessen: Jedes Gespräch muss zu einem angemessenen Schluss führen, der gleichzeitig die Überleitung zur Shiatsu-Behandlung darstellt. Problemschilderungen sollen nie alleiniges Thema, Schwerpunkt, Fokus und Abschluss eines Gesprächs vor der Behandlung bilden. Nach Möglichkeit ist zu vermeiden, dass Gefühle der Machtlosigkeit und Ausweglosigkeit das Gespräch beenden. Jedoch kann es durchaus einmal darum gehen, mit einer schwierigen Situation ganz einfach zu sein, sie auszuhalten und anzunehmen, ohne Lösungen zu suchen. Die Therapeutin hat dann die Aufgabe, den Raum zu halten und liebevoll präsent zu sein, ohne die Stimmung künstlich aufhellen oder von der Situation ablenken zu wollen. Zum Ende des Gesprächs soll die Aufmerksamkeit möglichst zu Ressourcen und Möglichkeiten hingelenkt werden. Was hat die KlientIn bereits unternommen, um ihre Situation zu verbessern? Wer oder was könnte ihr eine Unterstützung sein? Wo fühlt es in ihrem Körper auch wohl und kraftvoll an? Was verändert sich?

Reflexion: Die Selbstwahrnehmung und Selbstreflexion der Therapeutin ist zentral. Wie ergeht es mir, während die KlientIn spricht? Was lösen ihre Aussagen bei mir an Empfindungen, Gefühlen, Bildern und Gedanken aus? Ist meine Gesprächsführung angemessen oder reagiere ich aufgrund eigener Prozesse? Reagiere ich aufgrund unklarer oder festgefahrener Rollen und Beziehungen zur Klientin, wenn ich mit dieser beispielsweise gleichzeitig freundschaftlich verbunden bin? Werde ich von der Klientin „benutzt", um ihre Leiden magisch wegzuzaubern oder um ihr seelisch Halt zu geben? Übernehme ich dieses Rollencliché und wie gehe ich damit um? Übertragung und Gegenübertragung finden sich auch im Shiatsu. In therapeutischen Berufen ist die Inanspruchnahme von Supervision unerlässlich.

Sprechen während der Behandlung

Die Shiatsu-Behandlung selbst erfolgt in der Regel und über weite Strecken in meditativer Stille. Meiner Erfahrung nach spielen zwei Aspekte im Shiatsu eine wesentliche Rolle

- einerseits möchte ich, dass die Klientin über weite Strecken mit einem wachen, entspannten Bewusstsein präsent ist, das Geschehen im Körper wahrnimmt und über diese Selbstwahrnehmung mehr über ihren Körper erfährt
- andererseits ist es wichtig, dass Klientin und Therapeutin über weite Strecken einen meditativen Zustand vollkommener Stille einnehmen, ausserhalb von Zeit und Raum, damit die Behandlung tiefe Schichten des Unterbewusstseins berührt.

Die richtige Balance entwickelt sich meist automatisch.

Zur Anregung der Selbstwahrnehmung frage ich beispielsweise in einer Behandlungssequenz, wie sich die Stelle anspürt, um die Aufmerksamkeit dahin zu lenken. Oder ich frage nach der Behandlung des ersten Beins nach dem Unterschied zwischen den beiden Beinen. Ich frage die Klientin, ob sie mehr oder weniger Druck möchte. Oder ich empfehle ihr, mit der Wahrnehmung in den Schmerz und die Öffnung und Entspannung hineinzufühlen. Ebenfalls nutze ich Fragen, um ein Thema in der Behandlung durch verbales Nachfragen stärker zu laden. Es kann also vorkommen, dass ich während der Arbeit am Gallenblasen-Meridian nachfrage, ob der in der Befindlichkeitserhebung genannte „Ärger" ein Thema sei, das sie seit langem beschäftige. Es kann dann sein, dass eine frühere Situation oder ein altes Muster aus dem Speicherbewusstsein auftaucht, für kurze Zeit präsent bleibt, und sich wieder auflöst. Dabei ist jedoch zu vermeiden, dass die Klientin in ein mentales Analysieren gerät.

Manche KlientInnen reden am Anfang einer Behandlung. Sie benötigen dies, um „anzukommen" oder Vertrauen zu fassen. In der Regel reagiere nicht oder gebe nur kurze Antworten. Ich suche insbesondere nach der energetischen Botschaft, die durch das Gesprochene hindurch scheint. Oft beruhigt sich die Klientin rasch. Bei manchen ist das Reden jedoch ein Selbstschutz gegen die Angst. Sie haben Widerstände gegen das sich Einlassen auf den eigenen Körper und das Zulassen von Schmerz aber auch von Lust. Hier ist zunächst wertzuschätzen, dass sie sich auf Shiatsu als Prozess einlassen. Ich spreche mit ihnen phasenweise während der Behandlung, um Ihnen einen vertrauensvollen Raum anzubieten, phasenweise bleibe ich still. Manchmal fordere ich eine Klientin auf, sich auf den Bauch zu drehen, damit sie sich geschützter fühlt, besser zur Ruhe kommen und auch physisch nicht mehr so gut sprechen kann.

Mit der Weisheit des Körpers sprechen: Focusing-basierte Techniken

Eugene Gendlin, Psychologie-Professor an der Universität Chicago, entwickelte 1978 die körperzentrierte Gesprächsführungstechnik „Focusing" zur Bewältigung von persönlichen Krisen und Problemen und als Basis zur Veränderung von Verhaltensmustern. Im Grundsatz geht es darum, in den Körper hineinzuhorchen, den Körper zu befragen, ihn sprechen zu lassen. Das intuitive Wissen des Körpers und des Unterbewusstseins wird zu Rate gezogen. Focusing fand rasch nicht nur in der Fachwelt der Psychotherapie Anerkennung und Eingang, sondern auch in vielen anderen Gebieten wie dem Erziehungswesen und der Arbeitswelt. Es gibt verschiedene Methoden, welche auf den Grundprinzipien des Focusing aufbauen, die Struktur der Gesprächsführung jedoch abwandeln oder spezifizieren. Typische, Focusing-basierte Techniken sind die Core Process-Arbeit von Maura Sills (CP) und Somatic Experience (SE), die Trauma-Arbeit von Peter Levine, die kurz beschrieben werden. Auch postreichianische Formen der Psychotherapie wie die Hakomi-Methode von Ron Kurtz, die integrative Körperpsychotherapie von Jack Lee Rosenberg und die Leib-Psychotherapie von Peter Schellenbaum basieren darauf, die Weisheit des Körpers zu erschliessen.

Einfache, Focusing-basierte Techniken können sehr gut zur Unterstützung der therapeutischen Gesprächsführung im Shiatsu genutzt werden. Um sie als eigenständige Therapieform auszuüben sind jedoch professionelle Ausbildungen unerlässlich.

Focusing: Prof. E. Gendlin (Psychotherapeut und Philosoph in New York) entwickelte eine Methode der Selbsterforschung, die alleine oder in therapeutischer Begleitung vorgenommen wird. Der „klassische" Focusing-Ablauf umfasst sechs Schritte: 1. Themenfeld abstecken, innerlich Raum schaffen; 2. Thema wählen und die körperliche Empfindung dazu, den „felt sense" kommen lassen; 3. Der Wahrnehmung einen Namen geben, einen „Griff" finden; 4. Überprüfen, Vergleichen, Stimmigkeit herstellen – einen „shift" spüren; 5. Fragen stellen, um nach Lösungsschritten zu suchen; 6. Botschaften des Körpers rekapitulieren und annehmen. Zu jedem Problem sind im Zentrum des Körpers Empfindungen gespeichert und wahrnehmbar, die Gendlin „felt sense" nennt: gespürte Wahrnehmung. Diese Empfindungen werden genauer erforscht, beschrieben und bezeichnet. Das wesentliche Ziel der Focusing-Arbeit besteht darin, in Bezug auf ein Thema neue Zusammenhänge und Bedeutungen zu erfahren und Lösungswege in die richtige Richtung zu finden. Die Erkenntnisse zeigen sich intuitiv und ganzheitlich, mental und emotional („aha, damit hängt das zusammen…, jetzt verstehe ich das endlich …"). Sie drücken sich als Entspannung und Erleichterung aus und zeigen sich z. B. in Form eines tiefen Durchatmens. Dieses ganzheitliche Erkennen und Verstehen bezeichnet Gendlin als „shift" (Wechsel).

Core Process (Kern-Prozess), CP: In jedem Menschen gibt es einen innersten Kern, der nicht durch äussere Bedingungen geprägt ist. Er hat die Eigenschaften von grenzenloser Bewusstheit und Weisheit. Wenn wir mit ihm in Kontakt sind können wir eine liebevolle, mitfühlende, friedvolle Verbundenheit mit der Welt und allen Gegebenheiten erfahren. Unter den Bedingungen des Alltags entwickeln sich Reaktionen wie Verteidigung und Abgrenzung, die zur Abspaltung vom Kern führen. Schon frühe Erfahrungen führen zu Musterbildungen, welche in einer „mittleren Schicht" um den Kern angesiedelt sind. Die aktuellen Gedanken, Gefühle und Handlungen liegen in der äussersten Schicht. Sie werden von den Mustern der mittleren Schicht geprägt. Zwischen den drei verschiedenen Schichten, der äusseren Schicht der konkreten Handlungen und Reaktionen, der mittleren Schicht der Musterprägung und dem innersten Kern des absoluten Bewusstseins, besteht ein andauernder Austauschprozess. CP von Maura Sills ist eine meditative Praxis der Achtsamkeit. Ziel ist die Präsenz für alle aufkommenden Erfahrungen des Körpers und das Gewahrsein der Empfindungen, Bilder, Gefühle und Gedanken. Ihr Gewahr-Werden ist Basis für die ganzheitliche Heilung von seelischen Wunden und für persönliche Entwicklung. Die Qualitäten des innersten Kerns durchdringen und transformieren die unbearbeiteten, abgespaltenen Erfahrungen und Teile. Die innere Achtsamkeit führt zu Klarheit, Liebe, Einsicht, Kohärenz. Der Prozess folgt der unmittelbaren Erfahrung in der Selbsterforschung, offen und ohne vorgegebenes Schema. Es gilt, mit allem zu sein, so wie es sich zeigt, selbst dem „Unaushaltbaren". Die TherapeutIn hat vor allem die Rolle, das Feld zu halten und mitfühlende ZuhörerIn zu sein.

Somatic Experience (Somatisches Erleben, SE): SE arbeitet ebenfalls mit dem bewussten Wahrnehmen von auftauchenden Körperempfindungen, Bildern, autonomen Körperbewegungen (wie Abwehrhaltungen, Mudras) und mit kategorischen Gefühlen (wie Wut, Angst usw.). Das Setting ist relativ strukturiert und beachtet folgende Grundregeln: Die KlientIn beginnt damit, sich im Raum zu orientieren, d. h. sich mit der Umgebung über die Sinne bewusst zu verbinden. Fragen der TherapeutIn bringen positive Wahrnehmungen und Körperempfindungen ins Bewusstsein und stärken so die inneren Ressourcen. Die Wahrnehmung pendelt automatisch zu Gefühlen, Gedanken und Bildern, die als schwierig empfunden werden. Das Ziel besteht darin, sich nicht unkontrolliert in den Sog des „Trauma-Wirbels" hineinziehen zu lassen, sondern diesen an der Oberfläche zu umkreisen. Die traumatische Erinnerung des Körpers wird nur leicht tangiert. Durch das Trauma gebundene und überkomprimierte Energie kann sich dabei entladen (Gähnen, Schütteln, Tränen usw.). Abgespaltenes kann in einen Bedeutungszusammenhang gebracht, wieder verbunden und integriert werden. Die TherapeutIn greift dosierend in die Selbsterforschung der Klientin ein. Ihre Fragen und Interventionen wirken bei Bedarf bremsend oder beschleunigend, vertiefend oder weiterführend, damit Prozesse geschehen, Retraumatisierungen aber vermieden werden. Die Wahrnehmung pendelt nach einer schwierigen Phase zurück zu Ressourcen und endet mit einer Orientierung und Integration im Hier und Jetzt.

Einbettung in das Setting des Shiatsu

Focusing-basierte Gesprächsführung ergänzt Shiatsu gut, da sie körperbezogen und ganzheitlich ausgerichtet ist. Das Verbalisieren von Körperempfindungen und der damit verbundenen Informationen fordert und fördert den aktiven Beitrag der Klientin. Es stärkt die präzise und differenzierte Selbstwahrnehmung und trägt dazu bei, Signale des Körpers rechtzeitig erkennen und interpretieren zu lernen. Der Körper übermittelt direkte, energetische Informationen. Die Lösungen ergeben sich aus dem intuitiven Wissen, das im Körper gespeichert ist, und werden somit nicht durch Gedankenmuster zensuriert und abgewandelt. Als Therapeutin habe ich in der Gesprächssituation die innere Einstellung „alles was Du wissen musst, ist vorhanden, aber es kommt nicht aus Deinem Verstand". Diese Einstellung führt zu einer Entlastung der TherapeutIn, die damit nicht die Rolle der allwissenden Beraterin hat sondern einzig dafür die Verantwortung trägt, ein „Gefäss" zu kreiieren, welches dazu geeignet ist, das innere Wissen nutzbar zu machen.

Ich selbst nutze insbesondere folgende Einsatzmöglichkeiten bei Shiatsu-KlientInnen:

1. In das einleitende Gespräch zur Befindlichkeit kann eine Focusing-basierte Gesprächs-Sequenz von rund fünf Minuten eingebaut werden. Dabei verwende ich je nach Situation eine entsprechend geeignete, individuell verschiedene Form. Beispielsweise beziehe ich mich auf den Grund des Kommens, einen körperlichen Schmerz oder eine seelische Belastung. Ich lade die Klientin zuerst ein, es sich bequem zu machen und den Kontakt mit der Erde gut zu spüren oder eine Zone im Körper zu suchen, die sie als besonders kraftvoll empfindet. Dann lade ich sie ein, das Problem zu erkunden. Wo genau sitzt der Schmerz? Wie spürt er sich an (z. B. stechend, pulsierend, drückend)? Wie sind die Grenzen der schmerzenden Zone? Sind mit dem Schmerz Gefühle oder Bilder, Erinnerungen, Gedanken oder andere Eigenschaften verbunden? Dann frage ich danach, was ihr Körper jetzt bräuchte, ob sich ein Bedürfnis zeigt (z. B. nach Expansion, Halt). Zum Abschluss frage ich sie, was sich besonders nun gut und stark anfühlt oder was sich im Körper verändert.
2. Während der Shiatsu-Behandlung selbst werden im Liegen kurze Focusing-Sequenzen eingebaut. So frage ich bei einer auffälligen Druckstelle gelegentlich was die Klientin spürt und wahrnimmt. Nach der Behandlung eines Körperteils frage ich, wie sich der Unterschied zu vorher jetzt anfühlt. Diese Fragen beschränke ich auf den ersten Teil der Behandlung, da ich die tiefe Entspannung im zweiten Teil nicht mehr durch verbale Interventionen stören möchte.

Es kann sein, dass ich es bei einer Person als angezeigt empfinde, der professionellen, therapeutischen Focusing- oder Trauma-Arbeit mehr Gewicht zu geben, d.h. deren Anteil innerhalb einer Behandlung zu erhöhen oder eine Reihe von Behandlungen ausschliesslich auf diese Weise zu geben. Die geeignete Form wird mit den KlientInnen jeweils gemeinsam, individuell und situativ beschlossen.

Das nachfolgende Fallbeispiel betrifft eine Klientin, die wegen Verspannungsschmerzen ins Shiatsu kam. Es veranschaulicht die Unterstützung des Shiatsu mithilfe einer Focusing-basierten Gesprächsführung. Im Anhang findet sich ferner ein Beispiel der Arbeit mit Somatic Experience bei Schleudertrauma, wobei in diesem Falle die SE-Arbeit mit Shiatsu unterstützt und beendet wurde.

Fallbeispiel: Schmerzen im oberen Rücken

Frau A. (Mitte Dreissig, Mutter) kam wegen ihrer seit Jahren bestehenden Verspannungs-Schmerzen im oberen Rücken, Nacken- und Schulterbereich zu mir ins Shiatsu. Die ersten Behandlungen hatten ihr jeweils mehrere Tage Schmerzfreiheit gebracht. Anschliessend kamen die Schmerzen jedoch wieder zurück bzw. bildeten sich von neuem. Das tiefere seelische Muster, das der Verspannung zugrunde liegt, wollte sich nicht so rasch ändern. Mittels körpertherapeutischer Gesprächsführung wollte ich die Klientin darin unterstützen, das dem Schmerz zugrunde liegenden Muster zu erkunden, um es besser zu verstehen und eine neue Sichtweise und einen anderen Zugang dazu zu finden.

Das Sitzungsprotokoll wurde für die bessere Lesbarkeit und Übersicht leicht gekürzt. T steht für TherapeutIn, K für KlientIn.

T: Mache es dir auf dem Stuhl bequem. (Pause) Fühle das Gewicht des Körpers, die Auflage auf dem Stuhl, den Kontakt der Füsse mit der Erde. (Pause) Kannst du mir sagen, welcher Ort im Körper sich im Moment besonders gut anfühlt?
K: Die Füsse. Aber eigentlich ist es im ganzen unteren Körper gut
T: Ich möchte gerne einen Moment bei den Füssen bleiben. Was genau spürst du dort?
K: Ich spüre den Kontakt zur Erde
T: Und was spürst Du noch?
K: Wärme, ein wohliges Kribbeln
T: Nimm dir Zeit, das wohlige Kribbeln zu spüren (Pause)
K: Es dehnt sich aus, nach oben

T: bleib dabei
K: Jetzt spüre ich die Verspannungen und Schmerzen in den Schultern und im Nacken
T: OK: Lass uns nun zu dieser Zone des Körpers gehen und zuerst die Grenze zwischen den beiden Zonen anschauen. Wenn Du von unten her dein wohliges Kribbeln im Körper spürst, bis wohin ist es gut im Körper?
K: Bis zum oberen Rücken. Dann in den Schultern ist der Schmerz
T: Gibt es eine klare Trennung dazwischen?
K: Ja
T: Wie ist sie. Hast du vielleicht ein Bild dazu?
K: Sie ist wie eine Stange
T: Eine Stange (Pause). Wie spürt sich die Stange an?
K: Hart, metallisch
T: Welche Form hat sie?
K: rund, wie eine Turnstange
T: Wie ist die Grenze zwischen der Stange und dem unteren Teil des Körpers, der sich gut anfühlt?
K: Es ist, als ob es ein Kampf wäre zwischen dem Warmen, Guten, und dem Harten, das weh tut. Es ist nicht das Harte, das weh tut. Es ist der Kampf zwischen den Beiden, der weh tut. Die Grenze zwischen den beiden Zonen brennt wie bei einer Entzündung (tiefes Durchatmen, Pause).
T: Es ist nicht das Harte, das weh tut, es ist der Kampf, der weh tut. Lass uns diesen Kampf etwas genauer anschauen. Stell Dir vor, die Stange wäre ein Lebewesen, das sprechen kann. Frage sie doch mal, weshalb sie da ist und so hart ist. Was würde sie Dir antworten?
K: (Sofort) Ich schütze Dich
T: wovor?
K: Vor Angst
T: Vor welcher Angst? Angst wovor?
K: Dass mir alles über den Kopf wächst, Kinder, Ausbildung, Haushalt, alles zusammen.
T: (wiederholt) Sie schützt dich vor der Angst, dass dir alles über den Kopf wächst.
K: Ja (tiefes durchatmen, Stille)
T: Gehen wir für einen Moment wieder zu jener Zone im Körper, in der es dir wohl ist. Was würde sie der Stange antworten wollen?
K: Dich braucht es gar nicht. Wenn ich innerlich stark bin, dann braucht es dich nicht.

T: Und was antwortet die Stange darauf?
K: (langes Schweigen) Es interessiert sie nicht. Sie reagiert nicht. (Pause)
T: Weshalb interessiert es sie nicht?
K: Sie kann gar nicht mehr anders. Es ist so uralt. Es ist wie verknöchert und kann sich nicht bewegen
T: Glaubt die Stange überhaupt daran, dass das Weiche stark genug ist, dass es sie gar nicht bräuchte?
K: (Pause) Nein (Pause)
T: Was würde geschehen, wenn die Stange verschwinden würde?
K: (Pause, dann kichert sie)
T: Du kicherst?
K: Es sieht so komisch aus
T: Was?
K: Als ob der Körper nur noch ein Fleischklumpen wäre. Alles war an der Stange aufgehängt. Ohne sie fällt der Körper in sich zusammen (man sieht auch äusserlich, wie ihr Körper energetisch in sich zusammensinkt)
T: Wie fühlt sich das an, in einem Fleischklumpen zu sein?
K: Schwer, ohne Kraft, ich könnte mich im Moment nicht bewegen, ich bin wie festgeklebt
T: Lass uns wieder zu jenem Teil des Körpers wechseln, der sich wohlig anfühlt. Wo ist das Wohlige im Moment besonders gut zu spüren?
K: In den Füssen. Es ist viel Kraft in den Füssen
T: Dieser Teil des Körpers hat vorhin gesagt, dass er die Stange gar nicht braucht
K: Ja. Ich spüre, wie sich eine kraftvolle Energie von den Füssen her nach oben bewegt. Es ist die Kraft, die von der Erde kommt. Sie ist sehr stark, wow… (man sieht von Aussen, wie sich der Körper innerlich wie von alleine aufrichtet und mit Lebenskraft füllt)
T: Lass Dir Zeit, bleib bei der Kraft und ihrer Bewegung
K: Sie richtet mich von unten her auf
T: (nach einer Zeitspanne) Was ist mit der Stange jetzt?
K: Jetzt sind beide da, die Kraft von unten und die Stange, aber es ist kein Kampf mehr zwischen ihnen, es brennt nicht an der Grenze, es tut nicht weh (Pause)
T: Jetzt sind beide da, es ist kein Kampf mehr, und es tut nicht mehr weh
K: Ja. Sie unterstützen sich gegenseitig. Die innere Kraft und die Stange arbeiten zusammen
T: Sie arbeiten zusammen
K: Ja, es braucht beide (tiefes Durchatmen und Entspannen).

T: Spüre dem nach. Es braucht beide. Sie arbeiten zusammen
K: Ja, so ist es gut.

Die Session war damit in sich stimmig abgeschlossen. Sie hatte insgesamt rund eine halbe Stunde gedauert. In der anschliessenden Nachbesprechung sagte die Klientin, dass sie sich nun gesamthaft entspannt, geerdet und beweglich gleichzeitig fühle, ganz anders als in der Situation, in der sie sich als „Fleischklumpen" befunden hatte. Sie fühle sich im Schulterbereich nun sehr leicht und weit. Das Gefühl sei ähnlich wie nach dem Shiatsu.

Die metallische Stange, die der Klientin Struktur, Form, Kontrolle und Halt gibt, stellt eigentlich eine Kraft und Stärke dar. Sie ermöglicht, dass die Klientin anspruchsvolle Situationen zu „halten" vermag. Das „Gerüst" erhielt jedoch zuwenig Unterstützung durch die Kraft des Erdelements und wurde überbelastet, was es in Form von Schmerzen signalisierte. Die Klientin hatte mit der Stange gekämpft und mit dem Schmerz gehadert, den sie weghaben wollte. Sie hatte ihrer Stange weder als Ressource wertgeschätzt, noch ihre Botschaft verstanden, dass sie überlastet sei und Unterstützung brauche. Die sehr einprägsamen Bilder dieser Session brachten die Klientin dazu, sich mit Strukturen im Alltag zu versöhnen und positiv zu verbinden, und sie nicht als einengend sondern als stützend zu interpretieren. Ich hatte ihr zudem am Ende der Sitzung zwei einfache Qi Gong-Übungen zum Thema Erden gezeigt, die sie regelmässig praktizieren solle.

Zu Beginn der darauf folgenden Behandlung fragte ich sie nach Ihrem Befinden, und wie es der Stange nun gehe. „Stange? Welche Stange?", fragte sie scherzend. Der Schulterschmerz war weitgehend verschwunden. Gleichzeitig hatte sich ein „Kloss" im Hals gelöst, der ihr Wohlbefinden ebenfalls stark gestört hatte, den sie bisher aber noch gar nicht erwähnt hatte. Die Klientin hatte sich seit der Behandlung immer wieder auf die Füsse und das Thema „geerdet sein" ausgerichtet, was ihr Kraft und Zuversicht gab. Gleichzeitig wurde ihr bewusst, auf welche Weise sie den Alltag bewältigt, und dass sie sich zuwenig Raum für sich selbst eingesteht. Entsprechend hatte sie seit der letzten Behandlung auf viele Anforderungen aggressiv reagiert. Es handelte sich um eine Überreaktion, um sich selbst und die eigenen Grenzen zu schützen.

Die anschliessenden Shiatsu-Sitzungen und Gespräche hatten das Ziel, die Reflexion der Verhaltensmuster zu unterstützen und die Veränderung zu stabilisieren.

Quellen

- Eugen T. Gendlin, Focusing. rororo Taschenbuch 1998
- Ann Weiser Cornell, Focusing – Der Stimme des Körpers folgen, rororo Sachbuch 1997
- Peter A. Levine, Trauma-Heilung, Synthesis 1997
- Doris Spörri, Das begleitende Gespräch im Shiatsu, Shiatsu Journal 33 2003
- Doris Spörri, Das psychoenergetisch ergänzte Shiatsu, Eigenverlag 2003
- Doris Spörri, Die Übung zur Vertiefung des Spürbewusstseins, Shiatsu 2, SGS 2006
- Armin Barandun, Fragen lenken die Achtsamkeit und Energie, Shiatsu 2, SGS 2006
- O. Carl Simonton, Auf dem Wege der Besserung, Schritte zur körperlichen und spirituellen Heilung, Rororo 2006
- Serge King, Ihr Körper glaubt, was Sie ihm sagen, Aurum 2006

Anhang: Fallbeispiel Schleudertrauma nach Autounfall

Klientin B. (18 Jahre alt, Schülerin) hatte 8 Wochen vor der Sitzung einen Autounfall. Sie erzählte zunächst in groben Zügen, dass sie mit dem Fahrrad auf einer Kreuzung von einem Auto angefahren worden sei. Der Autofahrer sei von rechts aus einer Stoppstrasse hinausgefahren und habe sie übersehen. Sie sei von der Kühlerhaube erfasst worden. Sie sei mit leichten Schürfungen davongekommen, leide seither jedoch unter Kopfschmerzen, Konzentrationsschwierigkeiten, Schwindelanfällen und raschem Ermüden. Sie sei nicht mehr in der Lage, dem Schulunterricht angemessen zu folgen und die Hausaufgaben zu bewältigen. Sie hätte seither Angst vor dem Fahrradfahren und einen steifen Nacken mit Bewegungseinschränkungen beim Drehen nach rechts.

T: Sitzt Du bequem?
K: Ja
T: Spürst Du den Kontakt des Gesässes mit dem Stuhl, die Füsse mit dem Boden?
K: Ja
T: Magst du mir erzählen, wie Du am Tag des Unfalls aufgestanden bist? Wie hast Du dich gefühlt? Gab es etwas Spezielles?
K: Es war ein normaler Schultag. Am Morgen stehe ich nicht so gut auf und bin dann immer etwas pressiert. Es war nichts Spezielles
T: Stell dir die Situation vor, wie Du aufs Velo steigst, wie Du zur Schule fährst, und wie es Dir dabei geht
K: Gut. Ich muss etwas pressieren, denke auch an eine Prüfung, die wir haben werden, aber es ist nicht anders als sonst
T: Und dann näherst du dich dieser Kreuzung
K: Ja. Alles scheint normal. Ich sehe die Kreuzung. Rechts die Stoppstrasse. Das weisse Auto
T: Was ist Dein erster Eindruck, wie Du das Auto siehst
K: Ich bin einen Moment verunsichert, ob es mein früherer Freund sei. Der hat dasselbe Fahrzeug
T: Das Fahrzeug steht. Du bist verunsichert. Und dann
K: Ich merke, dass es nicht gefährlich ist
T: Wo spürst du diese Empfindung, dass es nicht gefährlich ist, im Körper?
K: Hier (Sie zeigt auf ihren Brustkorb)
T: Bleib einen Moment bei diesem Gefühl und lass uns dann eine kleine Pause machen.

T: Jetzt möchte ich zum anderen Ende der Geschichte gehen. Wir werden den ganzen Ablauf des Unfalls von den beiden Enden her immer mehr einkreisen, aber nur soviel, wie Du magst. Wann hast du dich nach dem Unfall zum ersten mal wieder sicher gefühlt?
K: Als mein Vater an den Unfallort kam
T: Sie haben ihn benachrichtigt und geholt
K: Ja. Die Polizei wollte weiss der Teufel was alles wissen, dabei war das im Moment gar nicht wichtig und alles tat mir weh. Sie haben ihn geholt
T: Wie war es als er kam. Versuche Dich an den Moment zu erinnern
K: (Beginnt zu weinen. Der ganze Körper schüttelt sich und entlädt blockierte Energien)
T: Stell Dir die Situation wieder vor. Spürst Du die Erleichterung in deinem Körper, dass Dein Vater da ist?
K: (Kopfnicken)
T: Da war die Polizei. Wer war noch da nach dem Unfall?
K: Leute, die zuschauten
T: Sanität?
K: Nein. Ich war ja nicht verletzt
T: Und der Fahrer des weissen Autos?
K: Ja. Er war sehr nett. Es tat ihm furchtbar leid. Er war völlig durcheinander. Er tat mir richtig leid
T: Hat er sich hinterher fair benommen?
K: Ja, was die Versicherungsfragen betrifft schon, aber ich habe dann nichts mehr von ihm gehört
T: Bekamst Du je eine Wut auf ihn? Wann?
K: Zuerst nicht. Später dann schon.
T: Und jetzt?
K: Er ist so ein Idiot. Wegen ihm kann ich in der Schule nicht mehr folgen. Ich war eh knapp und muss nun vielleicht ein Jahr wiederholen. Er hätte sich zumindest nochmals melden können und sich nochmals entschuldigen
T: Dann hättest Du ihm eher verzeihen können?
K. Ja. Aber er hatte wohl ein schlechtes Gewissen. Er ist ein Feigling, der einem eigentlich leid tun muss
T: Bleib einen Moment bei diesem Gefühl dem Autofahrer gegenüber, und lass Dir Zeit, um auch wieder aus diesem Teil des Geschehens auszusteigen und Dich im Raum umzusehen (Pause, allgemeines Gespräch)
T: Magst Du dich wieder dem vorderen Teil der Geschichte zuwenden?

K: Ja

T: Du fährst auf die Kreuzung zu, Du siehst das weisse Auto an der Stoppstrasse stehen, Du bist einen Moment verwirrt, ob es sich um Deinen früheren Freund handelt, dann fühlst Du Dich einem Moment sicher, und dann?

K: Es fährt los, einfach so

T: Was geht in Deinem Körper vor?

K: Ich denke, ich glaube, ich spinn

T: Was noch?

K: Der Schreck durchfährt mich

T: Wie spürt sich der Schreck im Körper an?

K: Ich halte den Atem an, hier oben (zeigt auf Brustkorb). Ich lehne mit dem Velo nach links, wahrscheinlich um auszuweichen, ganz automatisch

T: Mach diese Bewegung mit dem Körper und spüre Deine Empfindungen dabei. Ganz langsam

K: (Sie macht die Bewegung in Zeitlupe, bis der Körper plötzlich zum Stillstand kommt)

T: Was ist jetzt?

K: Es geht nicht weiter. Ich spüre Schmerzen am ganzen Körper

T: Wo genau?

K: In der linke Schulter, im Gesäss. Alles tut weh

T: Wie ist der Schmerz?

K: (Sie beginnt wieder zu weinen, der ganze Körper schüttelt sich erneut)

T: (Reicht ihr ein Taschentuch, lässt ihr Zeit, sich zu erholen) Erinnerst Du Dich an den Aufprall, an den Schlag?

K: Nein, ich erinnere erst wieder, wie ich am Boden liege

T: Dies ist sehr häufig so bei Unfällen, weil diese gefährliche, lebensbedrohliche Situation für den Organismus nicht aushaltbar ist. Was ist Dein erster Gedanke, wie Du am Boden liegst?

K: Ich habe überlebt

T: Ja, Du hast überlebt. Magst du diesen Satz wiederholen?

K: Ich habe überlebt

T: noch ein paar Mal

K: Ich habe überlebt. Ich habe überlebt. (Pause.) Ja, ich habe überlebt (Tränen, Schütteln)

T: Lass uns eine Pause machen. Was fällt Dir im Raum jetzt als erstes auf?

Wir hatten in zwei SE-Sitzungen von je einer Stunde den Unfall so detailliert als möglich in allen Sequenzen durchgearbeitet, wobei sich die überkoppelte, überkomprimierte Energie in vielen Entladungen (Schütteln des Körpers während beinahe der Hälfte der Sitzungszeit, Weinen, Gähnen) lösen konnte. Danach waren die Schleudertrauma-Symptome weitgehend verschwunden. Drei daran anschliessende, reine Shiatsu-Behandlungen wirkten integrierend und stabilisierend. Nach insgesamt fünf Sitzungen war das Leben der Klientin wieder voll „in die normalen Bahnen" zurückkehrt, was vorher als ein Ding der Unmöglichkeit erschienen wäre. Die Klientin war endgültig befreit von Kopfschmerzen, Konzentrationsschwierigkeiten, raschem Ermüden und Schwindel.

Innere Ausrichtung und Eigenprozesse

Bewusstsein und Qualität

Die Arbeit der Shiatsu-Therapeutin ist Spiegel ihrer Person. Die subtilen Botschaften, die das Bewusstsein und Handeln der Therapeutin steuern, entscheiden über die Wirkung ihrer Arbeit. Die bewusst entwickelte innere Ausrichtung ist ein wesentlicher Faktor der Berufstätigkeit.

Der Begriff der „inneren Ausrichtung" bezieht sich auf eine bewusste und geschulte, geistig-körperliche Haltung. Die Fünf Wandlungsphasen sind durchaus hilfreich, um die Essenz der inneren Ausrichtung abzustecken. Wichtig für das therapeutische Arbeiten sind

- Zentrierung, gute Erdung und Verwurzelung und das Umgehen können mit Sorgen (Erdelement)
- Verbundenheit mit kosmischen Kräften, Klarheit und Grenzen und das Umgehen können mit Trauer (Metallelement)
- Offenheit, Beweglichkeit, Zukunftsorientierung und das Umgehen können mit Aggressionen (Holzelement)
- tiefe Verbundenheit mit den Vorfahren und den eigenen Ressourcen und das Umgehen können mit Angst (Wasserelement)
- Bewusstheit und Spiritualität und Verbundenheit mit einer universellen Lebensfreude und Liebe (Feuerelement).

Eine Therapeutin kann der Klientin genau soviel Einssein mit dem Leben weiter geben, wie sie selbst für sich erarbeitet hat. Sie weist ihr den Weg, den sie selbst geht. Wer Wasser predigt und Wein trinkt wirkt unglaubwürdig. Wer sich als TherapeutIn den eigenen Urängsten und Traumen nie gestellt hat, ist nur begrenzt in der Lage, diese Lebensthemen und ihre Bedeutung bei der Klientin wahr zu nehmen und mit ihnen auf einer tiefen Ebene in Resonanz zu gehen. Die Eigenarbeit der Therapeutin ist Voraussetzung dafür, dass sich ihre Arbeit mit KlientInnen weiterentwickeln kann. Wenn ich dazu bereit bin, werden die zu behandelnden Fälle anspruchsvoller. Die Arbeit wird herausfordernder, aber auch zutiefst befriedigend. Das eigene Leben wird damit immer reicher und erfüllter.

Energie-Arbeit ist Arbeit mit dem eigenen Bewusstsein und dem eigenen Körper. Die wichtigsten Elemente zu ihrer Schulung sind

- Regelmässige Meditation
- Regelmässige Körper- und Energieübungen (Qi Gong, Taiji Quan, Makoho, Yoga)
- Nehmen von Shiatsu-Behandlungen
- Selbstbeobachtung und Selbsterfahrung
- Reflektieren und Besprechen der KlientInnen-Arbeit (Intervision und Supervision)
- Entwicklung der energetischen Wahrnehmungsfähigkeit und Arbeit (Fortbildungen)
- Vertiefung des Wissens über die Welt, das Leben und die Menschen aus verschiedenen Gebieten (Literatur, Austausch, Kurse).

Die Kultivierung der inneren Ausrichtung hat beruflich entscheidende Auswirkungen:

- Sie fördert die Fähigkeit, gut bei sich selbst zu sein, sodass man entspannt arbeiten kann und eine maximale Empfänglichkeit für energetische Signale erhält.
- Sie fördert die Fähigkeit, das therapeutische Feld für die Klientin zu gestalten, zu halten und aufzulösen.
- Sie fördert die Kompetenz, die Interpretation energetischer Informationen in die Behandlung und Gesprächsführung zu integrieren.
- Sie fördert die Selbsterkenntnis und Selbstwahrnehmung sowie die Loslösung von Egomechanismen, sodass man optimal mit den Bedürfnissen der Klientinnen und der energetischen Situation arbeiten kann und sich selbst nicht verausgabt.

Die Qualitäten, die ich mir sukzessive, Schicht für Schicht erarbeitet habe, stehen mir dann zur Verfügung, wenn ich sie benötige. Sie machen mich stark. Ich bin wie ein Tuch, das in einem Farbeimer getränkt wird. Alle meine Lebenserfahrungen durchdringen mich.

Behandlungsvorbereitung und Abschlussrituale

Die bewusste und sorgfältige Vorbereitung auf eine Behandlung ist grundlegend. Rituale sind wichtig und wirksam, weil sie eine Gewohnheitsenergie entfalten.

Das bewusste Erschaffen des therapeutischen Felds fängt bei der Raum-Gestaltung an. Ob die Praxis wie eine übervolle Naturheil-Apotheke oder wie ein stiller Meditations-Raum gestaltet ist wirkt sich auf die Erwartungen der KlientInnen und das Geschehen aus. Beleuchtung, Kerzen, Pflanzen, Farben usw. erzeugen feinste Schwingungen, Stimmungen und Felder, mit denen Therapeutin und Klientin in Resonanz gehen. Ein Raum für Energiearbeit soll gross, hell und lichtdurchflutet sein. Er soll klar wirken, spärlich möbliert und aufgeräumt sein. In meiner Praxis hängen zwei energetisch geladene Kalligraphien. Vier schöne Granitsteine halten die Energie der Bramaviharas. Ein Bergkristall verbreitet seine reine, klare Kraft. Eine Topfpflanze wirkt organisch-erdend. Hintergrundmusik verwende ich nie. Meditationsmusik bringt Behandlerin und Klientin in spirituelle Schwingungsebenen und erschwert damit die Verbindung zu den anderen Ebenen. Sie ist nicht notwendig und sollte wenn schon als gezielte und kompetente Musiktherapie eingesetzt werden. Zwischen zwei Behandlungen wird der Raum gelüftet und manchmal kurz geräuchert. Das Futon wird geschüttelt und der Kopfkissenbezug gewechselt, damit der Raum wieder neutral und von der Energie der vorhergehenden Klientin befreit ist.

Ein Ritual zur inneren Ausrichtung vor der Behandlung hilft, das eigene Feld und das therapeutische Feld vorzubereiten. Wenn das Ritual verinnerlicht ist, kann es energetisch in einem kurzen Moment konstelliert werden. Es braucht nicht mehr und nicht weniger als einen Moment der bewussten Einkehr.

Ich selbst benutze vor der Behandlung bzw. der Hara-Diagnose einen Ablauf, der auf Übungen aus dem Qi Gong / Tai Ji Quan sowie der Zen-Meditation basiert und dem philosophischen Hintergrund von Shiatsu entspricht.

- Ich spüre den Kontakt mit der Erde, das Gewicht meines Körpers.
- Ich zentriere mich im Hara, entspanne alle Muskeln in Bauch, Becken und Gesäss.
- Ich nehme Verbindung mit der Wirbelsäule auf, lehne innerlich an sie an und bin mir der vertikalen Ausrichtung meiner Mittellinie bewusst.
- Ich verlängere die Vorstellung über das Steissbein hinaus in die Erde.
- Über den Scheitelpunkt des Kopfs hinaus nehme ich Bezug zum Kosmos.
- Ich entspanne die Muskeln in Gesicht, Schultern, Brustkorb, Bauch, Ellbogen und Handgelenken. Die Zunge ist am oberen Gaumen sanft angelehnt.

- Ich verbinde mich mit meinem tiefsten, inneren Kern.
- Ich verbinde mich mit meinem Atemrhythmus, der natürlich und entspannt ist, und mit meinem Tandjen. Ich nehme meinen Bauch als dreidimensionalen, pulsierenden Ballon wahr, der sich beim Einatmen in alle Richtungen ausdehnt und beim Ausatmen schrumpft.
- Ich atme mit der Hautoberfläche des ganzen Körpers, als ob ich eine Amöbe wäre.
- Ich stelle mir ein Aura-Feld vor, das mich liebevoll umhüllt und in das ich mich hinein entspanne und ausdehne.
- Ich bringe mein Bewusstsein zum oberen Tandjen bzw. Herz-Chakra. Ich verbinde mich mit den Kräften der vier Brahmaviharas (universelle Liebe, Mitgefühl/Empathie, tiefe Lebensfreude und Gelassenheit).
- Ich gehe in Beziehung mit dem Kosmos, den ich mir als universellen Informationsspeicher vorstelle, in dem energetisch alles präsent und zugänglich ist, was für die KlientIn bedeutsam ist.
- Ich mache mich „leer" von allen Gedanken und jedem Wollen.
- Ich mache mich durchlässig und offen für alle Kräfte, die in der Behandlung wirken werden.
- Ich öffne die Augen. Mein Blick ist sanft und „peripher", nicht fokussiert. Ich richte mich darauf aus, für alle Schwingungen und Botschaften empfänglich zu sein.
- Ich bringe meine Aufmerksamkeit zur KlientIn, voller Offenheit und Interesse an dem, was sich zeigen und entwickeln wird.
- Ich lasse ihr energetisches Feld auf mich einwirken.
- Ich nehme sehr sorgfältig geistig Kontakt mit dem Hara der Klientin auf.
- Ich bringe meine rechte Hand in die spirituelle Auraschicht über ihrem Hara, und lasse sie langsam sinken, bis physisch Kontakt mit dem Hara besteht.

Jede Behandlung wird mit einem Ritual beendet. Ich halte in der Regel die Hand für einen Moment auf dem Tandjen oder dem Mingmen, dem körperlichen Zentrum der Klientin, ehe ich mich zuerst geistig und danach körperlich löse. Ich verneige mich innerlich vor der Klientin und bedanke mich bei ihr und allen Kräften, die in der Behandlung wirksam waren.

Prinzipien von Qi Gong und Taiji Quan nutzen

Qi Gong und Tai Ji Quan sind eine besonders hervorragende Ergänzung zu Shiatsu. Sie sind die Kunst der meditativen Bewegung. Sie kultivieren die Verbindung von Präsenz und Entspanntheit, von Geist und Körper. Sie nähren das eigene Qi und helfen, innere Blockierungen zu lösen und die Flexibilität zu entwickeln. Direktunterricht ist der beste Weg, um Qi Gong oder Taiji Quan zu erlernen. Die Befreiung des Qi-Flusses während des Übens kann unerwartete Phänomene auslösen (z. B. Zittern des Körpers, Schwindelanfälle, laute Darmgeräusche u. a.). Bereits bestehende Qi-Blockaden können durch fehlerhafte Haltung und Bewegungen verstärkt werden und der Gesundheit abträglich sein. Eine kompetente Anleitung und Begleitung durch eine Lehrperson ist deshalb absolut unerlässlich.

Qi Gong heisst übersetzt: pflegen, nähren, kultivieren des Qi. Der Begriff Taiji Quan wird oft auch mit Tai Chi abgekürzt. Er ist als oberstes Prinzip (Taiji) des Faustkampfs (Quan) zu übersetzen. Beide Formen von Körper-Übungen dienen heute vorwiegend der Gesundheitspflege. Die stark verlangsamten Bewegungen werden in meditativer Stille und Achtsamkeit ausgeführt. Anfänglich gilt es, Positionen (z. B. von Armen, Händen und Füsse) und Bewegungsabläufe zu erlernen. Mit fortschreitender Praxis steht die bewusste Lenkung des Energieflusses im Vordergrund. Beiden Systemen liegt die daoistische Grundphilosophie zugrunde.

Qi Gong besteht aus kurzen, in der Regel leicht erlernbaren Einzelübungen. Taiji Quan umfasst längere Bewegungsabläufe, die zu erlernen anspruchsvoll und zeitaufwändig ist. Qi Gong kann von Fortgeschrittenen auch als sehr wirksame Heilmethode eingesetzt werden. Taiji Quan wird von Fortgeschrittenen auch als Kampfsport praktiziert. Qi Gong ist bezogen auf das Individuelle. Taiji Quan kennt auch Partnerübungen („schiebende Hände") und hat Bezüge zu Kampf und Selbstverteidigung („Schattenboxen"). Das Beibehalten von Stabilität, Gleichgewicht und innerer Ruhe in der Begegnung stellt damit eine besondere Herausforderung dar. Mittels beharrlichen Übens wird die Bewegungsqualität immer mehr verfeinert und vertieft.

Im Folgenden werden 10 wichtige Prinzipien dargestellt und anschliessend für Shiatsu reflektiert. Ich habe sie aufgrund verschiedener Quellen und eigener Erfahrungen zusammengetragen.

1. Verbindung Himmel und Erde

Ein Grundprinzip daoistischer Übungen ist das Bewusstsein dafür, dass der Mensch ein Wesen ist, das mit der Natur, dem Kosmos, mit Himmel und Erde in Verbindung steht. Eine vertikale, aufrechte Körperhaltung, welche eine Verbindung zwischen Himmel und Erde herstellt, ist Ausgangs- und Grundstellung. Sie wird von Lehrpersonen regelmässig überprüft und mittels vieler Korrekturen im Gedächtnis des Körpers allmählich verankert. Eine natürliche, aufrechte Haltung schont Muskeln und Gelenke. Schonhaltungen (z. B. Hohlkreuz, durchgestreckte Knie, einseitige Belastung der Beine) sind häufig. Sie bringen nur kurzfristig und scheinbar Linderung und sind langfristig umso schädigender. Mittels Stehübungen können sie nachhaltig korrigiert werden.

Die Verbindungsaufnahme mit dem Himmel geschieht über den Scheitelpunkt, den höchsten Punkt des Kopfs bzw. des Menschen (Baihui). Die Verbindung zur Erde geschieht über die Füsse, speziell den Punkt 1 des Nierenmeridians (sprudelnder Quell), aber auch über das Steissbein. Man kann sich vorstellen, der Körper wäre wie eine Marionette an einem Faden aufgehängt, um die lotgerechte, senkrechte Haltung und Ausrichtung der Wirbelsäule zu unterstützen. Man kann sich aber auch vorstellen, man wäre wie ein Baum, der in der Erde verwurzelt ist und zum Himmel wächst.

2. Vorstellung führt Qi

Der Geist führt Qi (Energie), Qi führt den Körper. Dies ist ein zentrales Prinzip, das allen Bewegungen und jeder daoistischen Energiearbeit zu Grunde liegt. Die Bewegungen des Körpers sind abhängig von den Impulsen, die der Geist setzt. Die Energie erschafft das Muster, in dem sich der Körper bewegt. Der Begriff „Geist“ steht für „Herz und Gedanken“ gleichzeitig.

„Ohne Geist sind alle Bewegungen leer und nichts wert“ ist eine markante, aber typische Aussage. Gedanken und Herzqualität füllen die Bewegungen erst mit Inhalt, Seele, Leben. Von einem Meister sind sämtliche Zellen des Körpers mit Bewusstheit gefüllt. Dieses führt alle Zellen des Körpers nahtlos durch sämtliche Sequenzen des Bewegungsablaufs, sodass seine Bewegungen vollkommen verbunden, harmonisch und unendlich langsam erscheinen. Die energetische Vorstellungskraft wird geschult und kultiviert. Die Vorstellung kann z. B. in einer stillen Übung an einem bestimmten Ort ruhen (z. B. im Tandjen). Sie kann einen Bewegungsablauf führen und gleichzeitig eine innere Qualität vermitteln. Öffnen – Schliessen beinhaltet als Prinzip mehr als die reine Körperbewegung – sie ist auch eine innere Qualität des Geistes. Öffnen und Schliessen ist in der Begegnung mit anderen Menschen wichtig. Öffnen ist der Bezug nach aussen, in die Welt. Schliessen ist Rückbesinnung nach innen. Der Geist führt die Bewegungen in einem offenen Rahmen, nicht zwanghaft, nicht forciert. Er hat eine Vision, der das Qi folgt, aber er lässt dem Qi gleichzeitig seinen freien Lauf, den es je nach Übungsniveau und körperlichen Voraussetzungen in der gegebenen Situation dann nimmt.

3. Ruhe erschafft Bewegung
Ausgangs-Punkt jeglicher Bewegung ist die Ruhe, postulierte Laotse. Mittels der Übung „Stehen" wird gleichermassen Ruhe des Geistes und Ruhe des Körpers herbeigeführt. Gedanken-Ruhe ist wichtig für Erholung und Klarheit des Geistes. Geistesruhe ist keine Schläfrigkeit, körperliche Ruhe nicht „todesähnlich". In der Stille ist absolute Lebendigkeit, Wachheit, Klarheit, Präsenz und Achtsamkeit.

Begriffe wie „Stehen wie ein Pfahl", „Stehen wie ein Baum", „Stehen wie ein Berg" versinnbildlichen, welche Qualitäten es in der Steh-Übung zu kultivieren gilt. Ein Baum beispielsweise hat Wurzeln, die tief in die Erde hineinreichen, Stabilität herstellen und dem Baum Lebenskraft der Erde zuführen. Der Baum ist nicht auf die Erdoberfläche aufgesetzt; der Baum wächst aus der Erde heraus, ist Teil von ihr. Der Baum hat einen starken Stamm, eine starke Mitte. Er hat Äste und Blätter, die in alle Richtungen hin mit der Umwelt und dem Kosmos in Kontakt stehen. Er wächst von unten nach oben, von der Erde zum Himmel hin, entfaltet sich nach aussen und verändert sich mit dem Rhythmus der Jahreszeiten.

Tai Ji Quan heisst auch: warten können, bis der Gegner angreift. Durch seine Bewegung exponiert er sich und lässt er sich aus der Mitte bringen. Ein Verteidiger hat prinzipiell die bessere Position als ein Angreifender – diese Philosophie ist genau umgekehrt zur westlichen.

4. Oben leicht, unten fest
Die ideale Energieverteilung im Menschen bedingt, dass Beine und Füsse voller Kraft, fest und schwer sind, währenddessen Oberkörper und Kopf leicht, leer und beweglich sind. Oftmals ist unsere Alltags-Situation das genaue Gegenteil: Sorgen lasten auf den Schultern und „der Kopf ist voll". Denken, Sprechen, Beobachten und Lesen sind Aktivitäten, welche die Energie nach oben führen („schwerer Kopf, leichter Fuss"). Sie können Ohrenrauschen, Schwindel, Kopfschmerzen und schlaflose Nächte bereiten. In der Steh-Übung geht es darum, die Energie nach unten fliessen zu lassen, zum Tandjen, in die Füsse und zur Erde. Wir sind gut geerdet und haben den Kopf frei für das Geschehen im Moment, unbelastet von allen Gedanken und Sorgen, die uns beschäftigen und ablenken könnten. Das Hinführen der Energie zu den Füssen, den Wurzeln, der Basis, ist ein wichtiges Grundprinzip. „Um einen Baum kräftig wachsen zu lassen, zieht man ihn nicht an seiner Krone nach oben, sondern man nährt seine Wurzeln", ist ein Sprichwort, welches dieses Prinzip verdeutlichen soll. Unten ist Yin; Yin ist die Basis des Yang.

Wichtige Hilfen, um die Energie absinken zu lassen, sind die Entspannung der Schultern und das Sinken lassen von Brustkorb und Hüftbereich sowie die Fokussierung der Aufmerksamkeit im Tandjen und in den Füssen. Die Leichtigkeit, die im oberen Raum herrschen soll, drückt sich in bildhaften Bezeichnungen von Übungssequenzen wie z. B. den „Wolkenhänden" aus.

5. Vom Zentrum zur Peripherie

Das Bewusstsein für die eigene Mitte ist ein zentrales Element des Übens. Das physische Zentrum des Körpers ist das Tandjen (auch Dantian), ein Punkt drei Fingerbreit unterhalb des Bauchnabels auf dem Renmai (Konzeptionsgefäss; zentraler Energiekanal auf der Körpervorderseite). Das Tandjen ist der Treffpunkt von Yin und Yang, von Wasserenergie (Yin) und Feuerenergie (Yang). Das Bewahren der Aufmerksamkeit im Tandjen ist eine wichtige Übung, damit sich die Energien von Niere und Herz gegenseitig unterstützen. Von der Herzenergie geht die Klarheit des Geistes aus. Der abgesenkte Geist wird ruhig. Die Nierenenergie ist unsere Urkraft. Wird sie mit dem Bewusstsein des Herzens durchdrungen, ist der Wille klar und fest.

Am Rücken finden wir zwischen den Dornfortsätzen des 2. und 3. Lendenwirbels das „hintere Tandjen" bzw. Mingmen, auf dem Dumai (Lenkergefäss; zentraler Energiekanal auf der Körper-Rückseite). Das hintere Tandjen ist das Zentrum der vorgeburtlichen (Nieren-) Energie. Es wird auch „Tor des Lebens", „Quelle des Lebens", Anführer der zwölf Leitbahnen", „Bewahrer des vorgeburtlichen Qi" genannt. Das Bewahren der Aufmerksamkeit im Mingmen pflegt die Ursprungsenergie und das Prinzip der Qi-Transformation und ist deshalb ebenfalls ein wichtiger Teil des inneren Übens im Stehen.

Im Taiji Quan gilt das Prinzip, die Mitte zu bewahren, im Gleichgewicht zu bleiben, sich nicht aus der Mitte und der geerdeten Position bringen zu lassen. Ist die Energie abgesenkt, zentriert und relativ vertikal, ist das Gleichgewicht jederzeit gewahrt und die Beweglichkeit optimal. Dies gilt auch im übertragenen Sinne. Bin ich gut bei mir, bin ich viel weniger aus meiner Ruhe zu bringen. Im Taiji Quan ist es von grosser Bedeutung, den Körperschwerpunkt immer zwischen den Füssen eingemittet zu haben, um die Stabilität nicht zu verlieren. Die Gewichtsverlagerung von einem Bein auf das andere ist nur so stark, dass der Körper jederzeit im Gleichgewicht und damit beweglich ist.

Alle Bewegungen werden vom Tandjen her ausgelöst. Das Körperzentrum führt die Bewegung wie ein Joy Stick und zeigt die Richtung an. Die Hüften sind der Drehpunkt sämtlicher Bewegungen, die Hüfte führt die Schulter, diese den Ellbogen, dieser die Hand. Die Bewegungen entfalten sich aus der Mitte heraus spiralförmig nach aussen:

vom Tandjen zu Schulter und Hüfte, zu Ellbogen und Knie, zu Händen und Füssen. Im Gleichgewicht bleiben bedeutet, selbst in der Bewegung und in der Begegnung zentriert bleiben zu können. Dies wird beispielsweise in der Übung „Seide spinnen" (Reeling Silk) und in den „schiebenden Händen" (Push Hands) trainiert.

6. *Innen fest und stark, Aussen weich und flexibel*

Eine weiteres, wichtiges Prinzip betrifft die Beziehung von Innen und Aussen. Die chinesische Medizin ist der Ansicht, dass schädliche Einflüsse nur in einem geschwächten Körper wirksam werden können. Die inneren Faktoren sind somit die Grundlage unserer Stabilität und Widerstandskraft gegen äussere Faktoren. Die innere Kraft wird durch die Fähigkeit zur vollkommenen Ruhe und Beherrschung von Körper und Geist aufgebaut (im Extremfall in der Übung „Stehen wie ein Pfahl"). Die Pflege der inneren Kraft bezweckt, Abwehrkraft, Selbstregulierungskraft und Selbstheilkraft des Körpers zu stärken.

Neben der Vorstellungskraft können im Qi Gong auch Atem und Töne in die Übungen mit einbezogen werden (z.B. Heilende Laute, welche auf ganz spezifische Organe einwirken und enorm starke Wirkungen entfalten).

Im Taiji Quan ist die innere Stärke Voraussetzung dafür, dass man völlig offen, flexibel und ohne Konzepte einem Gegner gegenübertreten kann. Dadurch ist man letztlich unangreifbar.

7. *Entspannung und Spannung*

Die Fähigkeit des Organismus, angemessen zwischen Spannung und Entspannung wechseln zu können, ist sehr wichtig. Ein Prinzip des Übens besteht darin, Geist und Muskeln so weit als möglich zu entspannen. Man ist voller Bewusstsein, wendet aber nur soviel Kraft und Energie auf wie nötig. Im Alltag sollte unser Körper nicht zu gespannt und nicht zu erschlafft sein, sondern einen lebendigen Tonus haben, bei dem alles miteinander optimal verbunden ist. Viele Menschen halten selbst in der Ruhe viel zuviel körperliche Spannung aufrecht. Sie binden somit unnötig Kraft und Energie, die für anderes fehlt. Sie sind dadurch steif und blockiert und nicht genügend flexibel.

Entspannung kann man nicht physisch herbeiführen. Es geht um ein inneres Öffnen, ein geistiges Zulassen und Raum geben, ein innerliches Reden mit den Körperzonen („Du darfst loslassen"). Das entspannte Halten einer Körperstellung ist viel schwieriger, als es aussieht. Oft helfen Bilder (im eigenen Becken Platz nehmen; innerlich absitzen, als wäre das Becken ein Stuhl).

Spannung ist dann angezeigt, wenn es gilt, die Energie kraftvoll genau auf den Punkt zu bringen, z.B. in einem Faustschlag. Es gilt jedoch, diese Spannung sofort wieder aufzulösen, da sie sonst zur Form erstarrt und eine Anfälligkeit auf äussere Angriffe und Veränderungen zur Folge hat.

8. Natürlichkeit und Angepasstheit

Dieses Prinzip umfasst alle Aspekte: Körperhaltungen, Bewegungen, Atem und Vorstellungen. Natürlichkeit heisst: nichts forcieren, nicht zuviel aufs Mal wollen (keine hohen Ideale haben, nicht zu schnell vorwärts kommen wollen). Das Üben ist dem individuellen Level und den situativen Gegebenheiten anzupassen. Beim Atmen gilt es, dem Atem seinen natürlichen Fluss lassen, ihm nicht zuviel Aufmerksamkeit schenken, da er die Fähigkeit hat, sich automatisch zu regulieren.

9. Yin und Yang

Allen Übungen liegt die Komplementarität der Gegensätze von Yin und Yang zugrunde, das kosmische Prinzip des fortdauernden Wandels. Aus der Ruhe entsteht Bewegung. Steigende Bewegungen implizieren gleichzeitig sinkende Bewegungen. Öffnen bedingt schliessen, auf Expansion folgt Kontraktion, Fülle verursacht Leere, usw.

Eine äussere Abwehr erfordert gleichzeitig die innere Sammlung des Qi. Die innere Vereinigung von Herz und Verstand bedingt die äussere Vereinigung der Gelenke: Schultern und Hüfte, Ellbogen und Knie, Hände und Füsse bewegen sich synchron. Der spiralförmige Fluss der Energie führt zur Entwicklung einer grossen, inneren Kraft, die gegen Aussen z.B. abwehrend, schiebend oder überraschend, explosiv-zuschlagend eingesetzt werden kann. Das Yin versteckt die ihm innewohnende Kraft, die für den Feind unvorhersehbar und damit unberechenbar ist.

10. Das Dao

Wahre Meisterschaft zeigt sich darin, dass alles eins ist. Bewegungen fliessen harmonisch und ohne Unterbruch. Sie geschehen „wie von selbst". Herz, Geist und Körper sind miteinander verbunden. In den klassischen Texten des Taiji Quan heisst es: „Mit dem sanften Fluss der Energie, mit der kosmischen Energie, bewegt sich das eigene innere Qi auf natürliche Weise von einer festen Form bis zum Unsichtbaren. So realisiert man, wie wunderbar das Natürliche ist." In der Mitte des Wirbelsturms ist es ganz ruhig – mit diesem Fokus zu üben, heisst, sich für alle Stürme des Lebens besser zu wappnen. Dao heisst auch Lebensweg.

Diese 10 Schlüsselprinzipien lassen sich in den Bewegungen der Shiatsu-Therapeutin während der Behandlung direkt umsetzen, beispielsweise wie folgt (ohne Anspruch auf Vollständigkeit):

1. Verbindung zu Himmel und Erde. Die vertikale Ausrichtung der Wirbelsäule ist wichtiger Teil der inneren Ausrichtung.
2. Vorstellung führt Qi. Bewusstsein, Fokus und innere Bilder sind Teil der Arbeitstechnik.
3. Ruhe schafft Bewegung. Die Behandlung erfolgt in meditativer Stille.
4. Oben leicht, unten fest. Ich arbeite mit viel Körpergewicht tief im Meridian und bin gleichzeitig mit dem Bewusstsein auch im Aura-Feld und in der Weite.
5. Vom Zentrum zur Peripherie. Der Impuls des Anlehnens kommt aus dem Hara. Die Bewegung pflanzt sich über Schultern, Ellbogen, Handgelenke fort, die entspannt und durchlässig sind.
6. Innen stark, Aussen flexibel. Das Halten der Verbindung mit dem inneren Kern und entspannte, sanfte Bewegungen sind von grosser Bedeutung, um gleichzeitig geschützt und offen sein zu können.
7. Entspannung und Spannung. Die Dramaturgie der Behandlung enthält einen natürlichen, stetig wechselnden Rhythmus.
8. Natürlichkeit und Angepasstheit. Ich folge der Intuition, will nichts erzwingen oder forcieren und nur so viele Impulse geben, wie der Organismus verarbeiten kann.
9. Yin und Yang: Alle polaren Erscheinungen haben einen Bezug zueinander und befinden im stetigen Wandel, den wir ermöglichen und unterstützen wollen.
10. Dao: Als Therapeut biete ich ein mitfühlendes, unterstützendes Containment an, aber ich bin nicht verantwortlich für den Lebensweg der KlientInnen.

Selbstschutz, Ethik und Supervision

Eine oft gestellt Frage ist die, wie man sich als Shiatsu-Therapeutin von negativen Energien schützen kann. Zunächst: Ob eine Energie als negativ empfunden wird, ist eine subjektive Bewertung. Grundsätzlich ist folgendes zu klären:

- Die Therapeutin geht mit der Klientin in Resonanz. Sie lässt sich vom Schmerz und Leid der Klientin berühren, sie schottet sich nicht ab. Gewisse Themen, Emo-

tionen und Lebens-Strukturen der Klientin können sich auf eine Therapeutin belastend auswirken. Die Begegnung mit einem Thema wie zum Beispiel sexueller Missbrauch kann gar als unaushaltbar empfunden werden.
- Gewisse Verhaltensweisen und Aussagen der Klientin können sich „gegen die TherapeutIn" richten. Klientinnen können möglicherweise bewusst oder unbewusst die Absicht haben, der Therapeutin zu schaden, sie zum Beispiel herabzuwürdigen um zu beweisen, dass auch sie „nichts Besseres" sei.

Alle Themen, die mich belasten, sind meine Themen, haben mit meiner eigenen Lebensgeschichte zu tun. Meine Blockaden, Schattenseiten, Traumata, Charaktermuster werden in Resonanz versetzt. Wenn ich bereit bin, dies zu erkennen und zu akzeptieren, dann wird die Behandlung der Klientin zugleich zur Selbstbehandlung. Es geht dann nicht mehr darum, mich zu schützen, sondern mich selbst mit zu entwickeln. Mit diesem Verständnis wird das Arbeiten zwar herausfordernd, denn ich lasse mich vom Schicksal der KlientIn berühren, aber sie wird zugleich erweiternd und befreiend, denn ich behandle mich quasi gleichzeitig mit, kann mich von altem befreien.

Die kontinuierliche Eigenarbeit hilft, innere Stabilität aufzubauen. Wer stabil ist, lässt sich weniger rasch aus dem Gleichgewicht werfen. Man kann sich vom Schicksal der Klientin berühren lassen, sich aber auch wieder davon lösen. Klare Rituale nach Abschluss jeder Behandlung sind eine grosse Hilfe hierfür: Behandlungsnotizen ablegen, sich bewegen, Hände waschen, Wasser trinken, den Raum lüften.

Therapeutinnen müssen gut zu sich selbst Sorge zu tragen. Die Checkliste für gesundes Verhalten gilt nicht nur für Klientinnen sondern noch viel mehr für TherapeutInnen. Wer viel gibt, muss sich selbst gut regenerieren und ressourcieren können.

Das Erkennen eigener Grenzen und Muster, sowie die Fähigkeit, auf eine wohlwollende und annehmbare Art den KlienInnen klare Grenzen zu setzen, schützen TherapeutInnen davor, sich energetisch „aussaugen" zu lassen. Wem das Behandeln eines traumatisierten Menschen zu nahe geht, der soll sich selbst gegenüber ehrlich sein und darauf verzichten.

Berufsverständnis und ethische Ausrichtung tragen zur inneren Klarheit bei. Der Ethik-Codex des Berufsverbands gibt wichtige Leitplanken und Hilfestellungen. Der Ethik-Codex der Shiatsu Gesellschaft Schweiz gibt Hinweise, wie man gegenüber den KlientInnen, aber auch sich selbst, den BerufskollegInnen, dem Berufsstand als Ganzes handeln soll.

Wolfgangs Schmidbauers Klassiker „Die hilflosen Helfer" zeigt die Fallen von Helferberufen gut auf. Beispielsweise spricht Schmidbauer davon, dass es in der therapeutischen Arbeit oft zu einem beständigen Schwanken zwischen Allmachts- und

Ohnmachtsgefühlen kommt, oder dass Ehrgeiz und Resignation bei den Helfenden nahe beieinander liegen. TherapeutInnen haben die Tendenz, sich selbst, ihr Ego und ihr Handeln zu überschätzen und sich selbst zu überfordern.

Externe Supervision und Intervision unter KollegInnen werden in der therapeutischen Arbeit wichtig. Sie dienen dazu, die berufliche Situation und deren Herausforderungen zu reflektieren. Wenn ich den Eindruck erhalte, in der Behandlung nicht mehr weiter zu kommen, oder wenn es mich belastet, dass eine Klientin permanent zu spät kommt oder eine andere findet „Shiatsu bringe ja auch nichts" ist eine Besprechung mit Dritten angesagt. Supervision und Intervision fördern die Qualität der Arbeit und die Eigenentwicklung und beugen Burnout vor.

Quellen

- Jiou Guorui, Chigong Yangshen, Gesundheitsfördernde Übungen der traditionellen chinesischen Medizin, Uelzen 1997
- Chen Xiao Wang, Die fünf Stufen der Entwicklung im Taijiquan, Taijiquan & Chigong Journal 2001
- Ulli Olvedi, Yi Qi Gong, Das Stille Qi Gong nach Meister Zhi-Chang Li, Barth 1994
- Joachim Schrievers, Durch Berührung wachsen – Shiatsu und Qigong als Tor zu energetischer Körperarbeit, Huber 2004
- Jan Silberstorff, Chen – Lebendiges Taijiquan im klassischen Stil, Lotos 2003
- Wolfgang Schmidbauer, Die hilflosen Helfer, Rowolth 1977
- Friederike Denner, Peter Itin, Supervision in der SGS, in: Shiatsu 2/2006
- Shiatsu Gesellschaft Schweiz, Ethik-Codex, 2001

Teil 3
Felder

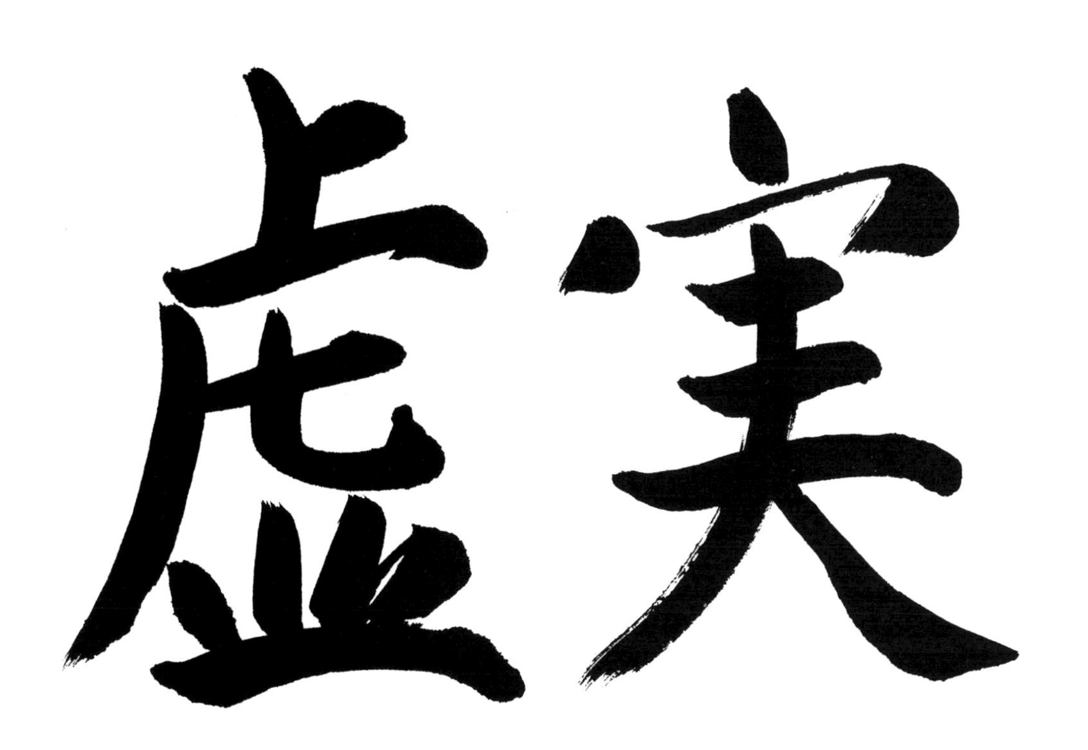

Anwendungsfelder von Shiatsu-Therapie

Gründe des Kommens

Shiatsu wird erst gelegentlich, aber doch zunehmend auch in Spitälern und Kliniken eingesetzt. Folgende Einsatzgebiete sind mir bekannt:

- Unfallchirurgie (Unterstützung von Heilungsprozessen)
- Psychiatrie (Förderung von Körperbewusstsein, Entspannung, allgemeiner Harmonisierung)
- Geriatrie (Förderung von Kreislauf und Beweglichkeit)
- Gynäkologie (Abbau von Stress, Harmonisierung des Hormonhaushalts, Entspannung)

Shiatsu als Therapie wird jedoch primär in Einzelpraxen durchgeführt. Eine Umfrage bei ca. 800 Shiatsu-KlientInnen in England ergab im 1997 folgende Rangfolge der wichtigsten Gründe des Kommens:

1. Stress, Depression, Ängste (52 %)
2. Nacken-/Schulterprobleme (48 %)
3. Müdigkeit, Energiemangel (38 %)
4. Rücken und Kreuzschmerzen (31 %)
5. Schlafstörungen (22 %)
6. Verdauungsprobleme (18 %)
7. Kopfschmerzen (15 %).

Eine Mitglieder-Umfrage der Shiatsu Gesellschaft Schweiz Ende 2003 ergab, dass 75 % der Behandlungen in der Schweiz aufgrund von Beschwerden in Anspruch genommen werden. Körperliche Beschwerden in Verbindung mit seelischen Problemen (36 %) sind als Beweggründe für die Inanspruchnahme einer Behandlung dominierend. Rein körperliche Beschwerden sind jedoch beinahe gleich wichtig (34 %). Rein seelische Beschwerden (6 %) und Schwangerschaft (5 %) sind im Gesamten gesehen weniger häufig.

Die Mehrheit der Shiatsu-KlientInnen hat chronische, langfristige Beschwerden (43 %) oder zyklisch wiederkehrende Beschwerdemuster (30 %). Dementsprechend sind bei 42 % der KlientInnen mehr als 12 Behandlungen erforderlich. Mehrheitlich beträgt eine Behandlungsdauer 6–12 Behandlungen (46 %).

Nur gerade 19 % der KlientInnen haben einmalige Beschwerden. In 12 % der Fälle waren 5 Behandlungen ausreichend.

90 % der KlientInnen nehmen Shiatsu auf eigene Verantwortung in Anspruch, 10 % auf Überweisung. 25 % der Shiatsu-KlientInnen befindet sich gleichzeitig in ärztlicher, 10 % in naturärztlicher und 10 % in psychischer Behandlung (Mehrfachnennungen möglich). Sie nutzen Shiatsu als wertvolle Ergänzung und Unterstützung.

Die Shiatsu Gesellschaft Schweiz hatte ihre Mitglieder aufgerufen, Fallstudien zu ihren Behandlungen zu verfassen. Die gesammelten 26 Berichte sind nicht repräsentativ im statistischen Sinne. Sie ergeben jedoch eine beispielhafte Vorstellung über das Spektrum der therapeutischen Anwendung von Shiatsu in der Schweiz.

Die von den KlientInnen angegebenen Gründe des Kommens lassen sich wie folgt ordnen:

1. Nur einzelne, körperliche Beschwerden
   - Kreuzschmerzen
   - Verdauungsprobleme
   - Hyperaktivität
   - Schleudertrauma nach Unfall
   - Schmerzen infolge körperlicher Behinderung
   - Schmerzen nach Brustamputation
   - Menopause
   - schmerzhafte Regelblutungen

2. Kombination verschiedener körperlicher Beschwerden
   - Magenkrämpfe und Nackenprobleme (Verspannungsschmerzen)
   - Eisenstoffwechsel und Gelenk-/Nervenentzündungen
   - Rheuma und Arthrose in den Gelenken

3. Körperliche Beschwerden in Verbindung mit seelischen Problemen
   - Rückenprobleme/Stress
   - Rückenschmerzen/beruflich-persönliche Probleme
   - Hyperaktivität/Eheprobleme
   - Bauchschmerzen/Kindheitstrauma
   - Rückenschmerzen/Gewaltopfer
   - Nacken- und Schulter Probleme/Depressionen
   - Seelische Probleme durch Körperbehinderung

4. Rein seelische Probleme
   - Prüfungsangst
   - Beruflich-persönliche Probleme/Existenzangst
   - Depressionen
   - Todesfall in der Familie
   - Angstzustände.

Anwendungsgebiete aus beruflicher Sicht

In der konkreten Praxis zeigt sich, dass die Shiatsu-KlientInnen häufig Syndrome aufweisen, d.h. eine Kombination verschiedener Beschwerden. Oftmals werden im Erstgespräch nur eine oder wenige Beschwerden genannt, Störungen, die gerade akut und besonders auffällig sind. Im Verlauf der Erstbehandlung selber oder in der zweiten und dritten Behandlung werden häufig weitere Beschwerden genannt.

Die Shiatsu Gesellschaft Schweiz führt im Berufsprofil folgende Anwendungsgebiete an: „Shiatsu-TherapeutInnen unterstützen und begleiten Menschen in ihrem natürlichen Wachstums- und Gesundungsprozess

- bei körperlichen, seelischen und/oder geistigen Belastungen
- in Lebenskrisen, Stresssituationen und bei Schock/Traumata
- bei Energielosigkeit und Erschöpfungszuständen
- bei Immunschwächen
- bei motorischen und sensorischen Störungen
- bei vegetativen Störungen
- bei länger anhaltenden und wiederkehrenden Beschwerden
- bei Krankheit oder nach Unfall, zur Unterstützung des Genesungsprozesses
- zur Entwicklung des körperlichen, seelischen und geistigen Potenzials
- zur allgemeinen Förderung ihrer Gesundheit."

In seinem Standardwerk widmete Masunaga den Einsatzgebieten von Shiatsu einen umfangreichen Teil. Er zeigte auf, wie professionelles Shiatsu bei folgenden Störungen einen Beitrag zur Genesung oder zur Linderung leisten kann:

- Bewegungsapparat (Verstauchungen, Schleudertrauma, Nackenverrenkungen, Probleme mit dem Knochenbau, Hexenschuss, Kreuzschmerzen, steife Schultern, Verkrümmungen im Rücken, Arthritis, Rehabilitation)

- Verdauungssystem (Magen-/Darmprobleme, Bruchleiden, Hämorrhoiden, Leberprobleme, Gallensteine)
- Kreislauf und Atmungsorgane (Verspannungen im Herzbereich, Angina pectoris, hoher oder niedriger Blutdruck, Anämie, Husten)
- Nervensystem (Lähmungen, Neurose)
- Stoffwechsel und endokrines System (Diabetes, Gicht, Basedowsche Krankheit, Menopause)
- Urogenitalsystem (Nervenkrankheiten, Blasenentzündungen, Prostata-Probleme, Impotenz, Frigidität)
- Haut (Ausschläge, Pilzkrankheiten)
- Augen- und Ohren (Schmerzen)
- Gynäkologische Probleme (Menstruations-Beschwerden, Schwangerschaftsprobleme, Stillprobleme).

Masunaga formulierte jedoch ganz klar: „Die Shiatsu-Behandlung hängt nicht davon ab, in welche Kategorie der Krankheitszustand eingeordnet wird, sondern davon, ob die entsprechenden Meridiane kyo oder jitsu sind." Ihm waren folgende Aspekte besonders wichtig:

- Es geht darum, „das normale Funktionieren des Körpers" wiederherzustellen, d. h. die Selbstregulierungskräfte des Organismus zu unterstützen. „Die natürliche Lebenskraft oder natürliche Heilkraft ist der Schlüssel dazu, ob sie gesund werden und es bleiben oder nicht", formulierte er.
- Der Behandlungsschwerpunkt wird auf das Kyo gelegt, weil dieses die Ursache repräsentiert, währenddessen die sichtbaren Symptome sich als Jitsu zeigen. „Das Problem löst sich automatisch, wenn man sich mit dem Kyo-Aspekt (der Leere, oder der eigentlichen Ursache) beschäftigt", so Masunaga. Die Berührung dieser Zone legt den Fokus der Behandlung auf die Wurzel, nicht auf das Symptom, auf das Bedürfnis, nicht auf das Kranke. Das Kyo muss gestärkt werden, damit dem Ungelebten mehr Zuwendung, Kraft und „Nachdruck" verliehen wird.

Masunaga betonte, dass sich Symptome zwar in einem bestimmten Körperteil manifestieren, dass das Problem aber in Wirklichkeit den Menschen und sein Dasein als Ganzes betrifft.

Shiatsu-TherapeutInnen verstehen Symptome als Phänomene, die auf ein dahinter liegendes Lebensmuster und -thema hinweisen. Das Symptom ist eine Auswirkung, ein Alarmzeichen des Körpers, eine Erscheinungsform an der Oberfläche. Es ist jedoch nicht der Kern, die Ursache.

Hintergründe von Beschwerden

Im Shiatsu zeigt sich, dass Symptome bzw. Gründe des Kommens oft mit tieferen Problemen in Zusammenhang stehen.

Shiatsu-KlientInnen sind insbesondere von drei Ursachen-Bereichen betroffen:

- Stress
- Lebenskrisen / Umbruchphasen
- Trauma-Folgen.

Sie wurden in den Fallstudien von den KlientInnen als wichtige Ursachen oder Mit-Ursachen für körperliche Beschwerden und seelisches Leiden genannt. Die Shiatsu-TherapeutInnen hatten sie als die eigentliche, tiefer liegende Ursache angegeben.

Alle drei Arten von Ursachen bringen die Menschen aus dem natürlichen Fluss des Lebens. Sie beanspruchen sein System über die Massen, sodass das natürliche Gleichgewicht nicht mehr funktioniert.

Folgende Stressfaktoren wurden in den SGS-Fallstudien besonders erwähnt:

- Hoher Zeitdruck
- Generell „zu viel um die Ohren"
- Arbeitsüberlastung
- emotionale Belastungen am Arbeitsplatz
- Prüfungsangst
- Arbeitslosigkeit
- Partnerschaftskonflikte.

Als Krisensituationen bzw. schwierige Lebensumstände wurden genannt:

- Generelle Sinnkrise am Arbeitsplatz
- Generelle Zukunftsangst und Orientierungslosigkeit
- Entwicklungsverzögerungen in der Kindheit

- Selbstzweifel und Überängstlichkeit
- Negative, selbstzerstörerische Lebenseinstellung
- Trennungsangst.

Mehr als ein Drittel der Fallstudien-KlientInnen litten unter posttraumatischen Belastungsstörungen. Die genannten Traumata waren teilweise aktuell, teilweise weit zurückliegend. Sie betrafen:

- Folgen von Unfällen und Operationen
- Opfer von sexuellen Übergriffen und körperlicher Gewalt
- Tod von Angehörigen
- Von den Eltern verlassen werden in der Jugend
- Geburtstrauma.

Behandlungs-Ziele aus Sicht der KlientInnen

Die Fallstudien-KlientInnen hatten klare Vorstellungen, was sie sich vom Shiatsu erwünschen. Folgendes wurde von ihnen angegeben:

Rein körperlich orientierte Ziele:
- Keine Schmerzen mehr zu haben
- Ein Leben ohne bzw. mit weniger Medikamenten
- Körperliche Entspannung zur Lösung von Schmerzen
- Behebung der Verdauungsstörungen/-probleme
- Versteifungen lösen

Kombination von körperlichen und seelischen Zielen:
- Körperliche Schmerzen vermindern und emotionale Ausgeglichenheit verbessern
- Eine gute Lebensqualität ohne Schmerzen
- Körperliche und seelische Entspannung und Verbesserung der Situation
- Den Körper bewusster wahrnehmen um sich psychisch zu stabilisieren und die Frage zur berufliche Neuausrichtung zu unterstützen
- Körperlich/energetischen Zugang zu den seelischen Problemen finden, nicht-analytisches sondern intuitives Verstehen und Bearbeiten der eigenen Situation
- Dass es ihr besser gehe und sie abnehmen könne
- Körperlich und seelisch mehr spüren zu können.

Ziele, die sich primär auf seelische Probleme beziehen:
- Beruhigung zur Unterstützung für die Prüfung
- Sich erden, wieder mehr bei sich sein können
- Mehr innerer Freiheit, Gelassenheit und Freude
- Aus der Depression herauskommen, sich besser fühlen, weniger leiden
- Mehr Klarheit
- Angst abbauen, ruhiger werden.

Als generelle Ziele wurden zudem genannt:
- Stabilisierung der Gesundheit
- Sich generell besser und entspannter fühlen.

Natürlich ist der Wunsch da, von Schmerzen und Leiden befreit zu werden. Es zeigt sich aber, dass die KlientInnen bei der Zielformulierung vor der Behandlung recht gut einzuschätzen vermögen, was und wie der Beitrag von Shiatsu zu ihrer Gesundung sein könnte.

Shiatsu-KlientInnen verfügen über folgende Kompetenzen:
- Wissen um die Bedeutung der Selbstregulierungskraft: sie beziehen sich z. B. darauf, dass Gesundung nur über eine tiefe Entspannung oder ein gutes Körpergefühl (mit innerer Weite, Klarheit usw.) wieder zu erreichen ist.
- Wissen um die Bedeutung der Körper-Selbstwahrnehmung als Basis der Selbstverantwortung, d. h. der Fähigkeit, für die eigene Gesundheit zu sorgen.
- Wissen um die Bedeutung der ganzheitlichen Herangehensweise, die den Zusammenhang von körperlichem und seelischem Befinden einbezieht und den tieferen Ursachen der Symptome begegnet statt wichtige Informationen unterdrückt.

Wirkungen aus Sicht der KlientInnen

Aussagen zu den gespürten Wirkungen direkt nach den Einzel-Sitzungen betreffen körperliche wie auch seelische Effekte. Wir finden Aussagen wie folgende: Ich

- fühlte mich tief entspannt
- kam zur Ruhe, fühlte eine tiefe Ruhe

- empfand den Magen wieder als belebt und neu durchblutet
- spürte wie die Energie im Körper wieder fliesst
- spürte, wie Energie bewegt oder befreit wurde
- fühlte mich kraftvoll und aktiv
- spürte den Körper bewusster
- fühlte mich körperlich trotz vieler Arbeit gut
- spürte mich leichter, freier und weiter im Körper, wieder „richtig gut“
- fühlte mich wieder als Ganzes, wie alles wieder zusammengehört
- hatte das Gefühl von tiefem Frieden und Vertrauen
- hatte das Gefühl von Traurigkeit und weinen zu müssen
- hatte keine Schmerzen mehr
- hatte bessere Blutwerte nach Shiatsu-Behandlungen
- hatte nach kurzer Phasen von Verschlechterung eine Verbesserung des Befindens
- spürte, dass es etwas herausgeschafft hat
- konnte drehende Gedanken besser loslassen
- spürte wieder Klarheit nach dem Chaos, konnte Dinge wieder einordnen.

Nach Abschluss der ganzen Shiatsu-Therapie (d.h. nach mehreren Behandlungen) ergaben sich folgende Aussagen der KlientInnen:

- Ich habe gelernt, mehr auf mich selber zu hören (Körper, Inneres)
- Der Schulter geht es nun recht gut
- Ich nehme Medikamente nur noch selten und bei Bedarf
- Ich spüre Stress schneller und versuche mehr Pausen zu machen
- Ich kann mich selber besser akzeptieren und habe innerlich zur Ruhe gefunden
- Ich suche neue Wege, weil ich spüre, dass Gesundheit vom psychischen Wohlbefinden abhängt, und dass der Rückfall in alte Muster schmerzhafte Symptome verursacht
- Der Menstruations-Zyklus hat sich eingependelt, ich habe keine Zyklus-Schmerzen mehr
- Ich habe generell ein viel besseres Wohlbefinden
- Der linke Arm fühlt sich wieder integriert an
- Die Rückenschmerzen sind nur noch vereinzelt und nicht mehr störend
- Ich mache erfolgreich Körperübungen gegen Schlafstörungen
- Ich fühle mich in der eigenen Haut zuhause
- Shiatsu ist der Auslöser gewesen, mich mit gewissen persönlichen Problemen zu beschäftigen

- Ich fühle mich ausgeglichener
- Ich fühle mich zuversichtlich
- Ich habe mehr Selbstvertrauen, das Leben ist wieder lebenswert geworden
- Ich habe mehr Mut
- Ich habe weniger Hemmungen
- Ich merkte, dass ich mehr Zeit und Ruhe für mich brauche
- Ich kann Schwierigkeiten gelassener nehmen
- Ich habe abgenommen und brauche den Bauch nicht mehr als Schutzpanzer
- Seit einem halben Jahr habe ich keine Kopfschmerzen und Hautausschläge mehr
- Das Magenproblem hat sich verbessert
- Ich bin nun offener für andere Personen und habe weniger hohe Ansprüche an andere und mich
- Mein Körper ist geschmeidiger, meine Ängste haben sich verringert
- Ich kann das Leben gelassener angehen und esse bewusster
- Ich bekam eine gute Selbstwahrnehmung
- Ich kann inzwischen auch mal richtig Nein sagen und mache mir weniger Sorgen
- Die Einstellung zum Schmerz hat sich verändert, ich kann besser auf ihn als „Berater" hören statt ihn weghaben zu wollen
- Ich mache Übungen gegen Stress und unternehme Vorkehrungen, um meine Lebensansichten zu verbessern
- Ich konnte alte Ängste auflösen und meine Beziehungsbasis zum Mann und Männlichen wiederherstellen können
- Shiatsu hat den „Angst-Knoten" genommen, wodurch ich Friede in mir selber gefunden habe.

Das subjektive Wohlbefinden hat sich während der Therapie kurzfristig und nachhaltig verändert. Salutogenetisch wichtige Aspekte wie Selbstwahrnehmung, Selbsterkenntnis, Ruhe und Kraft, Selbstvertrauen, Zuversicht und Übernehmen von Selbstverantwortung stechen als wichtige Wirkungen der Shiatsu-Therapie hervor.

Arbeitsziele der TherapeutInnen

Von den Shiatsu-Praktizierenden werden im Rahmen der Shiatsu-Behandlung oftmals mehrere Arbeitsziele verfolgt. Auf einer rein energetischen Ebene sind dies beispielsweise

- Gestaute Energie in Bewegung bringen, allgemein beleben
- Ausgleichen von energetischen Ungleichgewichten
- Verbindungen herstellen
- Beruhigen, harmonisieren von Energie
- Mit den energetischen Funktionen und Meridian-Qualitäten in Verbindung treten.

Darüber hinaus können aber auch weitere Themen zum Arbeitsfokus werden, beispielsweise:

- Muskuläre Spannungen lösen (z. B. Becken-/Hüfte, Schultern, Bauch/Organe)
- „Erden" (Kontakt, Verbundenheit mit Erde und Bauch bei zu starker „Vergeistigung")
- Mehr Klarheit und Kraft in den Tonus bringen
- Freude im Körper spüren
- Innere Weite geben
- Urvertrauen, Selbstvertrauen stärken
- Grenzen ins Bewusstsein bringen
- Ressourcen statt Negatives ins Bewusstsein bringen
- Körperwahrnehmung bewusst machen mit dem Ziel, entspannen zu lernen, zu „spüren was gut tut"
- Vermitteln von innerer Ruhe, Raum/Weite, Aufrichtung, Klarheit
- Loslassen von Altem, Ausscheiden von Schadstoffen, innere Reinigung
- Den Fluss der Körpersäfte anregen.

Die Behandlung selbst kann Impulse geben und Neuem Raum und Kraft geben. Es braucht jedoch letztlich das eigenverantwortliche Handeln der KlientInnen, dass gesundheitsschädigende Muster durch gesundheitsfördernde ersetzt werden. Deshalb mass Masunaga seinen yoga-ähnlichen Makoho-Körperübungen eine grosse Bedeutung bei.

Häufig werden Shiatsu-TherapeutInnen nach Abschluss einer Behandlung um Rat gefragt. Sie erhalten das Vertrauen als „Gesundheits- und LebensberaterInnen". Sie müssen deshalb psychologisch-pädagogisch geschult sein, damit ihre Unterstützung wirksam ist und selbstermächtigend wirkt. Viele gut gemeinte Ratschläge verpuffen, wenn dieser ergänzende Teil nicht ebenso kompetent umgesetzt wird wie die Shiatsu-Behandlung.

In den SGS-Fallstudien werden z.B. folgende Formen von Hilfestellungen genannt:

Zeigen von Körperübungen, insbesondere aus dem kulturellen Rahmen von Chi Gong/Tai Ji Quan oder Yoga/Makohoübungen:

- Zur Ausrichtung der Wirbelsäule
- Zur Entspannung
- Zur Meridian-Dehnung
- Zur Stärkung von Muskeln
- Gegen Rücken- und Kreuzschmerzen
- Zur Verbesserung des Erdkontakts, der Zentriertheit
- Zur Erhöhung der Flexibilität und Verbesserung der Haltung
- Zur Unterstützung des Atems und der inneren Weite.

Hinführung zu neuen Gewohnheiten, z.B.:

- Lernen, Pausen zu machen (bei Rastlosigkeit im Stress)
- Sich nach 5 Elementelehre ernähren (bei unausgewogenem Essverhalten)
- Sich körperlich betätigen (z.B. Gartenarbeit bei zu starkem Grübeln)
- Sich schädigende Einstellungen und Muster ins Bewusstsein bringen und ein Tagebuch des Schönen beginnen (bei Depression)
- Besuch von Freunden (Pflege der Verbindungen, in Kontakt bleiben, bei Trauma)
- Besuch von Ausstellungen als Resultat einer gemeinsamen Suche nach freudvollen Aktivitäten
- Kleine Lernschritte unternehmen, um Konflikte und Probleme anzugehen statt zu vermeiden.

Bedingungen für den Erfolg

Jedes Shiatsu ist einzigartig, individuell, auf die Person und die gegebenen Situation bezogen. Bei aller Individualität gibt es aber durchaus auch typische energetische Muster und empfehlenswerte Vorgehensweisen. Zudem ist wichtig, dass die Shiatsu-

TherapeutIn auch ein spezifisches, medizinisches Grundwissen zu diesen Beschwerden hat.

Als wichtige Bedingungen für den Erfolg von Shiatsu als Therapie erachte ich nebst der Kompetenz der Therapeutin:

- Gesellschaftliche Rahmenbedingungen: Es muss rechtlich zulässig sein, dass Shiatsu therapeutisch ausgeübt werden darf. Die finanziellen Bedingungen für die KlientInnen müssen dergestalt sein, dass eine Behandlungsserie finanzierbar ist.
- KlientIn: Es muss eine innere Bereitschaft bestehen, Behandlungen nicht nur passiv zu geniessen, sondern die Lebenssituation zu reflektieren und Veränderungen von Gewohnheiten in Angriff zu nehmen.
- Beziehung: Ein vertrauensvolles und empathisches Verhältnis zwischen Klientin und TherapeutIn ist Voraussetzung dafür, dass sich etwas bewegen kann.

Die Therapeutin muss die Beschwerden ihrer KlientInnen einordnen können. Sie benötigt ein gewisses Hintergrundwissen über medizinische und psychologische Faktoren, aber auch über soziale Zusammenhänge zur Verbreitung der Beschwerden. Die folgenden Kapitel orientieren sich primär daran, das für Shiatsu-Therapeutinnen notwendige Hintergrundswissen zu den wichtigsten Beschwerdemustern darzulegen. Zudem wird gezeigt, welche energetischen Themen im Shiatsu relevant sein können. Das Instrumentarium der Therapeutin besteht aus drei Elementen: Behandlung, Gesprächsführung und dem Geben von Anleitungen (Übungen). Das Behandlungs-Muster läuft immer wieder gleich ab. Es ist unmöglich, in diesem Rahmen alle Themen auf die gleiche Weise und in der gleichen Ausführlichkeit zu behandeln. Es würde zudem zu vielen Wiederholungen führen. Ausgewählte Fallbeispiele veranschaulichen, wie die Umsetzung konkret aussieht.

Es ist daran zu erinnern, dass Shiatsu keine spezifische Behandlung gegen Symptome darstellt. Probleme werden nicht negiert, die Arbeit ist durchaus problembezogen. Sie ist jedoch lösungsorientiert. Sie versteht sich als nachhaltig, ganzheitlich und selbstverantwortlich wirkende Gesundheitsförderung und richtet sich in jedem Moment auf dieses Ziel aus.

Quellen

- Barbara Frank, Shiatsu-Praktikum im Spital – eine Realität in Wien, in: Shiatsu 2, SGS 2006
- Peter Itin, Auswertung der Shiatsu-Fallstudien, in: Shiatsu 2, SGS 2006
- Soeren Rabethge, Shiatsu-Erfahrungen, psychische Veränderungen und Entwicklungen von Klientinnen und Klienten, Hamburg 2005 (Diplomarbeit)
- Hannah Mackay, Andrew Long, Shiatsu: Erfahrungen und Wirkungen: Zusammenfassung der Ergebnisse der ESF-Studie Phase I (Kurzbericht) 2003

Shiatsu bei Rückenbeschwerden

Rückenschmerzen sind „Volksbeschwerden"

Rückenschmerzen sind eine weit verbreitete Form von Beschwerden. Eine Repräsentativumfrage, die 2002 im Auftrag einer Schweizer Krankenkasse (CSS) durchgeführt wurde, ergab, dass ein Fünftel der Erwerbstätigen unter akuten Rückenschmerzen leidet. Stress war die am häufigsten genannte Ursache von Beschwerden am Arbeitsplatz, gefolgt von Beschwerden des Haltungsapparats (Rückenschmerzen, Verspannungen) und allgemeiner Erschöpfung.

Laut einer Repräsentativumfrage des Bundesamts für Statistik hatte im 2002 jede zehnte erwachsene Person in den vergangenen 4 Wochen starke Schmerzen im Rücken oder Kreuzbereich verspürt. Frauen waren stärker betroffen (13 %) als Männer (8 %). Ein weiteres Drittel der Erwachsenen war nicht frei von Rückenschmerzen (es wurden die drei Kategorien „stark", „ein bischen" oder „gar nicht" erfragt). Rückenschmerzen sind gemäss SUVA die häufigste Ursache von Arbeitsausfällen in der Schweiz.

Für Deutschland lassen sich anhand verschiedener Quellen folgende Daten zusammenstellen:

- 20 % der erwachsenen Bevölkerung leidet mindestens einmal im Monat, 80 % „ab und zu", und 90 % mindestens einmal im Leben unter starken Rückenschmerzen.
- 53 % der Erwachsenen hatten im vergangenen Jahr akute Rückenschmerzen. 30 % der Bevölkerung war deswegen in ärztlicher Behandlung.
- 55 % der ArbeitnehmerInnen litten im vergangenen Jahr unter Rückenschmerzen. Die Mehrzahl (46 %) ging trotzdem zur Arbeit.
- Ein Drittel aller krankheitsbedingt ausfallenden Arbeitstage gehen auf Konto Rückenschmerzen; sie stellen die häufigste krankheitsbedingte Ursache von Erwerbsausfällen dar.
- Rückenschmerzen sind auch in Deutschland Ursache Nr. 1 für Erwerbsunfähigkeit: 17 % der Zugänge sind Folgen von Rückenschmerzen.
- Jeder zweite vorzeitige Rentenantrag wird mit Wirbelsäulenverschleiss begründet.

Rückenschmerzen sind ein häufig genannter „Grund des Kommens" im Shiatsu.

Formen und Ursachen von Rückenbeschwerden

Schmerzen sind im allgemeinen Alarmsignale des Nervensystems, z. B. als Reaktion auf Verletzungen, Entzündungen, Über- oder Unterversorgung mit Blut, Muskelverspannungen oder Druck. Rückenbeschwerden und –schmerzen von Shiatsu-KlientInnen betreffen häufig:

- Muskeln und Bänder: Verspannungen von Nacken, Schultern, Rückenstrecker-Muskel, unterer Rücken, sowie Verkrampfungen (z. B. Hexenschuss)
- Nerven: Druck auf Nerven
- Knochen und Gelenke: Verschleisserscheinungen, degenerative Gewebe-Veränderungen (Arthrose, Morbus Bechterew), Entzündungen (Arthritis), Wirbelsäulen-Verschiebungen (Becken-Schiefstand, Skoliose).

Oft ist eine Kombination verschiedener Faktoren feststellbar (z. B. Fehlhaltungsbedingter Bandscheibenvorfall mit ins Bein ausstrahlenden Ischias-Schmerzen).

Die Befunde medizinischer und naturärztlicher Abklärungen sind hilfreich, oft sogar auch wichtig und einzufordern. Untersuchungen zeigen allerdings, dass bei Rückenschmerzen die medizinischen Ursachen vielfach unbekannt sind. Auch darf nicht automatisch ein Bezug zwischen dem Symptom Rückenschmerzen und dem Röntgenbild-Befund Bandscheibenvorfall hergestellt werden. Viele Menschen mit Bandscheibenvorfall haben keine Schmerzen.

Nur gerade ca. 10 % der Rückenschmerzen sind aus medizinischer Sicht sogenannt „spezifische“ Rückenschmerzen (Bandscheibenvorfälle, Rheuma, Entzündungen, Brüche, Erkrankungen). Es handelt sich dann meistens um „radikulären“ Schmerz, der von den Nervenwurzeln ausgeht, d. h. lokal ist, aber z. B. auch in Gesäss und Beine ausstrahlt. Der Schmerz nimmt zu, wenn der Nerv gedehnt und damit zusätzlich gereizt wird, z. B. wenn das Bein angehoben wird.

90 % der Rückenschmerzen sind unspezifisch und nicht radikulär. Sie haben grossteils mit Ermüdungen, Verspannungen, Verkrampfungen, Verhärtungen von Muskeln zu tun. In 70 % der Fälle ist der Schmerz im unteren Rücken, d. h. Kreuz-, Lenden- und Beckenbereich lokalisiert. Aus medizinischer Sicht sind dort meist die Muskeln zu schwach und können Wirbelsäule und Gelenke nicht ausreichend entlasten. In 30 % der Fälle sitzt der Schmerz im Nacken- und Schulterbereich.

Bei jeder 10. Person, die wegen Rückenschmerzen einen Arzt aufsucht, sind die Rückenschmerzen chronisch (länger als 3 Monate andauernd). In über 50 % der chronischen Rückenschmerzen ist der Auslöser schulmedizinisch nicht (mehr) diagnostizierbar.

Die heute verbreitete Lehrmeinung geht dahin, dass bei Dauerschmerzen das Nervensystem eine „Erinnerungsspur" anlegt. Die Nerven reagieren überempfindlich selbst auf leichte Reize. Der Schmerz verliert seine Alarmfunktion und wird zur eigenständigen Krankheit. Bei einem Bandscheibenvorfall können Schmerzen manchmal selbst nach der Operation weiter bestehen.

Auslöser von Rückenschmerzen können beispielsweise sein:

- Erkrankung von Organen
- Unfall/Schock/Trauma
- Stress und psychische Belastung
- Körperliche Fehlhaltungen, die sich oft schon über Jahre eingeprägt haben und zu Gewohnheitsmustern geworden sind.

Immer mehr Studien untersuchen die psychosozialen Ursachen von Gesundheitsbeschwerden. Eine Studie der Universität Bochum ergab, dass 80 % aller chronischen RückenpatientInnen angab, unter starken psychischen Belastungen im Berufs- und Privatleben zu leiden. Gemäss einer Studie in der Schweiz fühlen sich 80 % der Erwerbstätigen gestresst. Die Hauptquelle des Stresses ist der zeitliche und psychische Druck durch die Arbeit. Das Zusammenwirken von beruflicher und privater Belastung folgt an zweiter Stelle. 70 % der Arbeitnehmer empfinden die Intensität der Belastungen am Arbeitsplatz als gross oder sehr gross. 50 % der Menschen, die täglich mehr als 4 Stunden am Computer sitzen, klagen über Verspannungsschmerzen im Rücken. Dauerhafte körperliche Fehlhaltungen am Arbeitsplatz sind somit gleichzeitig verbunden mit emotionalen Anspannungen und einem „seelischem Verkrampfen", was zu Stau, Erstarrung, Kontraktion und Verhärtung auf verschiedenen energetischen Ebenen führt.

Schmerzen werden subjektiv erlebt. Verschiedene Menschen reagieren auf gleichartige Belastungen unterschiedlich, sind unterschiedlich schmerzempfindlich. Auch kann sich die Intensität des empfundenen Schmerzes verändern. Ob wir unter Schmerzen leiden kann von unserem Gesamtbefinden, unserem emotionalen Zustand abhängig sein.

Fallbeispiel Kreuzschmerzen

Die Situation der Klientin R. zeigt, wie Rückenschmerzen durch eine Kombination von Ursachen hervorgerufen werden können, und wie körperliche und seelische Reaktionen zusammen wirken.

Klientin R. ist knapp über 40 Jahre alt, alleinstehend (nach einer Trennung) und voll berufstätig. Als Grund des Kommens nennt sie Rückenschmerzen, vor allem im Kreuz-/Nierenbereich, aber auch häufige Kopfschmerzen und Blasenentzündungen. Sie fühle sich ausgelaugt, erschöpft und energielos. Auf mich wirkt sie nervös, überaktiv, gehetzt.

Die Befunderhebung zeigt folgende Zusammenhänge auf: Beruflich ist ganztägig sitzendes Arbeiten am Computer erforderlich. Infolge von grossem Pensum und Zeitdruck muss sie sehr konzentriert und angespannt arbeiten. Sie legt keine Pausen ein und trinkt wenig. Die Ergonomie am Arbeitsplatz ist schlecht. Eine leicht schräge Computerpositionierung führt zu einer Fehlhaltung, welche die untrainierten Rückenmuskeln und die Wirbelsäule belastet.

Der hohe Zeitdruck ist nicht einmalig sondern dauert bereits seit vielen Wochen an. Ein Ende ist nicht absehbar, da die Firma unter hohem Wettbewerbsdruck steht und bereits Personal abbauen musste. Das Betriebsklima ist hektisch und angespannt. Die Beziehung zur Kollegin, mit der sie das Büro teilt, ist schlecht. Die neue Kollegin wird von ihr als eigennützig, rücksichtlos, übergreifend und intrigant bezeichnet.

Folgende energetischen Muster erkenne ich aus dem Gespräch: Der hohen Leistungsbereitschaft liegt ein schlechtes Selbstwertgefühl zu Grunde. Grundangst, Reaktionsmuster des „Getrieben werden“, Erschöpfungsgefühle und Blasenentzündungen hängen alle mit der Überlastung der Wasserenergie zusammen. Der Mut, zu sich selbst zu stehen, dem eigenen Lebensfluss zu folgen, fehlt. Die Fähigkeit „Stop“ zu sagen und sich abzugrenzen fehlt (Dickdarm-Enengie). Ohne Paar-Beziehung kommt ihr Gefühlsleben zu kurz. Reflexion und Relativierung der Situation und ein angemessenes Reagieren und Entwickeln von Handlungsstrategien gelingt ihr in dieser Situation ohne therapeutische Unterstützung nicht mehr.

Vor der Behandlung: das Wesentliche erfragen

Bei Rückenschmerzen ist wichtig, vor der Behandlung eine Reihe von wesentlichen Fragen genauer zu klären. Als erstes möchte ich wissen, ob im jetzigen Moment Schmerzen bestehen, und wie stark sie sind. Zudem möchte ich folgendes wissen:

- Wo tut es weh? Ist der Schmerz rein lokal oder strahlt er aus, wohin? Sind beide Körperseiten gleich betroffen?
- Wie fühlt sich der Schmerz an (stechend, ziehend, pulsierend, heiss)?

Zugleich ertaste ich den Ort des Schmerzes, um mit ihm Kontakt aufzunehmen und der Klientin zu signalisieren „ja, ich spüre, um welche Stelle es sich handelt". Ich erhalte dabei energetische Informationen über den lokalen Zustand (Jitsu oder Kyo) und hauptsächlich betroffene Meridianenergien (im oberen Rücken Lunge und Feuer, in der Mitte Holz und Erde, unten Wasser und Dickdarm).

> Wichtig ist auch zu fragen, wo sich der Rücken und der Körper stark anfühlt, wo es nicht weh tut, um die Aufmerksamkeit der Klientin auf die ressourcierenden Körperteile zu lenken.

Die weiteren Fragen lauten:

- Wann und wie haben die Schmerzen angefangen, gibt es eine Erinnerung hierzu? Ist der Schmerz zyklisch wiederkehrend? Wenn ja: unter welchen Bedingungen? Auch hier ist wieder das Positive zu erkunden: Wann und unter welchen Bedingungen ist der Körper schmerzfrei?
- Warum tut es weh? Kennt die Klientin die Ursachen, welche Zusammenhänge stellt sie her? Was geschah in ihrem Leben zu Beginn der Schmerzentwicklung?
- Wie ist der medizinische Befund? Ist oder war sie schon in ärztlicher/naturärztlicher Abklärung? Nimmt sie Medikamente, befindet sie sich noch in anderen Therapien?
- Was tut sie schon selber oder hat sie schon unternommen, um den Schmerz zu lindern oder Ursachen zu vermeiden? Was tut ihr gut, was wirkt entlastend?

Das Wesentliche sehen

Im Erstgespräch bitte ich eine Klientin mit Rückenschmerzen, ein paar Schritte im Raum zu gehen und sich dann in einer „normalen Position" hinzustellen.

Auf der physischen Ebene erkenne ich Haltungsprobleme, d. h. ob Hüftschiefstand, Vermeidungs-Haltungen (z. B. durchgedrückte Knie), Skoliose usw. vorliegen.

Auf der gesamtenergetischen Ebene (erste Dimension) kann ich am Fallbeispiel von Klientin R. folgendes erkennen:

- Energieverteilung: Viel Energie wird im oberen Rücken gehalten. Ich nehme eine Bedürftigkeit im Brustbereich und Schwäche im Kreuz wahr. Es fliesst wenig Energie in die Füsse.
- Energetische Verbindungen: Die linke Schulter (empfangende Seite) ist stark verspannt. Ich erkenne eine Verknotung im Nacken, eine Tendenz zur Abspaltung von Kopf und Rumpf, Verspannungen im Becken und in den Fussgelenken.
- Energetische Bewegung: Ich erkenne z. B. einen Druck im Kreuzbereich nach vorne, der Getriebenheit signalisiert, und ein Fliehen der Energie nach Oben, wo sie gehalten wird.
- Pulsation: Der Atem ist oberflächlich. Der Brustbereich wirkt beklemmt und eingeengt.
- Ich versuche, mich in den Körper der Klientin hineinzuspüren. Wie spürt sich die Beklemmung in der Brust und die Getriebenheit im Rücken an? Ich verbinde mich mit den offensichtlichen Problem-Themen Angst, Desorientierung und geringe Grenzen. Anschliessend möchte ich in meinem Körper erspüren, welche Richtung die Energie der Klientin nehmen möchte, damit sich der Körper mehr zentriert, geerdet, entspannt und frei fühlen könnte.

Arbeits-Fokus formulieren

Aus Gespräch und Gesamteindruck ergeben sich die ersten wichtigen Hinweise für die Shiatsu-Arbeit. Zunächst weiss ich folgendes:

- Muss ich der Klientin raten, eine ärztliche Untersuchung vornehmen zu lassen, z. B. weil sie einen sehr starken Bandscheibenvorfall hat?
- Muss ich spezielle Vorkehrungen treffen, damit sich die Klientin bequem fühlt und sie sich entspannen kann (Lagerung, Kissen)?
- Worauf muss ich achten, damit ich keine Fehl-Manipulationen vornehme und Dinge verschlimmere (z. B. sollte man bei starkem Bandscheibenvorfall keine starken Dehnungen und Drehungen vornehmen; bei Entzündungen ist lokale Arbeit zu vermeiden, welche zu einer Überreizung führen kann).

Bei Klientin R. sind keine besonderen Vorsichtsmassnahmen erforderlich.

Folgende Arbeitsziele erachte ich aufgrund des Erstgesprächs bei Klientin R. als entscheidend

- Energie ins Zentrum und nach Unten führen, Hara, den unteren Rücken (Nierenbereich) und Füsse stärken (Erden)
- Spannungen im oberen Rücken, im Nackenbereich und in den Gelenken lösen
- Verspannungen in der linken Schulter ins Bewusstsein bringen, die linke Schulter entspannen
- Entspannung und Weite im Brustkorb geben und im Bereich des Herzmeridians mehr Bewusstheit aktivieren.

Ferner nehme ich mir vor, mit ihr die Arbeitsplatzsituation zu thematisieren (siehe weiter hinten).

In jeder Behandlung ergeben sich Thematiken aus der Meridian-Diagnose, welche einen Bezug zu den involvierten Lebensfunktionen haben. Im Fall von Klientin R. ergab sich in der Hara-Diagnose mehrfach die Interaktion von Nieren-Jitsu und Dickdarm Kyo als Befund. Das Nieren-Jitsu gibt Hinweise auf die vom Stress getriebene, überspannte Arbeitssituation. Dickdarm-Kyo verweist auf das Bedürfnis, sich besser abgrenzen und loslassen zu können. Ein weiterer Arbeitsfokus liegt somit auf der Stärkung der Dickdarm-Energie und den Themen Loslassen, Grenzen spüren. Die Arbeit am Nierenmeridian unterstützt den Parasympatikus (entspannen können) und das tiefe Grund-Vertrauen in den Fluss des Lebens.

Arbeitweisen

Bei Rückenbeschwerden beginne ich die Shiatsu-Behandlung nie am Rücken (Symptom) sondern immer am „Gegenpol", auf der Körpervorderseite (Bedürfnis). Grundsätzlich will ich der gestauten Jitsu-Energie neue Ziele zeigen, ehe ich Blockaden löse. Indem ich auf der Vorderseite des Körpers Kyo stärke, führt dies oft bereits zu einer Entspannung des Rückens, was die spätere Arbeit dort erleichtert.

Meist arbeite ich zunächst am Magenmeridian. Die Arbeit nach unten bis zu den Füssen hilft, den Energiefluss zur Erde zu stärken. Die Lösung von Spannungen im Fussgelenk unterstützt dies. Die tiefe Arbeit in der Leistengegend, verbunden mit Beinrotationen, ist wichtig, um den Übergang vom Rumpf zu den Beinen zu öffnen. Sie unterstützt das Zentrieren und hilft, den Energiefluss in Richtung Erde zu stärken.

Ich stelle mit meiner Aufmerksamkeit regelmässig einen mentalen Bezug, eine Verbindung zur schmerzhaften Rückenzone her. Ich stelle eine Verbindung zwischen Vorder- und Rückseite auch dadurch her, dass ich eine Hand unter der liegenden

Person auf einer Jitsu-Zone halte, während die andere Hand vorne ein Kyo behandelt, oder umgekehrt.

Mein Shiatsu orientiert sich mehrheitlich am Meridianverlauf selbst. Die Behandlung von Akupunkturpunkten kann eine wertvolle Unterstützung bilden. Zur Entspannung der Schultern sind beispielsweise besonders geeignet

Bl 10
Gb 10, 12, 20
3E 14/16
Di 16
Dü 9, 10, 11.

Bei Klientin R. arbeite ich oft zunächst eher physisch. Verspannungen sind Spannungen, die sich nicht mehr automatisch lösen. Arbeitstechniken wie sanftes Schaukeln (Trager-Methode) verhelfen auf eine liebevoll-einladende Art, das nötige Urvertrauen zur körperlichen Entspannung wieder aufzubauen. Manchmal arbeite ich mit besonders viel Gewicht (z. B. mit dem Knie am Nacken, während die empfangende Person in der Bauchlage liegt). Ich spreche in diesem Falle während der Behandlung mit der Klientin und bitte sie, dass sie mir Feedbacks geben solle, wie dieser Druck für sie sei. Ein expandierender Fokus ist in dieser Situation besonders wichtig, d. h. das gleichzeitige innere Öffnen und Anlehnen. Ich arbeite präzise an der Schmerzgrenze, aber immer so, dass der auftretende Schmerz eine öffnende, expandierende, lösende, befreiende Qualität beinhaltet. Es ist zu vermeiden, dass Druck zu einer weiteren Kontraktion und damit Symptomverschlimmerung führt. Zudem ist das Vorliegen traumatischer Erfahrungen nie auszuschliessen. Eine Arbeit, in welcher ich mit „Gewalt" und „eigenem Willen" Verspannungen auflösen möchte, würde vom Nervensystem als Retraumatisierung empfunden.

Mit den schmerzenden Zonen des Rückens selbst nehme ich erst im späteren Verlauf der Behandlung physisch Kontakt auf. Bei dieser Begegnung ist die innere Haltung entscheidend. Ich führe mit der Zone ein „inneres Zwiegespräch", frage ein Jitsu liebevoll, ob dieses starke Halten wirklich nötig sei, gebe ihm zu verstehen, dass es „schmelzen" und entspannen dürfe, aber dass ich keinen Zwang ausübe, und dergleichen. Meist gehe ich erst im zweiten Teil der Behandlung zum Rücken.

Der Rücken ist das Territorium des Wasserelements. Blasen- und Nierenmeridian weisen im oberen Rücken Jitsu-Bereiche mit gestauter Energie auf, während der untere Rücken energetisch eher unterversorgt ist. Die Energie soll wieder nach unten fliessen.

Der Rücken als emotionaler Rucksack

Unseren Rücken sehen wir nicht. Er speichert jene Themen und Gefühle, die wir nicht anschauen möchten. Der Rücken birgt die Kraft des Willens, der sich über die weiche Gefühlswelt der Vorderseite durchsetzt. Unterdrücktes und Verdrängtes wird auf verschiedenste Art und Weise gespeichert: zellulär, im Nervensystem, im Energiesystem, im Speicherbewusstsein von Gehirn und Bauch.

Rückenverspannungen deuten darauf hin, dass es Themen gibt, die – wie das Grundwasser – unter der Oberfläche verborgen sind, vom Bewusstsein verdrängt werden, nicht angeschaut werden. Verspannungen sind dauerhafte Kontraktionen, die auf ein gleichzeitig emotionales Zurückziehen und ein körperliches Zusammenziehen und Einkapseln zurückzuführen sind. Ein verspannter Rücken verweist auf Kontroll-Muster, die eine Folge von Angst darstellen und nicht mehr bewusst sind. Es wird übermässig viel Energie gebunden. „Ich muss alles im Griff haben" heisst ein typischer Glaubenssatz, wenn Angst vor Chaos und Zusammenbruch besteht. Je mehr einem die Situation zu entgleiten droht, desto ausgeprägter sind die Kontroll-Muster. Dementsprechend sorgfältig muss man in der Shiatsu-Arbeit vorgehen. Ich darf einen Muskelpanzer nicht „mit Gewalt aufbrechen", weil die Kontrolle das Überleben der KlientIn in einer als bedrohlich empfundenen Umwelt sichert. Ich muss mich auf einen länger dauernden Wandlungsprozess ausrichten, in dessen Rahmen sich das Nervensystem langsam entspannt, und diesen Weg der Öffnung fürs Neue über mehrere Sitzungen sanft und liebevoll unterstützen.

Es gibt eine Angst vor der Freiheit. Das bekannte, Schmerzen bereitende Muster ist sicherer als der Fall ins Ungewisse. Unbekanntes wird als bedrohlich beurteilt. Diese Interpretation läuft nicht bewusst im Neocortex ab, sondern hat mir älteren Schichten des Stammhirns zu tun. Das Nervensystem ist in einem permanenten „Fight and Flight"-Alarmzustand. Das Nervensystem und das Energiesystem müssen somit Schritt für Schritt lernen, dass es Alternativen gibt, die der heutigen Lebenssituation und dem heutigen Bedürfnis besser entsprechen. Deshalb ist es wichtig, dass diese Wandlung in einem vertrauensvollen Prozess erfolgen kann, und dass Veränderungen der Lebensgewohnheiten vorgenommen werden. Die KlientIn kann ihre Kontrollmuster nur soweit aufgeben, wie ein anderes, neues Muster als vollwertiger Ersatz zur Verfügung steht.

Der Rücken ist das Territorium des Wasserelements und damit der Urangst. Es geht darum, das Problemthema Angst zu halten und mit den Stichwörtern Urvertrauen, Mut und Wille zu verbinden. Meine Aufmerksamkeit richtet sich darauf aus, mich in der Tiefe mit der ozeanischen Qualität des Wasserelements zu verbinden.

Neue Themen werden aufgrund der Gesprächssituation deutlich und kommen mir während der Meridianarbeit energetisch entgegen. Oft zeigte sich bei Klientin R. Milz Kyo als das tiefe Bedürfnis, besser zu sich selbst Sorge zu tragen und Nährendes für sich zu tun. Gallenblase und Leber in der Haradiagnose verweisen auf das von ihr ausgesprochene Bedürfnis, sich beruflich neu zu orientieren und weiter zu entwickeln, Herzkreislauf auf den Wunsch nach einer neuen Paarbeziehung. Die nährende Behandlung gibt jenen Bedürfnissen mehr Raum und Kraft, die sich manifestieren.

Empfehlungen und Übungen

Die Shiatsu-Behandlung trägt wesentlich dazu bei, dass die Klientin mehr Klarheit über ihre Situation erhält. Feedbacks wie z. B. „ich rege mich weniger über die Arbeitskollegin auf" können darauf hinweisen. Im Falle der Klientin R. ging es mir darum, mit dem begleitenden Gespräch seelisch und körperlich relevante Schritte zu fördern:

- Ergonomie am Arbeitsplatz: Ich hatte die Positionierung des Computers und ihre Sitzhaltung so lange mit ihr thematisiert, bis sie die notwendigen Schritte unternahm. Die schräge Stellung hing mit der Büroraum-Aufteilung und der neuen Mitarbeiterin zusammen. Sie diente dem Ausweichen von Sicht- und Blickkontakt. Die Klientin musste sich überwinden, aus der Opferrolle und „Frustration" auszubrechen, das Gespräch zu suchen, ihre Bedürfnisse anzumelden und neue Lösungen zu finden. Ohne mein Nachhaken und Unterstützen wäre dieser Schritt nicht erfolgt, sondern es wären zunehmende gesundheitliche Probleme oder eine Eskalation der beruflichen Situation eingetreten.
- Stressfreier Arbeiten: Pausen machen, genügend trinken und Arbeitsorganisation (Time Management) wurden von mir solange angesprochen, bis sich neue Muster etablierten.
- Entspannungsübungen: Ich hatte ihr kleine, machbare Rotations- und Dehn-Übungen vermittelt, die ihr halfen, Schultern, Nacken und Becken zu entspannen und die Erdung und Flexibilität zu verbessern. Zudem hatte ich bewirken können, dass sie bewusster und entspannter atmet.
- Bewegung: Das Bemühen, sich möglichst oft sanft zu bewegen erwies sich als entlastend.
- Muskelaufbau: Die Klientin hatte als Folge unserer Gespräche ein regelmässiges Muskeltraining in einem Fitness-Studio in Angriff genommen, welches in verschiedener Hinsicht ressourcierend wirkte.

Nach 8 Behandlungen innerhalb eines Zeitraums von vier Monaten wurde die Shiatsu-Therapie abgeschlossen. Der Rücken war zu diesem Zeitpunkt schmerzfrei, Kopfschmerzen traten nur noch selten auf. Die Arbeit wurde von der Klientin zwar immer noch als viel und anstrengend empfunden. Das Verhältnis zur neuen Kollegin hatte sich jedoch geklärt und verbessert. Der Computer-Arbeitsplatz wurde optimiert, und auch die Übungen (Pausen, Trinken, Bewegen). Das Vertrauen in die eigenen Fähigkeiten war deutlich gestiegen. Wohl bestand am Ende der Therapie immer noch der Wunsch nach beruflichen und persönlichen Veränderungen. Die Klientin spürte jedoch mehr Gelassenheit, diesen Themen Zeit und Raum zu geben.

Das Beispiel von Klientin R. zeigt, wie Behandlung, Gespräch und das Vermitteln von Übungen zusammenwirken. Das Verständnis von Shiatsu als ganzheitliche Therapie hat bewirkt, dass die Ursachen des Schmerzes beseitigt und die Kompetenz für eigenverantwortliche Gesunderhaltung gestärkt werden konnte.

Shiatsu ist mehr als die Summe von Behandlungen. Im Shiatsu gestalten wir einen therapeutischen Prozess, in dem wir KlientInnen Schritt für Schritt auf dem Weg zu neuen Mustern begleiten und unterstützen.

Quellen

- Wilfried Rappenecker, Shiatsu bei chronischen Schmerzen im unteren Rücken, www.shiatsu-austria.at
- www.g-netz.de
- www.bfs.admin.ch: Psychosoziale Belastungen am Arbeitsplatz: ein Gesundheitsrisiko, Medienmitteilung des Bundesamt für Statistik Schweiz vom 23.11.2004
- www.schmerzinfo.ch

Shiatsu bei Kopfschmerzen und Migräne

Verbreitung von Kopfschmerzen und Migräne

Kopfschmerzen und Migräne sind die am stärksten verbreitete Form von Beschwerden. Fast jede zweite erwachsene Person (46 Prozent) leidet innerhalb von 4 Wochen unter Kopfschmerzen. Frauen sind deutlich stärker betroffen (54 %) als Männer (36 %). Dies geht aus einer Repräsentativbefragung des Bundesverbands der Betriebskrankenkassen in Deutschland (1999) hervor.

Kopfschmerzen und Migräne können Wohlbefinden und Leistungsfähigkeit erheblich beeinträchtigen. Rund die Hälfte der Betroffenen fühlt sich im normalen Tagesablauf eingeschränkt. Jede zehnte Person erleidet so starke Schmerzen, dass sie den üblichen Tätigkeiten nicht mehr nachgehen kann – an Arbeiten, Essen oder Schlafen ist nicht mehr zu denken.

Die Umfrage zeigt ferner, dass 41 % der Betroffenen bereits seit mindestens zehn Jahren unter Kopfschmerzen leiden. Nur jede dritte betroffene Person war wegen Kopfschmerzen je beim Arzt. Ein Viertel (24 Prozent) der Betroffenen kann ihre Kopfschmerzen nicht auf eine bestimmte Ursache zurückführen.

In einer Repräsentativumfrage der italienischen Zeitschrift „salute naturale" vom Dezember 2004 klagten 7 von 10 Personen über Beschwerden und Beeinträchtigungen am Arbeitsplatz. Am häufigsten genannt wurden Kopfschmerzen (42 % der Befragten), gefolgt von chronischer Müdigkeit (36 %), Verdauungsproblemen (31 %) und Rückenschmerzen (27 %).

Formen

Kopfschmerzen werden medizinisch in Spannungskopfschmerzen (58 % aller Fälle), Migräne (34 %) und übrige (8 %) unterteilt (www.kopfschmerzen.de).

Spannungskopfschmerzen äussern sich z. B. als Schmerzen, die im Nackenbereich anfangen und sich über den ganzen Kopf nach vorn zur Stirn ziehen, oder als beidseitig auftretender Schmerz in den Schläfen, oder auch als dumpfe, drückende Schmerzen („Helmgefühl").

Migräne verursacht einseitig auftretende, pochend-hämmernde Kopfschmerzen. Vorgängig kommt es zuerst zur „Aura" (Sehstörungen, Kribbeln, Lähmungserscheinungen), dann zu Gereiztheit oder depressiver Verstimmung. Migräneattacken dauern

4 – 72 Stunden. Sie sind verbunden mit Begleitsymptomen wie z. B. Übelkeit, Erbrechen, Lärm- und Lichtempfindlichkeit.

Bei und nach Kopfschmerzen fühlt man sich oft • gestört und aus der Bahn geworfen, • schwach, beeinträchtigt, erschöpft und handlungsunfähig, sowie • nicht klar, desorientiert und abgelenkt.

Ursachen

Als häufigste Auslöser von Spannungs-Kopfschmerzen werden von den Betroffenen Wetterveränderungen (33 %), Stress (32 %), Erkältungen (30 %) und „zuwenig Schlaf" (26 %) genannt. Kopfschmerzen können viele weitere Gründe haben, wie z. B. Kreislaufstörungen, Elektrosmog, Ernährung (Lebensmittel-Unverträglichkeiten, Unausgewogenheiten, Übersäuerung), Flüssigkeitsmangel, Verspannungen der Rückenmuskulatur, Verletzungen, Vergiftungen, Augenprobleme, Tumore, Entzündungen (z. B. Kiefer, Zähne), Trauma-Folgen.

Migräne kommt bei 13 % der Bevölkerung vor. Frauen sind 2–3 mal häufiger betroffen als Männer. Migräne ist biologisch bedingt, und hängt oft mit dem Hormonhaushalt zusammen. Bei vielen PatientInnen ist die Veranlagung vererbt. Typische Auslöser sind Zyklus, Spannungen, Schokolade und Alkohol. Migräne gilt schulmedizinisch als eine Krankheit, die man nicht heilen kann.

Die wissenschaftlichen Studien zu Kopfschmerz und Migräne gehen davon aus, dass Spannungen den Sympathikus aktivieren und zu einer Verengung der Blutgefässe im Kopf führen. Ist die Belastung zu stark und zu lang anhaltend, erfolgt eine Notbremse-artige Intervention des Parasympatikus, der die Aktivität des Sympathikus einstellt. Die rasche Ausdehnung der Blutgefässe verursacht schmerzhafte Druck- und Entzündungsreaktionen. Oftmals wird der Blut-Kreislauf mitbetroffen (Durchblutungsstörung im Gehirn).

Die neurowissenschaftliche Grundlagenforschung weist nach, dass wiederholte Schmerzreize langfristig zu dauerhaften Veränderungen der Reizverarbeitung durch das Nervensystem führen. Das „Schmerzgedächtnis" hinterlässt bleibende Spuren im Nervensystem. Folge ist eine Verselbständigung des Schmerzes. Selbst leichte Reize können den früheren Schmerzzustand wieder hervorrufen, der somit der effektiven Situation nicht angemessen ist. Ein Wirkstoff zur Löschung des Schmerzgedächtnisses existiert bisher nicht.

Energetische Betrachtungsweise

Der Kopf ist der höchste Teil des Körpers, von der Lokalisierung her am stärksten Yang. Alle Yang-Meridiane sind in der TCM im Kopf manifestiert. Die Yin-Meridiane sind dies nicht bzw. nur indirekt. Yang steht für Aktivität, Handlungsorientierung, Aussenorientierung (Sinnesorgane als unsere Fühler zur Aussenwelt).

In der energetischen Evaluation des Shiatsu sind hauptsächlich folgende Fragen bedeutsam:

1. Handelt es sich gesamthaft um einen Zustand von energetischer Fülle oder Leere im Kopf? Kopfschmerzen resultieren aus Sicht der TCM häufig infolge von Energie-Überschuss oder Ki-Stagnation in den Yang-Meridianen des Kopfes. Sprechen, Denken, Wollen, sich konzentrieren, Pläne schmieden, sich Sorgen machen und Wut sind energetisch nach oben gerichtet. Hochsteigende Energie (insbesondere Leber-, Feuer-, Milz-Energie) wird beispielsweise im Kopf gestaut (Jitsu), wenn der emotionale Ausdruck blockiert wird. Druckgefühle und stechender, pulsierender Schmerz und Schmerz an der Oberfläche sprechen für Energie-Fülle. Die Unterversorgung mit Energie, Sauerstoff, Blut, Nährstoffen kann ebenfalls zu Kopfschmerzen führen. Dumpfer Schmerz, tief innen liegender Schmerz, Schwindel und Schweregefühle sind eher ein Indiz für Energiemangel.

2. Wo befinden sich die hauptsächlichen Blockierungen bzw. Unterbrüche des Energieflusses zwischen oben und unten?
   Wir können erkennen, in welchen Körperzonen die wichtigsten energetischen Blockierungen sitzen (z. B. Schädelrand-Basis, Nacken-/Schulterbereich, aber auch an anderen Orten des Körpers, z. B. in Rücken, Brustkorb, Becken, Fussgelenken).

3. Welche Meridiane sind involviert?
   Die Lokalisierung des Schmerzes im Kopf gibt Hinweise auf die involvierte Meridian- oder Elemente-Energie, z. B.
   - Mitte/hinten: Blasenmeridian / Wasserenergie.
   - Seite: Gallenblasen-/Holzenergie, Dreifacherwärmer.
   - Vorne (Stirne): Magen / Erde, Dickdarm, Dünndarm.

4. Welche Schwingungs-Ebenen sind betroffen?
   Kopfschmerzen haben Ursachen in körperlichen, geistigen und/oder seelischen Disharmonien, die sich in den entsprechenden Frequenzebenen der Meridiane

ausdrücken und in der Hara-Diagnose und in der Arbeit selbst wahrnehmen lassen.

Spannungs-Kopfschmerzen verweisen auf mangelnde Bewegung, also auf festgefahrene Situationen und auf Stagnation, und sie verweisen auf mangelnde Verbundenheit, auf Trennung und Abspaltung.

Zur Shiatsu-Behandlung

Shiatsu kann bei aktuell vorliegenden Kopfschmerzen völlige Schmerzfreiheit und bei Migräne Linderung bringen. Zudem kann Shiatsu als Therapie vor allem bei Verspannungs-Kopfschmerzen präventiv eingesetzt werden, um Beschwerden gar nicht erst aufkommen zu lassen.

Bei akuten Kopfschmerzen ist zunächst zu klären, ob eine liegende Position möglich und erwünscht ist, ob der Kopf erhöht gelagert werden muss, oder ob eine Sitzposition bevorzugt wird. Die Behandlung beginnt immer im Zentrum (Hara). Bezugnehmend auf die Gesamtenergieverteilung ist als erstes die Frage der hauptsächlichen Arbeitsrichtung wichtig, d.h. ob Energie vom Kopf weggeführt oder ihm zugeführt werden muss.

- Bei Energie-Fülle und -Stagnation im Kopf gilt es, die Energie nach unten zu ziehen
- Bei Energie-Leere ist es empfehlenswert, nach oben und in Richtung der Hände zu arbeiten und im Kopf selbst tonisierend, d.h. anregend, belebend zu arbeiten.

Besonders Okziput, Hals, Schulter- und Nackengegend sind häufig Zonen, in denen der Energiefluss unterbrochen ist. Sind diese Übergänge blockiert, sind Kopf und Rumpf, Denken und Fühlen nicht mehr optimal in Verbindung. Es gilt, in diesen Zonen mit einem öffnenden und raumgebenden Fokus zu arbeiten. Es ist unterstützend, bei dieser Arbeit „Modell" zu sein, d.h. gleichzeitig die entsprechenden Zonen im eigenen Körper zu öffnen und zu entspannen.

Die Ganzkörper-Behandlung stellt den Einbezug anderer Probleme sicher, die mit Kopfschmerzen im Zusammenhang stehen. Das können z.B. Spannungen im Brust-/Herzbereich sein (z.B. nicht Zulassen von emotionalem Berührt sein, sich eng machen, zuwenig Raum zum Atmen haben, auch im übertragenen Sinne). Auch Schultern, Arme und Hände können mit Kopfschmerzen in Verbindung stehen. Es kann sich beispielsweise um ein schizoides Charaktermuster handeln: Unter Stress besteht die Tendenz zum Rückzug in geistige Sphären.

Die Behandlung der Füsse ist im akuten Stadium sehr wohltuend und schmerzlindernd. Die Fussbehandlung zieht die Energie nach unten. An den Füssen kann sehr gut distal gearbeitet werden. Dabei ist die Wahrnehmung der TherapeutIn voll im Körper der KlientIn. Mit ihrer Aufmerksamkeit kann sie von innen her feststellen, wo Blockierungen sind. Bei der Arbeit an den Füssen kann der Fokus z. B. gezielt auf eine Deblockierung und Öffnung im Nackenbereich gelegt werden, oder Energie vom Kopf Richtung Erde gezogen werden.

Wenn Ursachen des Kopfwehs in Spannung, Druck und Kontraktion bestehen, dann kann Shiatsu als Gesamtfokus Entspannung, Weite und Öffnung anbieten.

Das Behandeln des Kopfes im akuten Stadium ist delikat. Bei Jitsu-Schmerzen ist die Berührung am Kopf oftmals gar nicht oder erst gegen Ende der Behandlung möglich. Manchmal ist sedierendes Arbeiten nach unten gut möglich. Bei Kyo-Schmerzen ist ein tiefes, anregendes Arbeiten am Kopf meist sehr wohltuend. Das Einholen von Feedbacks zum direkten Druck auf Kopfpunkte ist deshalb ratsam.

Es gilt im Shiatsu, die emotionalen Schwingungen (z. B. von gestauter Wut) wahrzunehmen und auf Bedürfnisse einzugehen. Da die Ursachen sehr vielfältig sein können, wird darauf nicht weiter eingegangen. Die diesbezügliche Art der Energiearbeit ist in Teil II beschrieben und beim Thema Rückenbeschwerden an einem Fallbeispiel aufgezeigt.

Empfehlungen

Bei akuten Spannungskopfschmerzen bieten kurzfristig folgende Massnahmen Erleichterung an: Kältepackungen an den Orten des Schmerzes (Stirne, Schläfen), Wärme an Orten der Blockade (Nacken/Schultern) oder der Energie-Leere (Nieren, Bauch, Füsse).

Bei Migräne ist Ruhe und Dunkelheit angezeigt. Migräneanfälle werden seit etwa zehn Jahren erfolgreich mit Medikamenten behandelt, welche Triptane (Serotonin-Antagonisten) beinhalten. Sie sollten möglich rasch bei Einsetzen der Attacke eingenommen werden.

Mittels Selbstbeobachtung (Kopfschmerz- bzw. Migräne-Tagebuch) sollten Auslöser, Vorzeichen und möglichst schon Vor-Vorzeichen von Kopfschmerzen und Migräneattacken erkannt werden, z. B. Zusammenhänge mit Stress, Gefühlen, sozialen Aktivitäten, Zyklus. Die Überprüfung von Ernährungs- und Trinkverhalten (ausreichende Flüssigkeitsaufnahme) sind besonders wichtig. Es gilt auch festzuhalten, wann der Kopf schmerzfrei ist.

Schon der Gelbe Kaiser warnte vor Überanstrengung und emotionalen Belastungen, die das Yang überhitzen und die Essenz erschöpfen. Spannung ruft nach Entspannung, Stress nach Pausen, zuviel Denken nach „Abschalten", zuviel Sitzen nach Bewegung, usw. Der Schlüssel besteht im kontinuierlichen „Pendeln" sowie im Vermeiden von Extremsituationen und lang anhaltenden starken Belastungen.

Ein Arztbesuch ist dringendst angezeigt, wenn Schmerzmittel mehr als 3 Tage hintereinander oder an mehr als 10 Tagen pro Monat eingenommen werden. Die regelmässige Einnahme von Schmerzmitteln kann zu Dauerkopfschmerzen und chronischen Nebenwirkungen führen und muss vermieden werden. Auch Akupunktur, Homöopathie und andere Formen der Heilpraxis (Aderlass, Kneipp-Kur, Kräuter/Tees) können hilfreich sein.

Kopfschmerzen sind Informationsträger, Alarmzeichen des Körpers. Sie sind nur vermeidbar, wenn sich die KlientInnen ergänzend zum Shiatsu aktiv um die Vermeidung der Ursachen bemühen.

Links

- www.migraeneliga.de
- www.stiftung-kopfschmerz.de
- www.dmkg.org (deutsche Migräne- und Kopfwehgesellschaft)
- www.schmerzpatienten.ch
- www.kopfwww.ch (Kopfwehzentrum der Hirslanden-Klinik)
- www.headache.ch (Schweizerische Kopfwehgesellschaft)
- www.migraine-action.ch (PatientInnenorganisation)

Anhang: 10 Goldene Regeln für Migräne-Patienten

1. Vermeiden Sie die regelmäßige Einnahme von Schmerzmitteln und versuchen Sie, zunächst mit weniger Medikamenten auszukommen, ehe Sie ganz darauf verzichten können.
2. Registrieren Sie sorgsam die Auslöser Ihrer Migräne-Anfälle. Wichtig ist, dass Sie wissen, worauf Sie achten müssen, ganz gleich, ob es sich um bestimmte Nahrungsmittel handelt oder ob es um ungünstige Wetterverhältnisse oder Lebensumstände geht.
3. Überprüfen Sie Ihre Ernährungsgewohnheiten – vermeiden Sie jedes Zuviel an Fett, Süßigkeiten, Zitrusfrüchten, an Kaffee, Alkohol und Nikotin.
4. Entspannen Sie sich in regelmäßigen Phasen – mit autogenem Training, Yoga, Musik – schaffen Sie sich einen körperlichen Ausgleich durch ein Hobby und sportliche Aktivitäten.
5. Hüten Sie sich vor übermäßigem Lärm – setzen Sie sich keiner starken Licht- oder Sonneneinwirkung aus.
6. Überprüfen Sie Ihre hohen Ansprüche und Erwartungen an sich selbst und an andere. Setzen Sie diese nicht zu hoch an und sehen Sie auch mal über etwas hinweg.
7. Versuchen Sie psychologische Belastungen, wie Sorgen, Verantwortung, Stress abzubauen – lernen Sie auch, einmal NEIN zu sagen. Überfordern Sie sich nicht.
8. Vermeiden Sie starke Gemütsregungen – das gilt für Gespräche, Lektüre und ganz besonders für das Fernsehprogramm.
9. Beachten Sie die Signale Ihres Körpers: bemühen Sie sich herauszufinden, was der Schmerz Ihnen sagen will – und seien Sie davon überzeugt, dass man Ihnen helfen kann.
10. Denken Sie daran: Mit Ihrem Problem stehen Sie nicht allein. Wir wollen Ihnen helfen.

Quelle: Migräne Liga e.V.

Shiatsu bei frauenspezifischen Themen: Zyklus, Schwangerschaft, Brustkrebs, Menopause

Das Blut der Frau

Menstruationsblut wird als verschieden vom restlichen Blut angesehen. Es gilt in patriarchalischen Kulturen als unrein und muss versteckt werden. Es entspringt gemäss der TCM den Nieren. Nieren-Energie ist die Ursprungs-Energie, Sitz der ungebändigten Lebenskraft, Urquell von Wachstum und Entwicklung, Konstitution und Stabilität (Knochen). Sie ist mit Fruchtbarkeit und Fortpflanzung verbunden, mit dem, was wir von unseren Eltern und Ahnen erben, und mit dem gesellschaftlichen Bewusstsein. Menstruation steht in direktem Bezug zum Zyklus von Gebären und Sterben und damit zu tiefen spirituellen Ebenen des Mensch-Seins.

Blut ist Materie, substanziell und wird klumpig. Blut ist flüssig, rot, nährend, vital, versorgend und zirkuliert in einem pulsierenden Rhythmus. Blut ist in der energetischen Betrachtung Yin, Träger des Shen (Herz-Energie, Bewusstheit) und steht in Bezug zu Ki. Ki führt das Blut (Substanz folgt dem Ki, Ki folgt dem Geist).

Folgende Themen werden in diesem Kapitel beleuchtet:

- Probleme beim Einsetzen des Zyklus in der Pubertät
- Zyklus-Störungen
- Menstruations-Schmerzen bei Prämenstruellem Syndrom und infolge von Blutmangel
- Ausbleiben des Zyklus infolge sekundärer Amenorrhöe
- Schwangerschaftssbegleitung und –beschwerden
- Brustkrebs
- Zyklus-Ende mit dem Klimakterium und Menopause.

Der Bezug zu Shiatsu wird in diesem Kapitel darauf begrenzt, wichtige Aspekte herauszugreifen, welche zusätzlich zur üblichen, bereits beschriebenen Arbeitsweise von Belang sind.

Erste Regelblutung und primäre Amenorrhe

Derzeit erleben die meisten Mädchen im Alter von 12–13 Jahren ihre erste Menstruation (Menarche). Das Alter hat sich gegenüber früher vor verschoben. Jedes Alter zwischen 8 und 16 ist möglich und „normal". Bei vielen Mädchen tritt bereits 1–2 Jahre vor der ersten Menstruation ein weisslicher Ausfluss ein, ein Zeichen dafür, dass die Geschlechtsorgane funktionsreif sind. Andere Vorzeichen des Erwachsenwerdens sind z. B. Wachstum von Schambehaarung und Brust. Diese Phase sollte von der Mutter dazu genutzt werden, die Mädchen auf die Menstruation vorzubereiten. Es ist wichtig, dass die erste Menstruation als ein positiver Teil des Frau-Werdens erlebt wird. In gewissen Kulturen wird er mit einem speziellen Fest oder Ritual verbunden. Die Jugendliche wird in den Kreis der Frauengemeinschaft aufgenommen. Die Durchführung eines kleinen Fests, das Überreichen eines kleinen Geschenks, Blumenstrausses usw. sind mögliche Rituale, die unserer Zeit und Kultur angepasst sind.

Das Ausbleiben der Menstruation in der Pubertät bezeichnet die Schulmedizin als primäre Amenorrhöe. Ist mit 16 die erste Menstruation noch nicht eingetreten, ist eine ärztliche Untersuchung anzuraten. Das Nichteinsetzen des natürlichen Zyklus ist oft mit emotionalen Ursachen verbunden, die auch schon in der Kindheit begründet liegen können. Zu nennen sind insbesondere: Angst vor der Menstruation, weil z. B. die Mutter sie als schmerzvoll und Qual erlebt hat, Spannungen in Familie und Schule, extremer Leistungssport, sexuelle Traumata (direkte oder indirekte Betroffenheit). Zudem beeinflussen Ernährungsstörungen durch Schlankheitskuren, Anorexie und Bulimie die Hormonproduktion und beeinträchtigen deren Gleichgewicht. Der Nahrungsmangel schwächt Magen/Milz und damit die Blutproduktion.

Shiatsu soll bei Verzögerungen der ersten Menstruation nährend wirken (Milzmeridian) und das Frau-Werden positiv unterstützen (Herz-Kreislauf-Meridian, Sexualität). Ein positives Wahrnehmen des eigenen Körpers durch die Klientin ist wichtig. Der Identitäts-Wandel vom Kind zur Frau ist zu unterstützen (Dünndarm-Meridian). Bei Vorliegen von Essstörungen ist die Einbindung von Shiatsu in eine medizinisch-klinische Therapie und die Inanspruchnahme von Supervision unerlässlich.

Zyklus-Störungen

Ein regelmässiger Zyklus ist Zeichen für Harmonie mit dem Fluss des Lebens und mit dem Dasein als Frau. Es gibt jedoch kaum eine Frau, deren Monatszyklus regelmässig 28 Tage beträgt. Ein Monatszyklus von 25 bis 35 Tage ist durchschnittlich. Die

Blutungsdauer schwankt zwischen zwei und sieben Tagen. Jede Frau hat einen für sie typischen Zyklus, der zudem je nach Alter unterschiedlich sein kann. Der Zyklus nimmt im Leben der Frau viel Raum ein. Damit die Menstruation als positiv empfunden wird muss die Frau im Einklang sein mit ihrer Sexualität, Partnerschaft (Rolle, Beziehungsqualität) und der Frage des Kinderwunsches. Im positiven Falle wird die Menstruation als Reinigung und als Verbundenheit mit den Zyklen der Natur empfunden. Oft haben Frauen jedoch Mühe mit dem Auf- und Ab von Yin und Yang. Während der Menstruation sind die Frauen sensibel, offen, verletzlich. Einflüsse von Aussen (Kälte, Feuchtigkeit), Stress, zu wenig Bewegung und falsche Ernährung können Menstruations-Schmerzen verursachen. Ist der Zyklus mit Spannungen, Schmerzen und Ermüdung verbunden, wird er als Belastung empfunden. Die negative Erwartung und Einstellung verursacht einen Teufelskreis, der alles noch schlimmer macht.

Die TCM unterscheidet vier Phasen des weiblichen Zyklus.

1. Menstruationsphase: Das maximale Yang führt zum freien, harmonischen Fluss des Blutes. Fliesst zu wenig Blut, ist die bewegende Arbeit am Lebermeridian hilfreich. Fliesst eher zuviel Blut, sind sammelnde Techniken im Beckenbereich (Milz, Leber, Nieren) nützlich.
2. Post-Menstruation: Blut wurde verloren, d.h. Blut und Yin müssen wieder gebildet werden. Tonisieren und Nähren des Konzeptionsgefässes und der Yin-Meridiane sind hilfreich.
3. Der Eisprung (Zyklus-Mitte) markiert den Übergang von maximal Yin zum Yang, das nun wachsen muss. Der Eisprung kann durch Tonisieren des Nierenmeridians und Konzeptionsgefässes unterstützt werden.
4. Vor dem Zyklus: Die Yang-Energie muss wachsen, um das Blut bewegen zu können. Vor allem das Leber-Ki muss gestärkt und bewegt werden.

Auf Störungen des Zyklus kann mittels Shiatsu positiv eingewirkt werden, wie in den folgenden zwei Abschnitten beispielhaft gezeigt wird.

Prämenstruelles Syndrom (PMS)

Das Prämenstruelle Syndrom (PMS) äussert sich oft in Form von Unterleibs-, Rücken- und Kopf-Schmerzen, Depressivität, Gereiztheit, Gemütsschwankungen, Verspannungen, unangenehmen Spannungen im Brustgewebe, Überempfindlichkeit und Nervosität. Diese Symptome treten vor und bis zum Eintritt des Zyklus auf. Das Eintreten der Regelblutung wird als erlösend empfunden. Die Beschwerden hören in der Regel schlagartig auf. Unter dem Prämenstruellen Syndrom leiden, je nach Studie, ca. ein Viertel bis ein Drittel aller Frauen.

In der TCM wird Stagnation des Leber-Ki oftmals als Haupt-Grund für PMS angesehen. In der Hara-Diagnose finden wir vor dem Zyklus oft Leber Jitsu. Leber regelt die Speicherung und Verteilung von Blut im Körper und entgiftet. Bei den Frauen ist sie Garant für einen normal funktionierenden Zyklus.

Die Leber-Ki-Stagnation ist verbunden mit einer Blut-Stagnation. Blut-Stagnation ist körperlich oft verbunden mit Steifheit, Gelenkproblemen, Muskelanspannungen (Schulter/Nacken-Gegend). Blut-Stagnation kann auch mit zu stark Yang-ausgerichteter Nahrung zusammenhängen (z. B. zuviel Fleisch und fetthaltige Nahrung). Der Stuhl ist eher fest und trocken.

Shiatsu kann im Falle von PMS vor allem bewegen, entspannen und Stagnationen lösen. Das Lockern von muskulären Spannungen und von Gelenken ist wichtig, ebenso das eher sedierende und „ausleitende" Arbeiten in Richtung zu den Füssen hin. Shiatsu ist vor allem vor dem Eintreten des Zyklus hilfreich.

Folgende Punkte sind hilfreich: Di 4, Le 3, Ni 3, KG 3-4-6.

Ergänzend zu Shiatsu lösen Wärme sowie Bewegung und (möglichst eher kräftige) Körperübungen die Spannungen und Kontraktionen. Die Lebensführung sollte weniger gestresst sein, die Nahrung yin-haltiger.

Menstruations-Schmerzen wegen Blutmangel

Wenn die Schmerzen erst mit der Menstruation einsetzen und der Zyklus schwach, oftmals unregelmässig und mit Zwischenblutungen und Schmierblutungen verbunden ist, handelt es sich voraussichtlich um Blutmangel als Ursache. Das Blut ist eher hell, wässrig.

Menschen mit generellem Blutmangel wirken „durchsichtig" und blass. Sie fühlen sich oft trocken und durstig sowie appetitlos, kraftlos und müde. Sie haben oft kalt, Nierenprobleme und Rückenschmerzen. Ihr Interesse am Sexualleben ist geschwächt. Ihr Stuhl ist eher wässrig und dünn.

Blutmangel steht oft auch in Verbindung mit einem generellen Ki-Mangel. Die Ernährung ist eine wichtige Basis für die Menge und Qualität der Blutbildung. Zu Yin-ausgerichtete Ernährung verstärkt Blutmangel (z. B. zuviel Süsses, Obst, raffinierte Nahrung).

Energetisch ist oft eine Unterversorgung mit Nieren- und Milz-Energie vorherrschend. Die Milz ist in der TCM für die Umwandlung von Nahrung in eine nährende Blut-Essenz sowie für den Transport von Flüssigkeiten wichtig. Die Milz transportiert Energie von unten (Erde) nach oben und versorgt Gewebe und Gefässe mit Blut, die dadurch eine Konsistenz haben und kräftig sind. Die Milzenergie hält die Organe an ihrem Platz und die Flüssigkeiten in ihren Bahnen. Eine schwache Milz-Energie verursacht eine Unfähigkeit, das Blut halten zu können und kann auch für Gebärmutterabsenkungen verantwortlich sein.

In der westlichen Medizin hat die Milz die Funktion der Blut-Reinigung. Sie gehört zum lymphatischen System, d. h. dem Immunsystem, das Eindringlinge im Körper bekämpft und ausschafft.

Die Shiatsu-Behandlung will vor allem einen nährenden Fokus haben, kräftigen und Halt geben. Die Arbeit ist eher tonisierend und das Zentrum stärkend. Wichtig ist die innere Einstellung und tiefe Begegnung. Nähren erfordert Öffnen, annehmen können und wollen.

Die Behandlung von Hara (Ampuku) und der Meridiane von Milz, Niere, Herzkreislauf und Dreifacherwärmer steht im Vordergrund. Die spezielle Behandlung folgender Punkte ist hilfreich: Mi 6-10 und 20 („Meer von Blut“), Le 3, Ni 1-3, Ma 36, Bl 20, KG 3-4-6.

Wärme im Behandlungsraum, wärmende Tees, Yang-haltige Nahrung, Heizkissen usw. sind eine gute Unterstützung für diese Menschen. Mit chinesischen Kräutern kann generell mehr Yang aufgebaut werden.

Sekundäre Amenorrhöe

Sekundäre Amenorrhöe ist ein vorübergehendes oder andauerndes Ausbleiben des Zyklus bei der erwachsenen Frau. Sie kann beispielsweise in der Stillphase nach der Geburt auftreten, oder aufgrund von starkem Stress, falscher Ernährung (zu Yin- oder Yang-haltig), oder wenn das Frau-Sein als problematisch erlebt wird (dies kann z. B. zu Muskel-Verspannungen in der Gebärmutter führen).

Der Fokus der Shiatsu-Behandlung liegt auf der Unterstützung der Lebenskräfte und dem Eins-Sein mit dem natürlichen Fluss des Lebens. Wie kann die Klientin ihr Frau-Sein freudvoll entfalten? Kann sie mit ihrer Kraft und Kreativität in Verbindung treten? Shiatsu kann dazu beitragen, den Beckenbereich zu entspannen. In der Energiearbeit beziehe ich mich auf Unterleib und Gebärmutter, um sie in ihrer Funktion zu stärken und sie mit den emotionalen und spirituellen Ebenen der Herzenergie zu verbinden. Hierfür ist die Behandlung des sehr tiefliegenden Herz-Uterus-Meridians hilfreich. Nieren-, Leber-, Milz- und Dreifacherwärmer-Meridiane werden in der Hara-Diagnose oft auffällig sein; die Arbeit mit ihnen ist sehr unterstützend. Die Tonisierung der Punkte unterhalb des Bauchnabels des Konzeptionsgefässes (insbesondere Tandjen) und die Behandlung des Haras (Ampuku) und des Kreuzbeins sind besonders empfehlenswert.

Schwangerschaftsbegleitung und –beschwerden

Im Schöpfungsakt vereinigen sich aus energetischer Sicht Himmel und Erde. Das Spermium (Yang) wird von der Eizelle (Yin) empfangen. Die neun Monate bis zur Geburt werden von Frau zu Frau sehr unterschiedlich erlebt, und jede Phase für sich wird unterschiedlich erlebt.

Die erste Schwangerschafts-Phase (bis zur 16. Woche) ist für die Frau anstrengend. So wächst zu Beginn der Schwangerschaft schon bald die Brust. Das Gewebe lockert sich. Der untere Rücken wird schwächer, Kreuzschmerzen sind die Folge. Dies alles ist bedingt durch die rasche und starke Erhöhung des Blutspiegels des Hormons Progesteron, der entspannend wirkt. Das eigene Wachstum und die Versorgung des neuen Lebens sind für den Organismus belastend und erfordern eine zusätzliche Energiezufuhr. Die Frauen fühlen sich besonders müde. Wenn der zusätzliche Bedarf an Nährstoffen (z. B. Eisen, Kalium, Kalzium, Magnesium, Vitamin B) nicht ausreichend gedeckt wird, können Muskelkrämpfe (vorwiegend nachts an Waden und Füssen), Schwindelgefühle (Blutdruckabfall, Kreislaufprobleme) und Morgenübelkeit auftreten. Geruchs- und Geschmackssinn verändern sich: man kann zum Beispiel den Geruch von Kaffee nicht mehr ausstehen, wird von Heisshunger-Attacken befallen und erhält Lust auf bestimmte Lebensmittel wie Essiggurken.

Das Herz wächst, das Blutvolumen nimmt zu, der Puls beschleunigt sich. Da mehr Blut schneller durch den Körper gepumpt wird treten Nasenbluten, Zahlfleischbluten oder verstopfte Nase auf. Blutgefässe erweitern sich, was zu niedrigem Blutdruck führen kann, verbunden mit Müdigkeit, Kopfschmerzen und Übelkeit.

Etwa ab der sechsten Schwangerschaftswoche treten aufgrund der hormonellen Veränderungen oftmals seelische Stimmungsschwankungen auf. Viele Schwangere fühlen sich deprimiert, sind durcheinander und durchleben vielfältige Ängste, auch verbunden mit Alpträumen und Schlafproblemen. Ggf. fällt es einer Frau schwer, eine ungewollte Schwangerschaft zu akzeptieren, oder angesichts beruflicher Belastungen mit dem Baby Kontakt aufzunehmen.

Im mittleren Drittel der Schwangerschaft (ca. 16.–34. Woche) stabilisiert sich der

Hormonspiegel, und die Schwangerschaft wird als besonders schön empfunden. Der Bauch wächst sichtlich, die ersten Bewegungen des Kindes werden sichtbar. In dieser Phase sollte die Schwangere Kraft und Vitalität tanken und den Beckenboden trainieren.

Beinahe die Hälfte aller Frauen leiden in den letzten Schwangerschaftsmonaten unter schweren Beinen und geschwollenen Händen, Füssen und Gelenken. Hierbei handelt es sich um Wassereinlagerungen (Ödeme) im durchlässiger gewordenen Gewebe. In den letzten Wochen (34.–40. Woche) sind Verdauungsbeschwerden und Sodbrennen typische Begleiterscheinungen der Schwangerschaft. Das Aufsteigen der Magensäure entsteht durch den Druck des Babys und Hormonveränderungen. Die Beweglichkeit wird eingeschränkt. Schmerzen können in verschiedenen Körperteilen auftreten oder sich verstärken, beispielsweise im Brustkorb, im Beckenbereich, im Gesäss, im Rücken und in den Beinen. Manchmal liegt das Baby ungünstig und kann zum Beispiel auf den Ischias-Nerv drücken, was Schmerzen im Unterleib und in der Leistengegend verursachen kann. Je schwerer der Bauch, desto eher treten Rücken- und Kreuzschmerzen auf. Sie führen oftmals zu Schonhaltungen, die jedoch nur kurzfristig entlastend wirken und gesamthaft zur Verschlimmerung führen.

Seelisch leiden viele Schwangere in den letzten Wochen unter Unruhe und möchten, dass das Kind endlich zur Welt kommt. Andere haben Angst vor der Geburt und den Veränderungen danach, machen sich Sorge um den Gesundheitszustand des Kinds, oder sind ganz einfach erschöpft.

Shiatsu hat sich inzwischen als eine wirksame und wunderbare Form der Schwangerschaftsbegleitung und -unterstützung etabliert. Körperliche und geistige Entspannung, Schmerzlinderung, seelische Stabilisierung und allgemeine Unterstützung und Beratung stellen wichtige Funktionen der therapeutischen Begleitung mit Shiatsu dar. Shiatsu ersetzt weder Frauen-Ärztin, Hebamme noch Geburtsvorbereitungskurs sondern entlastet und ergänzt diese.

Von zentraler Bedeutung ist das Da-Sein der TherapeutIn, das mitfühlende, aktive Zuhören können. Insbesondere gilt es, Ängsten Raum zu geben, sie in den angemessenen Rahmen zu setzen und lösungsorientierte Unterstützung zu geben. Empfehlungen können beispielsweise den Besuch der Frauenärztin, die Einnahme entwässernder Tees und Nahrungsmittel oder das Zeigen von Beinmassagen oder von entlastenden Körperhaltungen, Entspannungs- und Lockerungsübungen für den Rücken beinhalten.

Im Verlaufe der Schwangerschaft wird die Bauchlage unmöglich und auch die Rückenlage beschwerlich. Das Sicherstellen einer bequemen Position für die Behandelte ist wichtig, wobei mithilfe von Kissen gute Unterstützung möglich ist. Die Behandlung erfolgt in Seitenlage oder in Sitzposition.

Das Erstellen von Hara-Diagnosen wird mit zunehmendem Wachstum des Bauchs schwieriger. Zudem verbinden und überlagern sich die energetischen Schwingungen von Mutter und Baby. Jedoch lassen sich die energetisch relevanten Themen und Meridiane aus der Befindlichkeitserhebung heraushören. Sie ergeben sich auch aus dem Schwangerschafts-Thema selbst. Ich lasse mich von der energetischen Situation der Klientin führen. Ich behandle alle Körperzonen mit breiten Handflächen und offenem Bewusstsein und reagiere auf Empfindungen von Kyo und Jitsu sowie auf die Themen, die während des Behandelns in Bezug zu einer Meridianenergie in mir auftauchen.

Shiatsu während der Schwangerschaft kann auf vielfältige Weise mit den Energien der Elemente zusammen hängen:

- Erdenergie: Die Form der Frau verändert sich. Ihre Mitte dehnt sich aus, benötigt Raum und Energie, muss nähren und genährt werden. Die Schwangere wird schwer, der Bauch ist das Zentrum ihrer Welt und die Welt des Babys. Die Milzenergie ist zuständig für Fruchtbarkeit, Hormonsteuerung, Eisprung, Gebärmutterwand, Milchbildung und Bindegewebe (Wasseransammlung, Krampfadern). Die Magen-Energie ist für die Nahrungsaufnahme und „Materialisierung" bedeutsam. Der Arbeitsfokus im Shiatsu ist nährend.
- Holzenergie: Gelenke und Muskeln müssen sich entspannen und dehnen können und gleichzeitig kraftvoll arbeiten können. Flexibilität und Neuausrichtung des Lebens sind gefragt. Die Leberenergie ist für Lebensplanung, Wachstum und Blutzirkulation besonders wichtig, die Gallenblasenenergie für Flexibilität und Anpassungsfähigkeit im sich rasch verändernden Leben. Die Holzenergie fordert einen entspannenden Arbeitsfokus.
- Wasserelement: Die Nierenenergie ist für Vererbung, Hormonsystem, Urvertrauen, und die Ernährung des Babys bedeutsam. Die Blasenenergie reguliert Nervensystem (Stress), Ausscheidung/Reinigung. Der Rücken wird durch das Gewicht des Babys oft verspannt, was den Fluss der Meridiane behindert. Die Einlagerung von Wasser führt zu Gefühlen von Trägheit, Schwere, Aufgeschwemmtheit. Wasser soll abfliessen. Der Arbeitsfokus ist anregend, lockernd, bewegend und in Bezug zu den Ausscheidungsorganen Niere/Blase.
- Feuerenergie: Freude, Liebe und Bewusstheit werden in der Herzenergie erlebt. Mit der Dünndarmenergie werden Veränderungen assimiliert und integriert und Prioritäten gesetzt. Die Stärkung der Herzkreislauf-Energie und des Dreifacherwärmers kann den Blutkreislauf und den seelischen Schutz unterstützen.

- Metallenergie: Die Arbeit mit der Metallenergie unterstützt die Atmung und den Bedarf nach Öffnung, Grenzziehung (Nähe/Distanz, Raum für sich selbst), Einkörperung der neuen Seele und Loslassen (Geburt).

Infolge der besonderen Belastungssituation treten in der therapeutischen Zusammenarbeit auch weitere, schwierige Lebensthemen der Frau in den Vordergrund, die in die Behandlung mit einbezogen werden und ggf. auch nach der Geburt noch weiter bearbeitet werden.

Brustkrebs

Brustkrebs ist die häufigste Art von Krebserkrankung. In Deutschland erkranken jährlich rund 50 000 Frauen an Brustkrebs, in der Schweiz sind es rund 4 000. Die Diagnose Brustkrebs wurde noch vor wenigen Jahren als sicheres Todesurteil entgegengenommen. Dank der erzielten medizinischen Behandlungsfortschritte überleben heute immerhin 60 % der Frauen. Wird ein Tumor im Frühstadium erkannt, liegt die Heilungschance bei 90 %. Früherkennung und rechtzeitiges Handeln sind überlebenswichtig.

Vor und nach der Diagnosestellung muss sich die Betroffene zuallererst ihrer Todesangst stellen – Schock und Trauma werden erlebt. Die Reaktionen der Familie und des Freundeskreises fallen unterschiedlich aus. Viele sind mit der Situation überfordert, alle sind jedenfalls stark gefordert. Manche reagieren mit vielen guten Ratschlägen und Überbehütung. Andere ziehen sich zurück, weil sie die Betroffene nicht zusätzlich belasten wollen oder nicht wissen, wie sie mit dem Thema angemessen umgehen sollen. Sie schweigen lieber als zu fragen. Nach der Diagnosestellung gilt es eine Vielzahl von Informationen zu sammeln und Entscheidungen zu treffen. Angst, Nervosität, Gereiztheit, Rückzug, Einsamkeit, Isolationsgefühle, Überforderungsgefühle, Sinn- und Lebenskrisen sowie Depression können erlebt werden. Schuld und Schamgefühle kommen auf, das Selbstwertgefühl und die Sexualität werden erschüttert.

Eine Brustkrebs-Therapie dauert drei bis fünf Jahre. In der Regel umfasst sie heute

- Operation
- Chemotherapie
- eine Bestrahlungs-Serie
- Hormon-Unterdrückungs-Therapie.

Obschon die Behandlungen differenzierter und weniger aggressiv als früher sind, bedeuten sie nach wie vor eine riesige Belastung für Organismus und Seele. Die Nebenwirkungen können vielfältig und sehr belastend sein. Rasche Ermüdung und Energielosigkeit, Hitzewallungen, Anfälligkeit auf andere Krankheiten, Übelkeit und anderes sind von den Betroffenen zu ertragen. Die Partner müssen zusätzliche Arbeiten übernehmen, fühlen sich hilflos, schwanken zwischen Zuversicht und Hoffnungslosigkeit, Freude und Depression, leiden mit und verstärken die Stimmungsschwankungen.

Früher wurde vor der Behandlung von Krebspatientinnen mit Shiatsu gewarnt, um die Verbreitung der Krankheit nicht zu beschleunigen. Inzwischen hat sich diese Einschätzung deutlich differenziert. Als Ratschlag bleibt, dass vor der Operation Lymphknoten nicht behandelt werden, da die Metastasierung bei Brustkrebs über den Blutweg und das Lymphsystem erfolgt. Nach der Operation ist demgegenüber professionelle Lymphdrainage notwendig.

Shiatsu kann eine äusserst wertvolle Unterstützung der medizinischen Therapie auf der körperlichen und auf der seelisch-moralischen Ebene darstellen. Shiatsu hat jedoch nicht das Ziel, Krebs zu heilen. Für meine Klientin B. konnte mit Shiatsu folgendes erreicht werden.

- Sie hatte sich für Shiatsu als Therapie entschieden, weil Shiatsu Körper und Seele vereint. Die rein medizinische Betreuung empfand sie als unzureichend. Eine psychotherapeutische oder psychiatrische Begleitung kam für sie nicht in Betracht.
- Ihr Körper wurde von ihr als fremd, unheimlich und Feind empfunden. Das Vertrauen in den eigenen Organismus war erschüttert. Nach der Operation hatte sie den Körper als entstellt empfunden. Die Operationswunden schmerzten noch lange während ihrer Vernarbung. Die Berührung mit Shiatsu verhalf ihr dazu, einen neuen, liebevollen Zugang zum Körper zu finden, ihn mit allem Schönen und Schrecklichen wahrzunehmen. Sie konnte sich wieder mit ihrem Körper versöhnen und ihn annehmen wie er ist. Angstvolle Verkrampfungen konnte sie wieder loszulassen und neues Vertrauen gewinnen. Spannungen und Funktionseinschränkungen im Bereich der Narben konnten gelöst werden und die unterbrochenen Meridianverbindungen wieder aktiviert werden.
- Shiatsu half ihr, sich generell mehr zu entspannen, Stress abzubauen und die schwankenden Stimmungen und Gefühle zu halten und zu besänftigen. Sie konnte wichtige Situationen und Entscheidungen wieder mit mehr Distanz und Klarheit angehen. Sie konnte sich mit ihrem tiefsten Lebenswillen und innersten Kern verbinden und auch mit schwierigen Lebensthemen versöhnen. Einen wichtigen Beitrag hierzu leisteten Focusing-Sequenzen, die wir vor jeder Behandlung durchführten.

Klimakterium und Menopause

Nach durchschnittlich 30–35 Jahren aktivem Sexualleben erfolgt ein progressives Abnehmen der Aktivität der Eierstöcke. Bei manchen Frauen kann dies auch schon nach dem 40. Lebensjahr einsetzen. Die Frau ist nicht mehr fruchtbar. Brust, Uterus und Vagina bilden sich zurück, der Zyklus wird unregelmässig. Die Frau erlebt während zwei bis fünf Jahren physische und psychische Veränderungen. Dieses sog. Klimakterium (Wechseljahre) ist meistens begleitet von Ausdünstungen, Hitzewallungen, Nervosität, Herzklopfen, Kopfschmerzen, starken Stimmungsschwankungen und Angstzuständen. Physisch können eine Gewichts-Zunahme in den Hüften, Osteoporose, Schlaflosigkeit, Veränderung des Arteriendrucks und Östrogenmangel auftreten. Das Klimakterium ist vergleichbar mit der Pubertät: eine Phase des Wandels und Neubeginns mit all seinen Schwierigkeiten, die es auszuhalten und durchzustehen gilt. In der Hara-Diagnose werden die Meridiane Leber, Niere, Milz und Herzkreislauf oft vorzufinden sein.

Die Menopause ist das erreichte, neue Gleichgewicht, der Anfang einer neuen Lebensphase. Es ist gekennzeichnet durch ein übergewichtiges Yang, verbunden mit Hitzewallungen im oberen Körper sowie Kälteerscheinungen und Flüssigkeitsansammlung im unteren Körper. Die Zunahme von Yang bei der Frau in diesem Alter ist oft gleichzeitig mit einer arbeitsbedingten Erschöpfung des Yang und einem stärker präsenten Yin beim männlichen Partner verbunden. Dies kann zu Veränderungen der Kräfteverhältnisse („Machtkonstellation“) in der Partnerschaftsbeziehung führen. Shiatsu wirkt sich auf die körperlichen und seelischen Probleme dieser Phase harmonisierend, lindernd, nährend und unterstützend aus.

Quellen

- Diverse Artikel im Reader des Europäischen Shiatsu Kongresses, Kiental 2004
- www.swissmom.ch (Schwangerschaftsratgeber)
- Doris Spörri, Shiatsu während der Schwangerschaft und Geburt, in: Shiatsu Journal Nr. 46, GSD 2006
- Dorothee Tietz, Lilo Lork, Aspekte der Meridiane während der Schwangerschaft, ebenda
- www.krebstherapien.ch
- O.C. Simonton. Wieder gesund werden. Eine Anleitung zur Aktivierung der Selbstheilkräfte für Krebspatienten und ihre Angehörigen, Rowolth Verlag 2001
- Edurad Tripp, Die Begleitung und Unterstützung krebskranker Menschen, in: Shiatsu Journal Nr. 47, GSD 2006

Shiatsu bei psychischen Problemen: Stress, Burnout, Lebenskrisen, Depression

Seelische Probleme und psychische Störungen

Seelisches Leiden ist subjektiv. Es umfasst emotionale, mentale und spirituelle Dimensionen. Im Alltag finden sich viele verschiedenartige Formen von seelischen Unausgeglichenheiten

- Trauer, Niedergeschlagenheit
- Trennungs-Schmerzen, sich isoliert fühlen
- Tief liegende Ängste, z. B. vor Liebesentzug, Existenzangst
- Liebeskummer, Eifersucht, Hass
- Frustration, gestauter Ärger, Wut
- Stress, Zeitnot, gedrängt werden
- Mangelndes Selbstvertrauen
- Kummer, Sorgen, Grübeln
- „Nicht abschalten können"
- Verlorene Lebensfreude, Sinnkrise
- Mangelnder Antrieb, usw.

Seelische Probleme können als Gefühlslage von kurzer Dauer sein oder als Stimmung eine längere Zeitphase prägen. Länger anhaltendes seelisches Leid und organische Probleme können zu psychischen Störungen führen, die Krankheitsbilder darstellen und eine gezielte, professionelle Behandlung und Unterstützung erfordern. Die Weltgesundheitsorganisation (WHO) hat eine heute massgebliche Klassifikation von psychischen Störungen entwickelt. Wichtige Kategorien sind (ohne Anspruch auf Vollständigkeit):

- Sucht, Abhängigkeits-/Entzugs-Syndrome
- Schizoide, wahnhafte Störungen
- Psychosen, Manien
- Depressive Störungen, ggf. verbunden mit Suizidgefahr
- Angststörungen, Zwangsstörungen
- Dissoziative Störungen
- Anorexie, Bulimie (Ess-Störungen)

- Sexualstörungen
- Demenz, beispielsweise bei Alzheimer.

Gemäss einer Metaanalyse von verschiedenen Studien in 16 europäischen Ländern leiden mindestens ein Viertel der Erwachsenen jährlich unter mindestens einer psychischen Störung. Am häufigsten treten auf:

1. Depression
2. Phobien verschiedener Art (Angst-Störungen)
3. Somatophorme Störungen (psychische Störungen, die sich vor allem in körperlichen Symptomen ausdrücken)
4. Sucht.

Die Verbreitung von psychischen Krankheiten hat in den vergangenen 10 Jahren stark zugenommen – die Zahl der psychisch bedingten Invalidität hat sich in der Schweiz in diesem Zeitraum fast vervierfacht. Ein Drittel der Erwerbsunfähigkeit wird in der Schweiz durch psychische Krankheiten verursacht.

Bei Shiatsu mit psychisch Kranken ist die interdisziplinäre Vernetzung oder die Einbindung in ein klinisches oder verhaltenstherapeutisches Team wichtig. Shiatsu kann psychiatrische, psychotherapeutische und andere Massnahmen sehr gut unterstützen. Die allgemeine Lebensqualität kann verbessert werden, Rehabilitationsprozesse können verstärkt und beschleunigt werden. In vielen, nicht pathologischen Fällen kann mit Shiatsu die Verbindung von Körper und Seele wieder ins Gleichgewicht gebracht werden und die erforderliche Reorientierung des Lebens angeregt und unterstützt werden. Viele Menschen möchten sich nicht als „psychisch krank" abstempeln lassen oder medikamentös behandelt werden. Sie suchen natürliche, sanfte Wege aus der Krise und finden diese im Shiatsu. Im Folgenden werden folgende Problemlagen geschildert, die mit Shiatsu wirkungsvoll unterstützt werden können: Stress, Burnout, Lebenskrisen, Depression. Im Anschluss daran werden ausgewählte Aspekte der Arbeit mit Shiatsu erläutert.

Stress

Der Begriff Stress wurde 1936 vom kanadischen Arzt Prof. Hans Selye geprägt und umfasst alle Anpassungs-Reaktionen des Körpers auf Gefahr, Druck, Belastung, Spannung, Forderung. Allgemeine Merkmale von Stress sind die mangelnde Vorhersagbarkeit oder Beeinflussbarkeit der Stressoren, d.h. ein Gefühl von Ausgeliefertsein, Machtlosigkeit, Hilflosigkeit.

Stress ist nicht die äussere Belastungs-Situation, sondern das, was wir daraus machen. Dosierte Herausforderungen machen uns wach, reaktionsschnell und leistungsfähig (Eustress). Gefahren und zu hohe Daueranspannung führen zu Distress. Verbreitete Formen von Alltagsstress sind beispielsweise

- Leistungsstress am Arbeitsplatz und in der Schule
- sozialer Stress beispielsweise bei Partnerschaftskonflikten
- sensorischer Stress (Überreizung durch Lärm, Vibration, Licht oder usw.)
- Deprivation (Reizentzug, zum Beispiel Schlaf- und Bewegungsmangel).

Kritische Lebensereignisse führen oft zu Extremstress und Trauma (Tod des Partners, Scheidung/Trennung, Verlust des Arbeitsplatzes, Gewalt usw.).

Das „allgemeine Adaptionsmodell" von Selye unterscheidet drei Phasen:

- Alarmreaktion: erhöhte Sympathikus-Aktivität (Kampf- oder Flucht-Reaktion)
- Widerstandsphase: Cortisol-Anstieg zur Energiemobilisierung und Belastungskompensation (Cortisol setzt Nährstoffe frei, erhöht Puls und Blutdruck, wirkt entzündungshemmend/schmerzlindernd, nimmt Angst und beeinträchtigt das Langzeitgedächtnis)
- Erschöpfungsphase: Das Hormonsystem gerät in Erschöpfung. ACTH kann nicht mehr ausgeschüttet werden, Anpassung an Stressor ist nicht mehr möglich.

Die Stresswirkungen sind physiologisch, psychologisch und sozial. Physiologisch finden sich erhöhter Blutdruck, Schmerzreaktionen (Kopfschmerzen, Rückenschmerzen), Schlafstörungen, Magen-Darm-Störungen, leichte emotionale Reizbarkeit und Übermüdung, sexuelle Störungen, Immunschwäche, Angststörungen. Psychologische und soziale Faktoren sind

- Bewertung des Stressors als positiv, negativ oder neutral
- Einschätzung der Bewältigbarkeit bzw. Kontrollierbarkeit, Bedrohlichkeit
- Coping als reaktive Verhaltensweise (Handeln, Nichthandeln).

In der Schweiz werden die stressbedingten Arztkosten und Produktionsausfälle von der Universität Neuenburg auf über 4 Milliarden CHF pro Jahr geschätzt. 27 % der Erwachsenen fühlen sich häufig und sehr häufig gestresst. 50 % der Befragten bezeichneten die Intensität der Summe aller Belastungen als gross, weitere 20 % als sehr gross.

In der EU wurde erhoben, dass sich die Arbeitsintensität zwischen 1990 und 2000 erheblich erhöht hat. 60 % der Arbeitnehmenden geben an, dass ihr Arbeitsrhythmus hoch sei, bzw. dass sie strikte enge Termine einzuhalten hätten. Verspannungsbedingte Muskelschmerzen (Rücken, Nacken), Angst, Stress und Burnout sind die Folge der verschlechterten Arbeitsbedingungen.

Ein Drittel der erwachsenen Bevölkerung leidet unter Schlaflosigkeit, ergab eine Studie der Universität Basel aus dem Jahre 2006. In erster Linie werden hoher Leistungsdruck an der Arbeit und steigende Anforderungen der Gesellschaft für das Problem verantwortlich gemacht. Verbunden mit Schlafstörungen sind oftmals Beeinträchtigungen von Vitalität, Lebensfreude, Gesundheit, Leistungsfähigkeit sowie Depressionen. Schlafstörungen sind Vorboten des Organismus, deren Nichtbeachtung zu Krankheiten führt. Aus medizinischer Sicht werden generell Entspannungs- und einfache Verhaltenstherapien empfohlen.

Burnout

23 % der europäischen ArbeitnehmerInnen klagen über Burnout bzw. bezeichnen sich selbst aus ausgebrannt. Der Begriff Burnout (Ausgebranntsein) wurde 1974 vom New Yorker Psychiater Herbert J. Freudenberger geprägt. Burnout ist nach ICD 10 ein Syndrom körperlich-emotionaler Erschöpfung, das durch verminderte Arbeitskraft, Müdigkeit, Schlaflosigkeit, Depression, vermehrte Anfälligkeit für körperliche Erkrankungen und Neigung zu Suchtverhalten gekennzeichnet ist. Burnout ist eine Zeiterscheinung, ein Spiegel unserer leistungsorientierten Gesellschaft. Es wird ein besonders hoher Einsatz über längere Zeit gefordert und gegeben.

Wer ausbrennt muss vorher entflammt gewesen sein. Die von Burnout betroffenen Personen sind an sich aktiv, dynamisch, motiviert, engagiert, idealistisch, opferbereit und leistungsbereit. Sie zeichnen sich oftmals durch ein übersteigertes Engagement aus und holen sich ihre Gratifikation durch überdurchschnittliche Leistungen. Diese Aussenorientierung beinhaltet gleichzeitig eine Selbstüberschätzung. Die eigenen Bedürfnisse und Erfordernisse werden nicht wahrgenommen und respektiert und führen zur Selbstausbeutung.

In der Regel steht Burnout am Ende einer stressbedingten Entwicklung, die sich langsam aufbaut. Folgende Merkmale sind zentral:

- Überanstrengung: Zu beobachten ist eine hohe Verausgabung verbunden mit dem starken Wunsch nach Anerkennung. Daraus entsteht ein Ungleichgewicht von Geben und Nehmen im körperlichen und seelischen Bereich. Energetisch wird von den Ressourcen gezehrt (Nierenenergie).
- Überforderung: Die hohen Anforderungen werden nicht mehr als Herausforderung sondern als Überforderung erlebt. Das Vertrauen in die eigenen Fähigkeiten wird angeschlagen. Die Situation hängt mit Fehleinschätzungen zusammen, zu hoch gesteckten Zielen, eigenen Erwartungshaltungen, von aussen gesetzten Vorgaben oder „Firmenkulturen". Der Entscheidungsspielraum wird als klein empfunden.
- Überfokussierung: Es entsteht eine vermehrte Anstrengung und eine Beschränkung des Lebensinhalts auf die Arbeit. Persönliche Kontakte (Beziehung, Freundschaft, Familie) und eigene Bedürfnisse (Erholung, Entspannung, Hobbies, gesunde Ernährung, Bewegung in der freien Natur) werden vernachlässigt.
- Kompensation und Selbstbelohnung: Infolge des angeschlagenen Selbstwerts und Selbstvertrauens klammert man sich an Formen der materiellen und emotionalen Anerkennung (Lohnerhöhungen, Beförderungen) und belohnt sich durch materielle Güter (Luxus-Anschaffungen).
- Körperliche Erschöpfung und Erholungsunfähigkeit: Der Überaktivismus wird durch zunehmend häufigere oder längere Phasen der Erschöpfung abgelöst. Es finden sich chronische Müdigkeit, Verspannungsschmerzen, Schlafstörungen, erhöhte Krankheitsanfälligkeit, häufige Kopfschmerzen, erhöhtes Unfallrisiko. Die Fähigkeit, wieder zu Kräften zu kommen, nimmt ab.
- Emotionale Erschöpfung: Die Belastbarkeit bei Konflikten und emotionalem Stress vermindert sich. Es finden sich Reizbarkeit, Nervosität, Niedergeschlagenheit, Gefühl von Überdruss, Erfolglosigkeit, Hilflosigkeit, Hoffnungslosigkeit.
- Geistige Erschöpfung: Es entsteht die Haltung von „alles ist egal". Es entwickeln sich negative, distanzierte Einstellungen und Reaktionen sich selbst, anderen und der Arbeit gegenüber.
- Verdrängung: Den Erschöpfungs-Signalen wird keine Beachtung geschenkt, die Probleme und das eigene „Versagen" werden verleugnet. Suchtmittelgefahr (Alkohol).
- Rückzug: Überempfindlichkeit (leichte Reizbarkeit) und negative Gefühle (Zynismus, Sarkasmus) gegenüber KollegInnen, Kundschaft und Familie belasten die berufliche und private Kommunikation und das Beziehungsleben. In der Folge findet ein sozialer und geistiger, innerer Rückzug statt.
- Sinn- und Wertkrise: Ein Gefühl von innerer Leere und Ausgebranntsein entsteht, verbunden mit Resignation, Minderwertigkeitsgefühlen, Versagergefühlen,

Pessimismus, Depression. Der Sinn und die Qualität der eigenen Arbeit werden in Frage gestellt und nicht mehr gesehen.
- Zusammenbruch: Eine vollständige, dauerhafte Erschöpfung, Kraft- und Antriebslosigkeit, Empfindungslosigkeit, Gleichgültigkeit, Fatalismus und Selbstmitleid stellen den Schlusspunkt der Entwicklung dar – Burnout. Dieser ist als Notbremse und Kollaps des Energiesystems auf allen Ebenen zu verstehen: körperlich, emotional, mental und spirituell. Nichts geht mehr, und man ist oft nicht mehr in der Lage, fremde Hilfe zu holen. Der früher so aktive Mensch ist nicht mehr wiederzuerkennen.

Burnout ist eine Teufelsspirale, die durch Angst angetrieben wird: Angst vor dem Stopp-Sagen, Angst vor Versagen, Angst vor Anerkennungs-Entzug und Ausgrenzung, Existenzangst. Burnout ist immer Ergebnis des Zusammenwirkens von äusseren Faktoren (organisatorische Bedingungen wie zu hohe Erwartungen, zu wenig Autonomie, zu wenig Unterstützung durch die Vorgesetzten) und individuellen Faktoren (Charakterstrukturen, Stress-Reaktionsmuster, soziale Situation wie z. B. Leben als Single, usw.).

Besonders gefährdet sind sozial Tätige wie Berufstätige im Gesundheitswesen (Ärzte, Pflegepersonal, TherapeutInnen!), Lehrpersonen und mittlere Kader.

Lebenskrisen

Lebenskrisen sind existenzielle Sinn-Krisen. Der Sinn des eigenen Lebens wird hinterfragt oder gar in Frage gestellt: Wozu lebe ich überhaupt noch? Welche Richtung nahm mein Leben, und weshalb? Worum geht es in meinem Leben? Wer bin ich? Warum bin ich auf der Welt?

Lebenskrisen sind damit spirituelle Krisen und verbunden mit besonders schmerzhaften Erfahrungen, in denen z. B. auch das Vertrauen in „Gott“ oder das Leben an sich in Frage gestellt wird. Sie sind oft Folge von Burnout oder traumatischen Erlebnissen wie Verlust des Lebenspartners, Kündigung des Arbeitsplatzes trotz grösstem Engagement. Die Ursachen können auch weit in der Vergangenheit liegen, wie sexueller Missbrauch in der Kindheit. Selbstzweifel, existenzielle Ängste und Schuldgefühle manifestieren sich. Warum trifft es ausgerechnet mich? Was habe ich getan? Wie kann ich so überhaupt noch weiterleben? Dies sind typische Fragen, die an die Oberfläche drängen.

Sinnkrisen sind das Ergebnis von Unverbundenheit – mit sich selbst, mit der Umwelt, mit einem höheren Sinn. Der Zugang zum innersten Kern, zum Funken der Lebenskraft ist unterbrochen. Eine tiefe Liebe zu sich selbst und zu anderen ist in dieser Situation nicht mehr möglich. Dies kann soweit gehen, dass die Kraft weiterzuleben erlischt. Umgekehrt kann aus gut durchgestandenen Sinnkrisen eine umso stärkere, neue Kraft und Lebensfreude erwachsen.

Depression

Schon die Römer kannten die Krankheit und gaben ihr den Namen. Das Wort Depression bedeutet Niedergedrücktheit und vermittelt bereits ein klares Bild von kollabierter Energie und generellem Kyo. Fast jede fünfte Person in der Schweiz und jede siebte in Deutschland erlebt mindestens einmal in ihrem Leben eine schwere Depression. Bezieht man auch leichtere depressive Zustände mit ein, ist jede dritte Person betroffen. Ursachen bzw. Auslöser können psychosozial oder neurobiologisch sein:

Psychosoziale Ursachen („reaktive Depression") können sein
- Lebenskrisen, Übergänge (z. B. Arbeitsplatzverlust, Umzug in andere Stadt)
- Verlust einer geliebten Person (Tod, Trennung)
- Trauma (Existenzbedrohende Situationen wie Überfälle, Unfälle, Operationen usw.)
- Vernachlässigung in der Kindheit
- „Psychoterror" (z. B. Mobbing) und Stress.

Neuro-biologische Ursachen („endogene Depression") können sein
- Genetische Disposition
- Hormonveränderungen und –störungen (z. B. Schwangerschaft, Geburt)
- Biochemische Prozesse im Gehirn
- Krankheiten, Medikamenten-Nebenwirkungen.

Depression ist weltweit verbreitet und generell ein Tabu-Thema. Depressive können in der Regel mit niemandem über ihre Krankheit reden. Sie werden von ihren Angehörigen nicht verstanden. Sie haben Angst, ihren Job zu verlieren und ausgegrenzt zu werden. Ihre Erkrankung wird von Hausärzten oftmals nicht oder erst spät diagnostiziert: Nur 25 % der Erkrankungen werden Forschungsergebnissen zufolge als solche erkannt. Suchtmittelabhängigkeit (Alkohol, Drogen, Medikamente), Chronifizierung und Suizid sind sehr häufig. Zwei von drei PatientInnen denken an Selbstmord, jede zehnte Person bringt sich um.

Dauert eine depressive Verstimmung mehrere Wochen an und verhindert sie, das Leben im gewohnten Masse weiter zu führen, dürfte eine depressive Erkrankung vorliegen. Man kann verschiedene Schwergrade unterscheiden:

- Leichte Depression: gedrückte Stimmung, Traurigkeit, Freudlosigkeit, Hoffnungslosigkeit, Hilflosigkeit, schleichende Müdigkeit, Konzentrationsprobleme, Motivationsprobleme, eingeschränktes Selbstvertrauen, Unwohlsein, Schweregefühle, Rückenschmerzen und andere Schmerzen erschweren den Alltag, Appetitlosigkeit, Libidoverlust, Angst.
- Mittlere Depression: traurige Grundstimmung, Durchschlafstörungen, Gedanken kreisen und jagen sich auch nachts, Gefühle der Wertlosigkeit, Schuldgefühle, Rückzugstendenzen, Entscheidungsunfähigkeit, Mühe, aufzustehen und einen Tagesrhythmus zu finden. Man sieht alles nur noch schwarz, die Leistungsfähigkeit ist erheblich eingeschränkt (körperlich und geistig), Selbstmordgedanken.
- Schwere Depression: innere Leere, Gefühllosigkeit, Selbstmordversuche. Bei stark Psychischkranken kann eine schwere Depression auch mit psychotischen Symptomen (Halluzinationen, Wahnideen) verbunden sein oder sich mit manischen Zuständen ablösen (Grössenwahn, Rastlosigkeit, Enthemmung usw.).

Die Symptome lassen sich auch den vier verschiedenen Ebenen zuordnen:

- Körperlich: Müdigkeit, Erschöpfung, Energielosigkeit, niedriges Aktivitätsniveau, Antriebsschwäche, Schlafprobleme, nicht aufstehen mögen, keinen Rhythmus finden, Rastlosigkeit, Schmerzen (Kopf, Magen/Darm, Verspannungen, Engegefühle)
- Emotional: Freudlosigkeit, Niedergeschlagenheit, Trauer, Kummer, Angst, Mutlosigkeit, sich überfordert fühlen, Schuldgefühle, Scham, sozialer Rückzug
- Mental: Grübeln, sich Sorgen, übermässige Ansprüche an sich und andere, Selbstkritik, Kritisier-Neigung, nur das Negative sehen (Pessimismus), Hilfe nicht annehmen können (keine Aufmunterung möglich), Konzentrationsschwierigkeiten, zuviel Verantwortung für andere übernehmen
- Spirituell: Sinnleere, Hoffnungslosigkeit („keine Zukunft sehen“), Suizid-Gefahr.

Depression und Angststörungen liegen nahe beieinander. Der Organismus gerät in einen Zustand der Daueralarmierung. Die Amygdala wird dauerhaft übererregt, was dazu führt, dass die Betroffenen emotional überempfindlich reagieren. Studien haben ergeben, dass der Hippocampus bei langdauernder Depression bis zu 20 % schrumpft, was Gedächtnisprobleme und Konzentrationsstörungen bewirkt. Ferner wurde eine Reduktion der Neuronendichte im präfontalen Cortex von bis zu 30 % gefunden, was mit Empfindungslosigkeit und Antriebslosigkeit zusammenhängt. Konventionelle Antidepressiva wirken vor allem stimmungsaufhellend, angstlösend, appetitanregend, schlaffördernd und entspannend. Moderne Antidepressiva wollen ein Ungleichgewicht chemischer Substanzen im Gehirn korrigieren, die Signalübertragung zwischen Nervenzellen und das Wachstum von Dendriten und Synapsen verbessern. Antidepressiva können bessere, neuronale Voraussetzungen schaffen. Der Aufbau neuer Bahnen muss jedoch über Therapien erfolgen, welche Wahrnehmung und Handeln verändern.

Therapeutische Ziele

Die Arbeit mit Shiatsu hat bei allen Formen von psychischen Problemen zwei Grundintentionen

- die Intervention in akut schwierigen Situationen
- die Entwicklung von längerfristigen Verhaltensweisen und Handlungsstrategien zur nachhaltigen Prävention und Gesundheitsförderung.

Mit Shiatsu kann insbesondere folgendes erreicht werden

- Körperliche und geistige Entspannung
- Energetisch wieder in Fluss kommen (Selbstregulation)
- Emotional ausgeglichener werden
- Verbindung mit dem eigenen Selbst und Stärkung des Urvertrauens
- Gewinnung von Distanz, Klarheit und innerer Ruhe
- Entwicklung von ressourcierenden Einstellungs- und Verhaltensmustern.

Hierzu stehen drei Instrumente zur Verfügung

- Behandlung
- Gespräch
- Anleitung.

Shiatsu als Verbindung

Bei psychischen Problemen ist die Verbindung mit sich selbst, dem innersten Kern unterbrochen. Es gilt, eine liebevolle, achtsame Selbstwahrnehmung zu entwickeln und Verbindung mit den eigenen Gefühlen und Bedürfnissen aufzunehmen. Je nach Gegebenheit sind für die Shiatsu-Arbeit folgende Aspekte besonders bedeutsam:

- Vermitteln von innerer Ruhe und Entspannung durch die eigene, innere Ausrichtung (zentriert, ruhig, gelöst) und die Arbeitstechnik (z. B. langsamer Rhythmus)
- Raum und Weite erleben lassen durch eine öffnende Ausrichtung (in die Weite des Körpers hineinspüren, Ausrichtung in der Wirbelsäule)
- Anregen und Bewegen von Energie- und Blutkreislauf durch dynamisches, kraftvolles Arbeiten
- Freude und Wohlbefinden im Körper vermitteln durch spielerisch-leichtes und schnelles Arbeiten
- Kontakt zulassen lernen und Körper-Grenzen ins Bewusstsein bringen durch Fokussierung auf die Körper-Aussenfläche
- Erden durch explizite Arbeit aus dem eigenen Hara, nährender Fokus
- Loslassen üben, Abgeben von Kontrolle und Verantwortung
- Klarheit und Prioritätensetzung durch ein zügiges Arbeiten, welches den „Meridian als klare Linie" bewusst macht
- Mit dem tiefen Urvertrauen in Verbindung treten, z. B. durch die Verbindung auf der Herzebene, Stärkung der Nierenzone
- Integrierender Fokus (z. B. Gelenke als Verbindungen und Übergänge ins Bewusstsein nehmen).

Psychische Probleme haben immer Bezüge zu Angst, Trauer, Sorgen, Wut, Ohnmachts- und Sinnlosigkeitsgefühlen – alle Wandlungsphasen sind betroffen. Jedes Element enthält ressourcierende Kräfte, auf die wir uns ausrichten können, sodass wir innerhalb des Elements das Problematische mit dem Bedürftigen und Nährenden verbinden können.

- Wir machen kein „Shiatsu gegen die Angst" sondern ein „Shiatsu für Selbstvertrauen und Willenskraft". Wir nehmen die Angst liebevoll wahr, wenn sie sich im Blasenmeridian zeigt. Wir sprechen innerlich mit ihr, dass „alles OK" sei, dass sie sich entspannen könne, und wir verbinden uns gleichzeitig mit den Themen Gelassenheit, Mut und Wille.

- Trauer geht dem Abschliessen von Altem voraus und ist Voraussetzung dafür, dass man sich für Neues öffnen kann.
- Wenn sich Sorgen entspannen, können Mitgefühl und konkretes Handeln entstehen.
- Wut enthält eine Kraft, die genutzt werden kann, um Wandel herbeizuführen.
- Ohnmachtsgefühle sind Folge von Überwältigung – Schutz und Grenzen sind zu stärken.
- Sinnlosigkeit ist Unverbundheit an sich, und ruft speziell nach universeller Liebe und Freude.

Frühe Grundbedürfnisse, die in der Kindheit nicht gestillt wurden, können sich im Shiatsu manifestieren. Dazu gehören Bedürfnisse nach bedingungslosem Angenommen-sein, nach genährt werden, nach Geborgenheit und Schutz, nach Zuverlässigkeit (Kontinuität, Rhythmus), nach Trost und Beruhigung. Sie können im Shiatsu auf einer tiefen Ebene genährt werden.

Stressmuster sind ein Yang-Phänomen. Es wird zuviel Energie aktiviert. Im Sinne eines Selbst-Schutz-Mechanismus wird Energie konzentriert und angespannt gehalten, was zu körperlichen und emotionalen Verspannungen führt. Dauerkontraktion und -Spannung führen zu Starre und Stagnation und blockieren Entwicklungen. Die natürliche Ausgewogenheit ist gestört, ebenso das Pendeln zwischen Anspannung und Entspannung, Offenheit und Schutz, Ruhe und Bewegung, Yin und Yang. Dadurch ist die Homöostase, die automatische Selbstregulierungsfähigkeit, ausgeschaltet. Shiatsu bei Stress heisst, wieder entspannen und loslassen lernen, gleichzeitig aber auch Stärkung der besonders bedürftigen Meridianenergien. Die Stärkung des Kyo ist Basis der Nachhaltigkeit. Die Sedierung des Jitsu ist jedoch eine Grundbedingungen für die Stärkung des Kyo. Nur wenn das System elastisch ist, kann Umverteilung überhaupt erfolgen. Eines bedingt somit das andere, eines benötigt das andere.

Depression, Erschöpfung und Lebenskrisen sind Yin-Phänomene, Zeichen von Leere, Unverbundenheit, Orientierungslosigkeit, Verwirrung, Ermattung, Stillstand. Sie sind beispielsweise Folge einer überlangen Stressphase oder eines Verlusts (Todesfall, Scheidung, Kündung). Shiatsu heisst primär: Da-Sein, mit der anderen Person in Kontakt und in Resonanz sein, Kyo mit viel Ruhe lange mit einem „nährenden" Fokus halten. Unsere eigene innere Stabilität und Gelassenheit ist eine wichtige Unterstützung.

Die Behandlung vom Menschen mit seelischen Problemen, Stress, Burnout, Lebenskrisen und Depression stellt Shiatsu-TherapeutInnen vor besondere Herausforderungen. Diese Menschen sind nicht mehr zentriert und geerdet. Sie suchen Halt und manchmal auch Verbündete, um über die Schlechtigkeit der Welt zu klagen. Dies bedeutet, dass die Shiatsu-TherapeutIn selbst seelisch stabil sein muss, dass sie sich vor und nach der Behandlung innerlich gut ausrichtet, und dass sie sich mittels Supervision unterstützen lässt.

Die Beziehungsebene (das therapeutische Feld) ist von zentraler Bedeutung. Als TherapeutIn bleibe ich nicht neutral, um mich zu schützen. Ich erlaube mir, von Lebenskrisen und seelischem Leid betroffen zu sein. Mein Mitgefühl macht es für die Klientin leichter, mit ihrem Leid zu sein. Es ist nicht das Ziel, dass ich mich von Mitleid mitschwemmen lasse und auch im Schmerz versinke. Auch in emotional belasteten Situationen ist es vielmehr meine Aufgabe, den Raum für die Klientin halten zu können, bedingungslos mit dem positiven Kern und Lebenswillen verbunden zu bleiben. Mitgefühl heisst: Ich spüre, wie Dir zumute ist. Ich schwinge mit, bin in Resonanz. Ich bin für Dich und mit Dir da. Du darfst alle Deine Gefühle zulassen. Es ist ok, wie es ist. Du bist nicht allein. Da-Sein und Klarheit sind die Grundbedingungen des Kontakts.

Es geht nicht darum, mit der KlientIn zu „verschmelzen" („merging"), sondern darum, mich mit ihr zu verbinden („joining"). Wir kreieren ein gemeinsames Feld und bleiben trotzdem zwei getrennte Wesen. Ich bin voll präsent und gut bei mir selber. Ich nehme wahr, welche Empfindungen, Gefühle und Reaktionsweisen durch das Gespräch bei mir selbst ausgelöst werden. So ist es mir möglich, Gegenübertragung zu erkennen und damit angemessen umzugehen.

Krisen bewältigen und Verhalten ändern

Ergänzend zum Shiatsu erhält das Gespräch eine grosse Bedeutung. Es ist wichtig, dass ich als Therapeut selber gut zentriert und innerlich ruhig und entspannt in meinem Körper bin, mein Herz öffne, voller Mitgefühl und Verbundenheit von Herz zu Herz kommuniziere (nicht werte) und mich mit meinen spirituellen Quellen verbinde (und z.B. Vertrauen in ein grösseres Ganzes habe). Ich nehme mit dem tiefen Potential der KlientInnen Kontakt auf, mit der innersten Lebenskraft und Weisheit. In jeder Person gibt es einen Kern, der absolutes Bewusstsein hat, wo noch „Offenheit" ist, keine Bewertung von gut und böse, keine verdichtete Form. Ich versuche, verdrängte Emotionen, Schmerz und Leid durch Fragen ins Bewusstsein zu bringen. Wenn sie sich zeigen dürfen und liebevoll-mitfühlend wahrgenommen werden, können sie sich lösen (oftmals in Form von Tränen). Körperliches Leid kann nicht voll ausheilen, wenn nicht auch das damit verbundene seelische Leid angeschaut, angenommen und aufgelöst wird. Ist die spirituelle Ebene gesund, kann körperliche Krankheit und seelisches Leid ertragen werden, wie viele Menschenschicksale zeigen.

- KlientInnen mit psychischen Problemen neigen dazu, nur das Schwierige zu sehen. Deshalb ist es wichtig, sie zu fragen, was sie unterstützt, was Freude macht, was sie bräuchten, um sich zu stärken und zu entlasten. Wir möchten ihre inneren und äusseren Ressourcen ins Bewusstsein bringen und Selbstvertrauen, Selbstsicherheit und Zuversicht unterstützen.
- Klientinnen mit psychischen Problemen neigen dazu, die Schuld ihrer Situation anderen Personen und den äusseren Umständen zu zu schieben. Ich frage sie, was sie aus einem Ereignis gelernt haben, was sie selber ein nächstes mal anders machen würden.
- Klientinnen mit psychischen Problemen neigen dazu, ihre Gefühle zu verdrängen und von einem Ereignis zum anderen zu springen (Erzählen als Abwehr-Strategie). Ich versuche, den rasenden Erzähl-Fluss zu unterbrechen und zu verlangsamen, indem ich die Aufmerksamkeit auf Körperempfindungen und Gefühle lenke, die mit einem Ereignis verbunden sind. Ich möchte, dass die KlientInnen sich selbst zuhören und von der tosenden Oberfläche in die Tiefe des Ozeans sinken. Ich versuche Ihnen bewusst zu machen, dass die Verantwortung für eine positive Zukunft bei Ihnen und ihrer geistigen Einstellung liegt, dass sie aus dem Teufelskreis des Negativen ausbrechen und einen positiven Nährboden entwickeln müssen. Es geht insbesondere darum, mittels einfachster Übungen und Verhaltensweisen eine neue Ausrichtung auszulösen.

Ich thematisiere meine Rolle und meine Zielsetzungen, damit meine Interventionen die nötige Akzeptanz erhalten.

Übungen und Hausaufgaben

Übungen zur Entspannung und zur Qi-Pflege aus Qi Gong, Yoga, Meridian-Dehnübungen (Makoho) sowie Bewegung (Gymnastik, Walking, Jogging, Wandern, Tanzen) sind eine wichtige Unterstützung für Menschen mit seelischen Problemen.

Ferner gilt es, ressourcierende Verhaltensweisen zu entwickeln, beispielsweise

- Lösungen, wie während der Arbeit regelmässig Pausen eingebaut werden können
- Ausgleichende Betätigungen, die Spass machen
- Kontakte pflegen.

Ich geben den KlientInnen oftmals Hausaufgaben zur Übung von Achtsamkeit und Selbstwahrnehmung mit, beispielsweise

- „bewusstes Gehen“ (im Kontakt mit der Erde, im Moment sein)
- Selbstwahrnehmung von negativen Gefühlen und Gedanken
- Kultivierung von Freude und Dankbarkeit, z. B. Führen eines Tagebuchs des Schönen (ein Eintrag täglich)
- Lesen positiver Texte vor dem Einschlafen.

Eine sehr schöne Möglichkeit besteht im Vorlesen oder Mitgeben von Texten, welche die Bedeutung des Mindset, der mentalen Selbststeuerung aufzeigen, wie z. B. folgenden:

Ein alter Indianer sprach zu seinem Neffen: es ist, als ob ein Kampf in meinem Inneren stattfände. Es ist ein Kampf zwischen zwei Wölfen. Einer ist gut: Liebe, Mitgefühl, Verstehen, Verzeihen, Dankbarkeit, Güte, Bescheidenheit. Einer ist böse: Wut, Hass, Ärger, Gier, Eifersucht, Neid. Nach einer Pause fragt der kleine Junge: „Und welcher wird gewinnen?“ „Der, den ich füttere“, antwortet der Alte.

> Achte auf Deine Gedanken, denn sie werden Worte.
> Achte auf Deine Worte, denn sie werden Taten.
> Achte auf Deine Taten, denn sie werden Gewohnheiten.
> Achte auf Deine Gewohnheiten, denn sie werden Dein Schicksal. (Talmud)

Willst Du Sonnenblumen in Deinem Garten, muss Du Sonnenblumenkerne pflanzen und sie täglich wässern. (Thich Nhat Hanh).

Letztlich möchten wir die KlientInnen dazu befähigen, ihr Leben in die eigene Hand zu nehmen und unheilsame Muster durch neue zu ersetzen, welche die Lebensqualität erhöhen. Ein besonders berührendes Beispiel war für mich die Arbeit mit einem Jugendlichen (ca. 18 Jahre alt). Er litt unter Angespanntheit und vielen, grossen und entzündeten Hautausschlägen am ganzen Oberkörper (Rücken und Vorderseite). Ihm war bewusst, dass zwischen den Symptomen und seinem seelischen Befinden ein Zusammenhang besteht. Er kam während zwei Monaten wöchentlich ins Shiatsu. Die Behandlungen verhalfen ihm, innerlich zur Ruhe zu kommen und mehr Klarheit und Zuversicht zu gewinnen. Aufgrund seines eher ängstlichen und introvertierten Charakters erhielt er von mir folgende Fragen, mit denen er sich jeweils bis zum nächsten Mal beschäftigen wollte, und zu denen wir vor der nächsten Behandlung eine kleine Konversation führten:

- Nach der ersten Sitzung: Was sind meine Stärken, was mache ich gerne?
- Nach der zweiten Sitzung: Wer ist mein Team, wer unterstützt mich?
- Nach der dritten Sitzung: Was bedeutet es für mich zu kämpfen? Usw.

Zu seinen Mustern gehörte es, Probleme zu verleugnen und zu lügen, um Fehlverhalten zu vertuschen. Wir nutzten deshalb aktuelle Vorfälle, um Versuche mit anderen Verhaltensweisen zu üben. So durfte er erleben, was geschieht, wenn er nach einer unbefriedigenden Konflikt-Situation von sich aus das Gespräch wieder sucht, nachfragt, klärt, statt mit einem Spruch darüber hinweg zu gehen. Bisher hatte er das Muster, Fehler nur bei den anderen Personen zu sehen und gleichzeitig doch mit dem unguten Gefühl zu leben, dass er selbst eigentlich der Schuldige sei. Sein Verhalten und seine Lebensqualität veränderten sich radikal – seine Haut beruhigte sich, die Ausschläge verschwanden.

Quellen

- Weltgesundheitsorganisation, Internationale Klassifikation psychischer Störungen; ICD-10 Kapitel V (F); klinisch diagnostische Leitlinien
- Louise Reddemann, Eine Reise von 1000 Meilen beginnt mit einem ersten Schritt; Seelische Kräfte entwickeln und fördern, Herder 2004
- Eduard Tripp, Shiatsu aus Sicht der Psychotherapie, www.shiatsu-austria.at
- Friederike Denner, Was ist Sucht, in Shiatsu 1, SGS 2004
- Gerald Hübner, Biologie der Angst – Wie aus Stress Gefühle werden, Vandenhoek 2004
- Brigitte Ladwig, Shiatsu bei seelischen Problemen, Shiatsu Journal 39, GSD 2004
- Silvia Glatzer, Wenn ich mich im tiefsten Kern berührt fühle, Shiatsu Journal 36, GSD 2004
- Markus Marthaler, Hansruedi Egger, Burn-out – der seelische Infarkt, WEKA, 2006
- Jon Kabat-Zinn, Ulrike Kesper-Grossmann, Stressbewältigung durch die Praxis der Achtsamkeit, Buch und CD, Arbor 1999
- www.depression.ch

Anhang: Meditation über seelische Probleme

1. Versuche eine bequeme Position zu finden. Spüre das Gewicht des Körpers, die Verbindung mit der Erde.
2. Deine Wirbelsäule ist senkrecht und aufgerichtet. Sie verbindet Dich mit Himmel und Erde gleichzeitig.
3. Erschaffe nun um Deinen Körper herum einen Raum von Wärme, bedingungsloser Liebe, eine Aura liebevoller Güte, voller Verständnis und Mitgefühl für Dich selber, in der du dich geborgen fühlst, die Dich wie ein Mantel umhüllt.
4. Erlaube Dir, Dich in diesen Raum hinein zu entspannen, zu expandieren, dich zu öffnen, und umgekehrt diesen Raum in dich hineindringen zu lassen, dich von diesem Gefühl des bedingungslosen sich selber Annehmens durchdringen zu lassen. Nimm Verbindung mit Deinem tiefsten, inneren Kern und Zeugenbewusstsein auf.
5. Versuche, Dir eine Situation bewusst zu machen, wo du voller Freude und Stolz auf Dich selbst warst.
6. Werde Dir bewusst, wie dieses Gefühl entstanden ist, und wie es wieder verschwunden ist. Werde Dir bewusst, dass Gefühle Energien sind, die in Dir schlummern, Teil von Dir sind, die entstehen und auch wieder verschwinden. Du bist nicht die Freude, und es gibt nicht nur die Freude, auch wenn dies in einem Moment so scheint.
7. Versuche, das positive Gefühl zu umarmen und ihm für die Botschaft zu danken, die es Dir überbracht hat.
8. Versuche, Dir nun eine Situation bewusst zu machen, wo du voller Wut warst.
9. Werde Dir bewusst, wie dieses Gefühl entstanden ist, und wie es wieder verschwunden ist. Werde Dir bewusst, dass Gefühle Energien sind, die in Dir schlummern, Teil von Dir sind, die entstehen und auch wieder verschwinden. Du bist nicht die Wut, und es gibt nicht nur Wut, auch wenn dies in einem Moment so scheint.
10. Versuche, das negative Gefühl zu umarmen und ihm für die Botschaft zu danken, die es Dir überbracht hat.
11. Versuche nun, Dein Leben als Ganzes zu überschauen, mit allen Auf und Ab, schönen Erlebnissen und Schicksalsschlägen. Du siehst Deine Art zu handeln und in schwierigen Situationen zu reagieren, und versuchst, dies einfach zu nehmen wie es ist, ohne negativ zu werten, ohne Schuldgefühle.
12. Versuche, dir die Erlaubnis einer Vorstellung zu geben, dass Du ein göttliches Wesen bist, das menschliche Erfahrungen machen muss.

13. Verbinde Dich mit dem Bewusstsein, dass wir alle Teil eines Ganzen sind, sowohl individuelle Geschöpfe wie auch Teile einer Familie, einer Stadt, eines Lands, der Menschheit, der Erde. Wir sind wie die Wellen des Ozeans. Es gibt keinen Ozean ohne Wellen, und es gibt keine Wellen ohne Ozean.
14. Bedanke Dich zum Abschluss bei allen Wesen und Kräften, die Dir auf Deinem Lebensweg eine Unterstützung waren und sind.

Shiatsu bei Traumafolgen

Was sind Schock und Trauma

Trauma ist die Bezeichnung für
- das Erleben oder Beobachten eines aussergewöhnlichen Ereignisses,
- das unerwartet kommt oder unausweichlich ist,
- das eine ernsthafte Gefahr für die körperliche Unversehrtheit und Existenz darstellt, und
- das Folgen hat, die lange anhalten können.

In einer traumatischen Situation sind Flucht oder Verteidigung nicht mehr möglich. Der Schutzmechanismus wird ausser Kraft gesetzt. Eine Überwältigung findet statt. Traumatische Ereignisse geschehen oftmals zu schnell und zu heftig und manchmal auch zu häufig. Sie sind verbunden mit einem Schock.

Schock ist die Erfahrung von intensiver, existenzieller Angst, vollständiger Ohnmacht, Hilflosigkeit, Orientierungslosigkeit, Ausgeliefertsein, überwältigender Panik, blankem Entsetzen. Im Schock findet eine Überlastung des Nervensystems statt, energetisch ein Erstarren, Blockieren und Einfrieren der Lebenskraft, die „eiskalt in den Knochen" sitzt. Verbunden damit ist ein Gefühl von Ausgeliefertsein und völliger Hilflosigkeit, ein „inneres Aufgeben", sich mit dem Tod als Wahrscheinlichkeit abfinden, ein geistiges Wegtreten, Schwindel, völlige Sprachlosigkeit, Gefühllosigkeit, Schmerzunempfindlichkeit, ein Abkoppeln von der Realität. Später kann man sich an das Ereignis selbst (z. B. den Aufprall im Unfallgeschehen) meist nicht mehr erinnern. Die erste Schock-Phase wird oft abgelöst von „mechanischen Handlungen" (z. B. Weiterfahren nach einem Unfall als ob nichts gewesen wäre), und verzögerten Reaktionen (Zusammenbruch, Fluchtversuch, Weinen, Schwitzen, Herzrasen, Zittern usw.).

Ein wesentliches Element des Traumas besteht darin, dass Folgewirkungen auftreten. Das Trauma sitzt auch nach dem ersten Schock immer noch im Nervensystem. Die Folgen des Traumas beeinträchtigen das Leben und beeinflussen Denken, Fühlen und Handeln nach dem Ereignis. Typische Symptome bei Traumafolgen sind

- Übererregung (Hyperarousal): schnelle Aktivierung, Überempfindlichkeit, Reizbarkeit, Schreckhaftigkeit, Panik, Angstattacken, Kontrollzwänge – sie spiegeln die ständige Erwartung einer Gefahr wieder.

- Untereregung (Hypoarousal): emotionale Anästhesie, Teilnahmslosigkeit, Sprachlosigkeit („mir fehlen die Worte, das Grauen zu beschreiben"), Vermeiden von Menschen, Orten (z. B. nicht mehr Fahrstuhl fahren), Richtungen (links, woher das Auto kam) und Gefühlen – sie spiegeln die Kapitulation, Erstarrung und Ohnmacht.
- Widererleben in Form von bildhaften Flashbacks (als sähe man die Szene vor dem inneren Auge) und Alpträume – sie spiegeln die unauslöschliche Prägung durch das traumatische Erlebnis.

Meist verschwinden die Symptome nach ein paar Wochen. Bleiben sie lang anhaltend, spricht man von Posttraumatischen Belastungsstörungen (PTBS). Selbst wenn das Geschehen aus rationaler Sicht „verstanden" wird, reagieren traumatisierte Menschen oft das ganze Leben lang immer noch unter dem Einfluss des vergangenen Ereignisses. Folgen eines Schleudertraumas bleiben jahrelang erhalten. Bei Kriegsveteranen treten die traumatischen Bilder Jahrzehnte später unverändert lebendig und belastend auf. Zu den körperlichen Wirkungen (z. B. Störungen der Organfunktionen) kommen tiefe, seelische Erschütterungen hinzu.

Als sekundäre Folgen können Arbeitsunfähigkeit (Invalidität) und tief greifende Persönlichkeitsänderungen resultieren (z. B. Alkohol, Drogen, Depression, chronische Nervosität, dauerhafte Erschütterung des Selbst- und Weltverständnisses, feindliche Haltung der Welt gegenüber, religiöser Wahn, Bulimie, Magersucht u. a.).

Verschiedene Typen von Traumata

Es gibt verschiedene Kategorien von Traumata, also von lebensbedrohlichen Erlebnissen. Beispiele sind:

- Unfälle u. a. Ereignisse mit starken Körpereinwirkungen (z. B. Verkehrsunfälle, Sportunfälle, Berufsunfälle, Stürze, Vergiftungen, Drogen)
- Körperliche Gewalthandlungen und Angriffe von Menschen und Tieren (z. B. Raubüberfall, Vergewaltigung, Kampfhunde)
- Krankheiten und operative Eingriffe (z. B. Krebs, Knochenbrüche, Operationen)
- Verlust, emotionale Traumata (z. B. Verlassen werden vom Partner, Todesfall in der Familie, einen schweren Unfall sehen)
- Existenzbedrohende Situationen (z. B. Ersticken, Ertrinken, vorgeburtlicher Stress wie Eingriffe im Uterus, Geburtstrauma)

- Naturkatastrophen (z. B. Feuersbrunst, Überschwemmungen, Erdbeben, Beinahe-Unfall mit Flugzeug).

Traumatisierend wirken auch existenzbedrohende Erlebnisse, die von anhaltender Dauer sind oder regelmässig erfolgen (z. B. Vernachlässigung in der Kindheit, dauerhafte Bedrohung, Macht-Missbrauch von Abhängigen, rituelle Folter, Krieg, Hungersnot u. a.).

Posttraumatische Folgen sind besonders schwerwiegend, wenn das Trauma absichtsvoll durch Menschen herbeigeführt wurde. Sie sind umso stärker

- je enger die persönliche Beziehung zur Tatperson war,
- je länger das traumatische Geschehen andauerte,
- je jünger die Person im Zeitpunkt der Traumatisierung war,
- je grösser die Gefährdung und Betroffenheit war.

Naturereignisse, unvermeidbare Unfälle oder Schicksalsschläge wirken weniger belastend als Gewaltanwendungen, Missbrauch und Übergriffe, die von Menschen absichtsvoll zugefügt werden. Letztere können körperlich oder/und psychisch stattfinden, z. B. im Bereich Sexualität, Spiritualität.

Die objektiven Bedingungen selbst sind nicht allein ausschlaggebend. Die subjektiv wahrgenommene Intensität der Bedrohlichkeit, die Bedeutung, die dem Ereignis beigemessen wird, die individuell unterschiedliche Belastbarkeit und die Resilienz sind letztlich entscheidend. Nicht alle Menschen reagieren gleich auf eine an sich gleichartige Situation. In einer Studie zu Vergewaltigungsopfern litten 35 % an posttraumatischen Belastungsstörungen, bei versuchter Vergewaltigung waren es 14 %. Die übrigen hatten sich nach dem Geschehen soweit erholt, dass sie danach „symptomfrei" weiter leben konnten. Mangelnde soziale Unterstützung und schwierige Lebensumstände wirken sich besonders stark auf die Entwicklung von PTBS aus.

Formen von Traumafolgen

Nach Stürzen und starkem Aufprall z. B. bei Unfällen finden sich oft die Symptome des Schleudertraumas: rasches Ermüden, Erschöpfung, Schwindel, Benommenheit, Schläfrigkeit, Vergesslichkeit, Orientierungslosigkeit, Gleichgewichtsstörungen, Schreckhaftigkeit, schlechte Konzentrationsfähigkeit, lokale körperliche Bewegungseinschränkungen, Kopfschmerzen, Angst vor Autos, Vermeidungshaltungen, Gefühl von Schweben, Flashbacks, Angstträume, Schlafstörungen, Depression. Schuldgefühle tauchen oftmals auf, wenn vor dem Ereignis Freude und Ausgelassenheit herrschte, der elterliche Mahnfinger winkt (tue das nicht, selbst schuld), oder gar Strafen folgen.

Nach körperlichen Angriffen und Verletzungen finden wir oft Hyperwachsamkeit und Misstrauen, ein rasches Auftreten von Hilflosigkeitsgefühlen, Erstarren, Angst vor Männern/Tieren.

Nach Missbrauch fühlen sich Menschen oft ausgegrenzt, „gebrochen" und minderwertig. Man glaubt, kein Recht zu haben, „hier" zu sein. Zu beobachten sind: Verlust von Urvertrauen, zerstörtes Selbstwertgefühl, Selbstvorwürfe, Selbstverachtung, Selbsthass, Scham und Schuldgefühle. Reaktionen können Suizidversuche, Selbstverstümmelung, Magersucht, Bulimie, Alkoholismus, Drogensucht, Depression, Angststörungen, Lernschwierigkeiten, Hang zum Dissoziieren („wie weggetreten sein"), sexuelle Störungen bis hin zur Persönlichkeitsstörung sein (Borderline-Menschen weisen oft Kindheitstraumata auf). Es ergeben sich Opfer-Haltungen, Teilnahmslosigkeit und Gefühle von Wehrlosigkeit. Sich Abschotten, sich verlassen, allein und ausgestossen fühlen, sich zurückziehen, sich verstecken wollen, und die Unfähigkeit, Intimität und Gefühle zulassen zu können oder subtile Empfindungen zu spüren (z. B. Zärtlichkeit) sind typische Muster. Der Glaube an die Menschheit und das Gute im Menschen wird nachhaltig gestört. Die Liebes-, Bindungs- und Beziehungsfähigkeit wird gestört, es finden sich Kontrollzwänge, die Ausdruck eines übermässigen Selbstschutzes sind. Frauen können nach Vergewaltigung einen Männerhass entwickeln. Das wesentliche Reaktionsmuster des Organismus darauf ist Kontrolle. Missbrauchte Menschen bewegen sich in engen, rigiden Bahnen. Sie können und wollen die Kontrolle nicht aufgeben. Ihre Fähigkeit zur Selbsterfahrung ist reduziert, sie wollen nichts Neues erfahren.

Wo keine echte und liebevolle Erziehung erlebt werden durfte, treten vielfach Autoritätsprobleme, Integrationsprobleme und Bindungsstörungen auf. Bei Kindern finden sich z. B. Sprachverweigerung und Sprachstörungen, Entwicklungsverzögerungen und Regression.

Schuld und Scham sind bei jeder Form von Trauma zu beobachten. Überlebende eines Ereignisses fühlen sich mitschuldig am Tod der andern, empfinden ihr Leben als Scheitern und Unvermögen und als Verrat an den Toten. Verkehrsopfer haben Mitleid mit dem Verursacher. Kinder haben das Gefühl, durch ihr Verhalten die Erwachsenen zu ihren Taten angestiftet zu haben.

Das Reaktionsmuster Übererregbarkeit und Übererregung des Sympathikus ist Folge der weiterhin wirkenden Existenzangst. Traumatisierte Menschen werden von ihren Gefühlen überwältigt. Sie reagieren sehr schnell mit panischer Angst, Wut, Gereiztheit und Aggressivität. Der geringste Anlass führt zur sofortigen Alarmierung des Nervensystems. Es besteht eine geringe Frustrations-Toleranz und Belastbarkeit bei Stress: die Reaktionen erscheinen unangemessen, zu schnell und übertrieben heftig. Peter Levine spricht von einem Trauma-Vortex (Wirbel). Ein Wirbel hat eine unwiderstehliche Sogwirkung. Da Trauma eine nicht vollendete Flucht- oder Kampf-Bewegung ist, sucht das Nervensystem weiterhin nach der Vollendung der unterbrochenen Aktivität zur Entladung der gefrorenen Energie. Man wird in den Trauma-Vortex förmlich hineingezogen. Ist man erst einmal im Sog drin, fehlen jedoch die positiven Ressourcen, die eine Auflösung des Musters ermöglichen könnten. Die Versuche sind vergeblich und werden immer wiederholt. Freud sprach vom Wiederholungszwang. Dieser kann zu stereotypen Alpträumen führen, oder zum Phänomen, dass gewisse Menschen Unfälle geradezu anzuziehen scheinen.

Das gegenteilige Reaktionsmuster zeigt sich als dissoziative Störungen und Vermeidungsverhalten. Das Nervensystem signalisiert „nichts wie weg", und das schon beim geringsten Signal, das im weitesten Sinne mit dem Trauma zu tun hat. Dies kann beispielsweise eine dauernde Angst vor Autos, Fahrradfahren oder Männern sein. Rückzug, Flucht, Angstzustände, Sprachlosigkeit, Dumpfheit, Resignation, Energielosigkeit, Hoffnungslosigkeit, Mutlosigkeit, Abspaltung von den Gefühlen sind typische Ausprägungen.

Traumatisierte Menschen reagieren in Belastungssituationen in rigiden Mustern. Die stereotypen Verhaltensweisen sind selbstbeschützende Automatismen des Organismus. Traumatisierte Menschen sind nicht mehr in der Lage, auf verschiedene Grade von Stress angemessen und dosiert zu reagieren. Ihre Wahrnehmung ist verzerrt, „klebt" an der Vergangenheit fest. Traumatisierte Menschen sind Gefangene ihrer Gefühle, eines Teufelskreises von Angst und Hilflosigkeit.

Trauma-Opfer zeigen zudem starke psychosomatische Reaktionen, die mit den Organfunktionen zu tun haben (Asthma, Herzrasen, Verdauung). Bei einem Stress, der das Trauma aktiviert, werden rasch Schlaflosigkeit, Schlafstörungen, Durchfall, Schweissausbrüche, Hautausschläge u. a. ausgelöst.

Was geschieht im Nervensystem?

Im Gehirn werden Sinneseindrücke vom Thalamus innerhalb von Millisekunden an die Amygdala (Mandelkern) weitergeleitet. Diese ist für das Wiedererkennen und Bewerten von emotional erregenden Situationen zuständig. Sie versetzt den Organismus in Angstzustände und Alarmbereitschaft. Puls und Durchblutung nehmen zu. Hippocampus und Stirnlappen sind dafür zuständig, emotionale Zustände so zu steuern, dass die Reaktionen angemessen sind. In der ersten Phase wird vor allem das ventral vagale Nervensystem aktiviert, das soziale Nervensystem. Der Mensch bemüht sich, über Kommunikation und Verhandeln eine soziale Lösung zur Stressbewältigung zu finden. Ist die Bedrohung klein oder vorbei, entspannt sich das Nervensystem wieder. Nimmt die Bedrohung jedoch zu, kommen Angst und Wut ins Spiel. Die Reaktionsmuster von „Fight" oder „Flight" (Kampf oder Flucht) werden aktiviert. Die Sympatikus-Aktivität nimmt stark zu. Der Blutdruck erhöht sich. Der Mensch gerät ins Schwitzen. Puls und Atmung beschleunigen sich. Das Nervensystem greift auf evolutionär frühere Strukturen zurück, wenn im Stress weder Bewältigung noch Adaption möglich sind. Das limbische Gehirn übernimmt die Federführung und unterdrückt das soziale Nervensystem. Der Organismus reagiert unreflektiert emotional, bis hin zu unkontrolliertem Jähzorn.

Im Trauma, wo alles überraschend, viel zu schnell und zu heftig passiert, werden auch die Selbstschutzmechanismen von Kampf und Flucht überwältigt und ausser Kraft gesetzt. Panik taucht auf, und die letztmögliche Überlebenschance ist die Erstarrung im Schockzustand – so wie wir es von der Maus kennen, die schon im Mund der Katze steckt und dank dieser Starre manchmal überlebt.

Der Parasympatikus wird in dieser Phase hochaktiv und blockiert die Sympatikus-Aktivität. Es ist, als ob man beim Autofahren gleichzeitig Gas gibt und ein Notbremsung versucht; unser Körper gerät ins Schleudern.

Bewegungslosigkeit und Unverbundenheit sind todesnahe Zustände. Häufig kann man sich an das Ereignis hinterher nicht mehr erinnern. Dies ist eine Folge der Überdosis von Noradrenalin, welches schlagartig ausgeschüttet wurde, um eine hochkonzentrierte Wahrnehmung zu ermöglichen. Es kommt zu einer funktionellen Dissoziation zwischen Amygdala und Hippocampus. Sie hat zur Folge, dass der Verstand ganz ausgeschaltet wird, und dass ein Transfer der Erlebnisses in das autobiographische, explizite Gedächtnissystem verhindert wird. Die Bilder, Geräusche, Emotionen und Empfindungen des Ereignisses (z. B. eines Aufpralls) werden nicht mehr erinnert und bleiben als unverarbeitete, dysfunktionale Informationen gespeichert.

Meist erledigt sich der Organismus innerhalb weniger Tage der Gefühle, Gedanken und Aktivierungen (sog. „Trauerarbeit“, Homöostase). In der Tierwelt kann man beobachten, dass nach einer Periode körperlicher Starre – das Tier scheint bereits tot zu sein – der ganze Körper zu zittern beginnt und sich die gestaute Energie mit unwillkürlichen Bewegungen entlädt. Menschen intervenieren meist zu rasch und geben dem Nervensystem zu wenig Ruhe und Raum, sich zu entladen und in den Normalzustand zurückzukehren.

Studien zeigen, dass Menschen, die nach einem Unfall gelähmt waren, innerhalb Jahresfrist wieder zu ihrer gewohnten Stimmung und Lebenseinstellung zurückkehren. Positive Stimulierungen des Stirnlappens (Gedanken) unterdrücken die Aktivität des Mandelkerns und tragen zur Verarbeitung des Erlebnisses wesentlich bei.

Bei Personen mit posttraumatischen Belastungen bleibt der Mandelkern aktiviert. Er hält den Alarmzustand dauerhaft aufrecht. Die Übererregung des Sympatikus bleibt. Die angemessene Entspannung ist nicht mehr möglich. Geringste Stimuli, welche oft nur entfernt mit dem Ereignis zu tun hatten, alarmieren die überreizte Amygdala unangemessen stark. Die durch den Schock hochkomprimierte Energie bleibt im Körper stecken.

Nach dem Ereignis gewinnen Neokortex und Hippocampus wieder die Kontrolle zurück. Man weiss, dass bei Stress und Trauma Kortisol ausgeschüttet wird. Bei Menschen, die sich vom Trauma erholen, sinkt der Kortisolspiegel wieder. Bei PTBS bleibt der Kortisolspiegel hoch. Dies führt nachgewiesenermassen dazu, dass Zellen im Hippocampus zerstört werden und dass dieser schrumpft. Seine Fähigkeit, emotionale Reaktionen aufgrund gespeicherter Erinnerungen angemessen zu steuern wird somit beeinträchtigt.

Trauma-KlientInnen finden sich in jeder Shiatsu-Praxis

Wir haben häufiger traumatisierte Personen in unserer Praxis als wir denken. In 10 von 26 Fallstudien, welche die SGS von Mitgliedern erhielt, lagen traumatische Störungen vor. Auch wenn diese zufällig gesammelten Fälle statistisch nicht repräsentativ sein wollen, so lässt der hohe Anteil dennoch aufhorchen.

Fast 40 % der Frauen in der Schweiz erleben in ihrem Leben mindestens einmal physische, sexuelle oder verbale Gewalt. Jährlich sind in der Schweiz 5 000 Unfälle mit der Diagnose Schleudertrauma statistisch erfasst, d. h. die Wahrscheinlichkeit, innerhalb der Lebensspanne davon betroffen zu sein, liegt bei mindestens 5 %.

In einer amerikanischen Repräsentativuntersuchung wurde ermittelt, dass 50 % der Männer und 60 % der Frauen mit mindestens einem traumatischen Erlebnis in ihrem Leben konfrontiert wurden. 5 % der Männer und 10 % der Frauen gaben an, in Laufe ihres Lebens unter einer posttraumatischen Störung gelitten zu haben. Man geht davon aus, dass jedes vierte Mädchen und jeder achte Knabe in unseren westlichen Ländern sexuellen Missbrauch bzw. Übergriff erleben, wobei die Täter zu 80 % aus dem Familienkreis stammen.

Die wenigsten KlientInnen kommen mit dem expliziten Ziel einer Traumabehandlung ins Shiatsu. Manche KlientInnen kommen ins Shiatsu, weil sie den Eindruck gewonnen haben, die Schulmedizin hätte sie aufgegeben. „Man findet nichts", ist eine übliche Aussage, oder „es sei psychosomatisch". Wenn wir sie nach ihren Problemen fragen, nennen sie manchmal eine Kombination von verschiedenen, oft wechselnden Symptomen, die auf eine posttraumatische Störung hinweist, z. B. Angst, Unsicherheit, Unzugänglichkeit, rasches Ermüden, Konzentrationsprobleme, Schuldgefühle, Überempfindlichkeit usw.. Da das traumatische Ereignis von der Fähigkeit zu seiner Verarbeitung abgespalten wurde (kein Erinnern) und manchmal lange zurückliegt (z. B. sexueller Missbrauch in der Kindheit), ist diese Zuordnung jedoch oft auch für Ärzte und Psychiater nicht augenfällig und zunächst rein hypothetisch. Als Shiatsu-TherapeutInnen steht es uns nicht an, „medizinische Diagnosen" zu stellen. Trotzdem gebietet es die Vorsicht, das Vorliegen bisher unerkannter Traumata zumindest nicht auszuschliessen. Nicht selten zeigt sich im Verlauf des therapeutischen Prozesses, dass ein Trauma erlebt wurde, oder dass gar multiple Traumen vorliegen und möglicherweise Ursache der Beschwerden sind.

Es gibt Erkennungsmerkmale. Für sexuellen Übergriff listet Friederike Denner unter anderen folgende auf:

- Ablehnung des eigenen Körpers oder gestörtes Verhältnis zu einzelnen Körperteilen
- Empfindungslosigkeit in gewissen Körperzonen
- Grenzen nicht spüren
- Geistiges Wegtreten, Abkapselung, sozialer Rückzug
- Extrem stark und tief innen verkrampft, Kontrollzwänge
- Alpträume, Suchtverhalten
- Sexualstörungen
- Wandernde Schmerzen, Organstörungen.

Es gibt durchaus KlientInnen, welche Shiatsu bewusst wegen posttraumatischer Belastungsstörungen aufsuchen. Sie suchen nach alternativen Wegen, sich von ihrem Leiden zu befreien oder besser damit umgehen zu lernen. Hier drei Beispiele aus meiner Shiatsu-Praxis:

Klientin A. wurde mir von ihrer Heilpraktikerin überwiesen, weil sie ein paar Tage zuvor Opfer eines Raubüberfalls wurde – sie wurde von hinten angefallen, gewürgt, man hielt ihr eine Pistole an die Schläfe und verlangte ihr Geld. Seither stand sie unter Schock. Sie funktioniere wie eine Marionette, die Arme seien wie tot, sie fühle sich energielos, innerlich dumpf, leer, heimatlos, traurig, lebe wie unter einer Glocke, leide unter Angstzuständen und Alpträumen, Kopfschmerzen und Nackenverspannungen, war ihre Beschreibung bei der ersten Sitzung.

Klient B. sprach mit mir nach einer Shiatsu-Behandlung – es war seine dritte – über mögliche Bedeutungen der energetischen Situation und Befunde. In diesem Zusammenhang tauchte auf, dass er zwei Jahre zuvor einen Autounfall verursacht hatte, bei dem seine Beifahrerin schwer verletzt wurde und lange Zeit arbeitsunfähig blieb. Seine starken Schuldgefühle hatte er in der Zwischenzeit mehrheitlich verdrängt. Sie waren aber latent immer noch vorhanden und innerlich „bedrückend".

Klientin C. kam wegen permanent wechselnder, psychosomatischer Beschwerden ins Shiatsu. Sie litt seit Jahren ständig unter Kopf- und Bauchschmerzen, täglich mehrfachen Durchfall-Anfällen, Herzrasen, Hautausschlägen und permanenten Angstzuständen. Ihr Hausarzt und auch ihr Psychiater waren längst ratlos. Eine lebenslange Medikation war für sie keine Option. Sie wollte sich ihrem Körper stellen. Ihr Leben war geprägt durch eine Kette traumatischer Erlebnisse, mit frühen Rückweisungen durch die Eltern, Vergewaltigungen in der frühen Kindheit, lebensbedrohlichen Verhaltensweisen ihres älteren Bruders, sexuellen Übergriffen und Überfallen-Werden in der Adoleszenz (Fallstudie im Anhang).

Shiatsu bei Traumafolgen

Shiatsu kann bei traumatisierten Menschen generell dazu beitragen,

- körperliche Symptome zu lindern
- emotionale Stabilität, Wohlbefinden, Lebensfreude und Lebensqualität zu verbessern
- Energieblockaden zu lösen und Verbindungen wiederherzustellen
- Körperbewusstsein, Selbstbewusstsein und Abgrenzungsfähigkeit zu stärken.

Grundsätzlich sind zu berücksichtigen:

1. Trauma ist Todesnähe, existenzielle Hilflosigkeit, Urangst, ein Verlust von Kontinuität, Verbindung und Vertrauen.
2. Trauma ist Überwältigung, eine massive Grenzverletzung, ein Bruch im natürlichen Schutzsystem.
3. Trauma ist vollständiger Kontrollverlust, der mit Überkontrolle kompensiert wird (bis hin zu Kontrollzwängen).
4. Trauma ist Dissoziation und Desorientierung; die KlientInnen sind nicht mehr voll im Hier und Jetzt.
5. Trauma ist eine Disregulation des Nervensystems, eine unangemessen starke Übererregung (Jitsu), oder Untererregung (Kyo).
6. Trauma ist Immobilität, Erstarrung, und eine nicht vollendete Bewegung der Flucht oder Abwehr.
7. Trauma ist eine in der Zeit eingefrorene Reaktion des Organismus.
8. Trauma ist Koppelungsdynamik, d.h. oft mit anderen Traumata verbunden.

Für die Arbeit mit Shiatsu sind daraus folgende Schlussfolgerungen abzuleiten:

Zu 1: Es ist zentral, bei Trauma-KlientInnen zuerst ein Gefühl von Verbindung und Vertrauen, Sicherheit, Geborgenheit, Schutz und positiver Unterstützung herzustellen und einen entsprechenden „energetischen Raum" auf der Beziehungsebene aufzubauen. Unsere eigene innere Stabilität, Zentriertheit, Ausgerichtetheit und Zuversicht wird von der Klientin auf der Schwingungsebene aufgenommen. Umgekehrt spürt sie Unsicherheit und Verletztheit. Sie wird möglicherweise immer wieder austesten: „bin ich hier sicher?" In einem mitfühlenden, Halt gebenden Containment fühlt sie sich sicher, respektiert und gut aufgehoben. Dies ist eine Grundbedingung dafür, dass sich das Nervensystem entspannen kann. Es gilt zu respektieren, dass gewisse KlientInnen anfänglich nicht in der Lage sind, die Augen zu schliessen und sich vertrauensvoll der Behandlung hinzugeben. Gewisse ertragen anfänglich nur kurze Sequenzen von Körperkontakt. Zentrierung, Ausrichtung und Handlungsfähigkeit sind als Fokus bedeutsam. Die Arbeit am Hara (Zentrum), mit Lenker-/Konzeptionsgefäss und Blasenmeridian (Mittellinie), Kopf und Füssen (Verbindung Himmel/Erde) und mit den Händen (Wiedergewinnung der Handlungsfähigkeit) können die innere Stabilisierung stärken.

Zu 2: Die erlittenen Grenzverletzungen erfordern, dass Grenzen von der TherapeutIn thematisiert, respektiert und gestärkt werden. Das Vertrauen in den Körper will wieder aufgebaut werden. Unachtsame Berührungen sind zu vermeiden. Wir fragen nach, ob das, was wir tun, für die Klientin O.K. ist. Es ist zu klären, ob gewisse Körperzonen Tabu sind und nicht berührt werden sollen. Man kann fragen, wie der Druck sein muss, damit er angemessen ist. Damit kann man erreichen, dass die Klientin sich ihres Körpers wieder bewusst wird und den Mut hat, Bedürfnisse auszudrücken. Dies stärkt ihre Eigenverantwortung und Persönlichkeit. Indem wir mittels Fragen zu gespürten Veränderungen das Bewusstsein auf das physische Erleben des Körpers lenken, kann die Klientin den eigenen Körper, sich selbst und ihre Grenzen wieder besser spüren. Shiatsu will der Klientin inneren Raum geben.

Zu 3: Ein traumatisierter Organismus funktioniert in rigiden, engen Mustern und fürchtet sich davor, die Kontrolle zu verlieren. Kontrollmechanismen geben das Gefühl von Sicherheit, selbst wenn diese eine Scheinsicherheit ist. Keine Kontrolle mehr zu haben ist mit dem Trauma und mit Lebensgefahr assoziiert. Überkontrolle darf nur langsam, schrittweise gelöst werden. Kontrolle heisst Halten, Festhalten. Sie drückt sich körperlich als dauerhafte Muskelkontraktion aus. Aktive Dehnungen können vom Nervensystem als Wiederüberwältigung interpretiert werden und retraumatisierend wirken. Es darf nur sukzessive Druck aus dem System weggenommen werden. Das Lösen von Jitsu will sehr sorgfältig geschehen. Wir bieten dem Jitsu ein Gefäss zur Entspannung an. Loslassen können ist Angstfreiheit, Vertrauen. Dies ist nur möglich, wenn man sich auf innere Ressourcen abstützen kann. Bei Trauma ist besonders wichtig, nicht als erstes das Ziel zu haben, gefrorene, konzentrierte Energie aufzulösen, auch wenn der starke Traumavortex die Aufmerksamkeit zum Jitsu zieht. Es ist wichtig, sich zuerst dem Kyo zu zu wenden. Wir verbinden uns mit dem unerfüllten Bedürfnis, z. B. nach getröstet werden, genährt werden, gehalten werden, und unterstützen dessen Kraft und Ressourcen.

Zu 4: Je grösser das geistige Wegtreten, die Abkopplung vom Hier und Jetzt erfolgt ist, desto bedeutender wird der Einsatz des vollen Körpergewichts, damit die Klientin sich selbst, das Leben, das materielle Da-Sein, die irdische Basis, das Substanzielle und Stabile wieder spürt. Oft geht es darum, den eigenen Körper überhaupt wieder wahrzunehmen, abgespaltene Teile des Körpers wieder zu spüren („dies ist meine Arm") und sie wieder mit dem Ganzen zu verbinden (Arm-Schulter-Rumpf). Dissoziation ist auch Gefühllosigkeit und die Unfähigkeit, klar zu denken. Im Trauma übernimmt das Reptiliengehirn die Regie. Es geht darum, Gefühle wieder zu zu lassen und rasende

Gedanken zu beruhigen. Im Shiatsu können wir die verschiedenen Frequenzebenen wieder aktivieren und in Verbindung bringen.

Zu 5 und 6: Im Trauma ist eine überlebenswichtige, somit besonders kraftvolle Bewegung (Flucht, Kampf) gewaltsam unterbrochen worden. Sie steckt als blockierte Energie immer noch im Körper. Auf eine maximale Anspannung folgt in der Überwältigung eine Kollabierung des Energiesystems. Wir finden somit besonders extreme energetische Phänomene vor: Jitsu (Fülle, komprimierte Energie, die nach Bewegung und Befreiung ruft) und Kyo (Leere, die nach Nährung, Erdung und dem Wiederherstellen von Verbindungen ruft). Bei Übererregung geht es darum, denn Organismus zu entspannen und zu beruhigen. Bei Erstarrung geht es darum, sorgfältig wieder in die Bewegung zu kommen. Durch einen sanften Wechsel zwischen Jitsu und Kyo wollen wir ein natürliches Pendeln und die Wiederherstellung des Selbstregulierungsmechanismus bewirken. Beispielsweise kann ein rhythmisches Bewegen des Arms ein sanftes Pendeln zwischen Öffnen (Lunge) und Schliessen/Schützen (Dickdarm) evozieren, sodass sich der Organismus auf diese Qualitäten rückbesinnt.

Zu 7 und 8: Bei Posttraumatischen Belastungsstörungen wirkt das energetische Muster des vergangenen Ereignisses noch lange Zeit weiter. Im Shiatsu können wir mit zeitlich zurückliegenden Energiemustern Kontakt aufnehmen und dazu beitragen, die in der Zeit festgefrorene, noch wirksame Energieschablone aufzulösen. Wir können Hara-Diagnosen für den traumatischen Zeitpunkt durchführen und feststellen, welche Meridianenergie zu jenem Zeitpunkt Kyo war und das damals unerfüllte Bedürfnis stärken. Wir können in der energetischen Evaluation feststellen, in welchen Jahren sich die Energie deutlich anders anfühlt (zusammenzieht, leer wird usw.). Dadurch können wir mögliche Trauma-Zeitpunkte erkennen und Zusammenhängen auf die Spur kommen.

Je nach Trauma-Kategorie gilt es zusätzliche Aspekte zu berücksichtigen:

Schleudertrauma ist auch eine Folge zu rascher körperlicher Kontraktion und Kollabierung. Wir finden hochkomprimierte muskuläre „Schutzpanzer“ sowie Zonen völliger Energielosigkeit und körperliche Bewegungseinschränkungen vor. Dadurch werden die typischen Symptome wie rasches Ermüden, Schwindel und Kopfschmerzen ausgelöst. Die Shiatsu-Arbeit ist zunächst Kyo-stärkend. Am Ort des maximalen Jitsu ist sie anbietend, nicht fordernd. Dies bedeutet beispielsweise, dass Seitwärts-Bewegungen des Kopfes durch reines Halten ermöglicht oder durch kleinste Bewegungen ausgelöst, aber nie forciert werden. Die liebevolle Aufmerksamkeit und das Zeit-Lassen sind entscheidend. Wenn sich der Kopf gegen eine Drehung sperrt, bieten wir ihm ein offenes Gefäss an, das ihn stützt und schützt und ihm ermöglicht, Bewegungen selbständig zu finden. So gelingt es dem Organismus, das Vertrauen in diese Bewegungen wiederherzustellen und eine Retraumatisierung zu verhindern. Innerliches Zureden ist oft hilfreich („schau, es ist links wieder sicher, die Gefahr ist vorbei"). Unsere innere Einstellung unterstützt das Nervensystem darin, zu entspannen und nicht mehr benötigte Muster aufzugeben. Gleichzeitig gilt es, energetisch schwache Stellen zu stärken und Verbindungen wiederherzustellen. Bei einem frontalen Aufprall sind in der Regel Dünndarm und Nieren-/Blasen Meridian vom Schock betroffen – physisch und emotional. Bei lateralen Unfällen sind Gallenblase/Leber- und Milz-Meridiane oft besonders betroffen.

Bei länger zurückliegenden Traumata können wir auch in der Geschichte arbeiten, basierend auf einer Hara-Diagnose für den vergangenen Zeitpunkt. Wir können Shiatsu auf diesen energetischen Zustand beziehen und die nicht erfüllten Bedürfnisse (Kyo) mit den energetischen Ressourcen (Jitsu) stärken. Der Zeitpunkt kurz nach dem Geschehen ist wichtig im Hinblick auf die Frage, was am meisten half und wichtig war, und was es allenfalls noch mehr an Unterstützung gebraucht hätte. Energetisch suchen wir das Bedürfnis (Kyo). Manchmal kommt uns in der Behandlung selbst ein Thema in Form eines Bildes oder Stichworts entgegen.

Bei absichtsvoll zugefügten Traumata ist es oftmals wichtig, nicht zu „tun", sondern mit der Berührung vor allem „da zu sein", Vertrauen und Wohlbefinden zu vermitteln und nährend, tröstend zu arbeiten. Man muss warten können, mitschwingen, mit der inneren Kraft der Klientin in Kontakt treten. Damit gibt man ihrem Organismus Raum und Zeit, das zu prozessieren und zu integrieren, was angezeigt ist.

Meridianenergien und Trauma

Ausgangsbasis jeder Shiatsu-Behandlung ist der energetische Befund. In einem Workshop liess ich zwanzig Kursteilnehmerinnen einen „Beinahe-Verkehrsunfall" mental erleben. Die Hara-Diagnosen, die sich auf den Zeitpunkt vor und den nach dem Unfall bezogen, waren wie erwartet völlig unterschiedlich. Die energetischen Veränderungen, die durch das „Ereignis" ausgelöst wurden, waren sehr eindrücklich. Interessanterweise fallen die Diagnosen für den Schockzustand nach dem Ereignis von Person zu Person unterschiedlich aus. Deutlich herausragend waren Feuer Jitsu (Herz/Dünndarm) sowie Erde Kyo (Magen/Milz). Ich interpretiere dies als ein Fliehen und Abheben des Shen, verbunden mit dem Bedürfnis und der Erfordernis, sich wieder zu Erden. Ferner zeigten sich öfters Blase und Dickdarm Jitsu, Leber und Herzkreislauf Kyo.

Die Meridian-Energien geben uns wichtige Informationen, mit denen wir Trauma-bezogen arbeiten können. Im Folgenden gebe ich Beispiele, wobei auch weitere Interpretationen möglich sind. Die Stichworte helfen, Zugang und Kontakt zu finden, und die positiven Wirkungskräfte zu stärken.

- Herz: Trauma zerbricht das Herz, versetzt einen beinahe tödlichen Stich ins Herz. Das Herz blutet immer noch. Die spirituelle Seele Shen hat fluchtartig ihre Heimat verlassen und ihre Identität verloren. Wir nehmen im Shiatsu mit der achtsamen Bewusstheit und dem tiefsten inneren Kern der Klientin Kontakt auf. Über Dickdarm- und Herzkreislauf-Meridian können wir beitragen, den Schutz des Herzens wieder aufzubauen. Mit der Erdenergie können wir Heimat, Mitgefühl und Trost geben.
- Dünndarm: Das überwältigende Geschehen ist nur noch teilweise erinnert. Die Dinge sind auseinander gefallen, unverbunden, nicht verstehbar und nicht mehr integriert. Wir verbinden im Shiatsu alle Schwingungsebenen miteinander (körperliche Empfindungsebene, unterdrückte, abgespaltene Gefühle, Gedanken, Spiritualität bzw. Bedeutungsebene). Wir verbinden und integrieren Körperteile (z. B. Arme mit Rumpf).
- Magen: Betroffene haben den Boden unter den Füssen verloren. Zentrierung und Stabilität sind nicht mehr vorhanden, das Erlebnis ist nicht verdaubar und verschlägt der Klientin den Appetit. Wir arbeiten physisch und mit viel Körpergewicht, stärken an den Füssen den Kontakt zur Erde, appellieren an den Hunger auf Leben.
- Milz: Selbstmitleid, Schuldgefühle, Gedankenrasen und Schwermut können Traumafolgen sein. Der Arbeits-Fokus im Shiatsu ist nährend und tröstend.
- Blase: Flucht war im Trauma nicht mehr möglich, panische Angst ist ständig präsent, der Lebensfluss ist zu Eis erstarrt, die Knochen sind eiskalt. Wir versuchen, Blockaden sanft zum schmelzen oder zum fliessen zu bringen und an den Mut zu Leben zu appellieren. Wir verbinden das Wasserelement mit dem Feuerelement, mit Leben, Bewusstheit, Freude, Wärme.
- Niere: Trauma geht an die Niere. Das Urvertrauen ist verloren gegangen, seine Verbindung zum Herzen ist gebrochen, das Nervensystem ist destabilisiert. Wir versuchen, mit der tiefen, ursprünglichen Lebenskraft und einer tiefen Zuversicht in Verbindung zu treten und die Nierenenergie in eine universelle, grösser Herz-Energie einzubetten.
- Leber: Aggression und Wut sind als Folge der Überwältigung übermässig vorhanden, traumatisierte Menschen sind leicht reizbar. Infolge von Resignation und Verdrängung kann die Wut jedoch auch völlig unterdrückt sein, nicht gespürt werden

und gefürchtet werden, weil sie ein latentes „Sprengpotential" enthält (Angst vor Überwältigung durch die Wut). Es geht zunächst ganz einfach darum, destruktive und negativ bewertete Gefühle achtsam wahrzunehmen, mit ihnen zu sein, sie liebevoll zu halten.

- Gallenblase: Bewegung und Orientierung sind im Trauma verloren und danach eingeschränkt. Wir können mit rhythmischem Shiatsu aus der Immobilität herausführen und mit Nachfragen und viel Gewicht die körperliche Selbstwahrnehmung fördern.
- Lunge: Im Schock bleibt einem die Luft weg. Das Leben steht still. Asthma und Atemnot sind häufige Traumafolgen. Wir können dem Körper wieder Raum zum atmen geben. Wir finden Vertrauen im Rhythmus des Lebens, der immer weitergeht, der in die Zukunft weist und für die autonome Kraft des Lebens steht. Es ist somit wichtig, bewusst mit Rhythmus und Raumgebung zu arbeiten.
- Dickdarm: Grenzen wurden verletzt. Die Bewusstmachung der körperlichen Grenzen kann die Integrität wieder hergestellt werden. Der volle Einsatz von Körpergewicht ist wichtig. Wir können bewusst mit dem Thema Öffnen/Schliessen arbeiten, oder dem Thema loslassen (z. B. Gelenkrotationen zulassen, nach Unten ausstreichen).
- Herzkreislauf: Der Schutzmechanismus wurde überwältigt, was Immobilität, Rückzug und Beziehungsfähigkeit zur Folge hat. Sich schützen ist eng verbunden mit schliessen, Grenzen ziehen. Beispielsweise können wir bewusst zwischen schützen und öffnen „pendeln": Am Arm zuerst die schützende Yangseite arbeiten (Dickdarm, Gallenblase), und anschliessend den Arm sanft öffnen und mit Yin-Meridianen arbeiten (Milz, Herzkreislauf, Lunge). Wenn der Mensch innerlich stabil ist, kann er sich öffnen und trotzdem geschützt fühlen.
- Dreifach-Erwärmer: Trauma bewirkt Fragementierung, einen Verlust von Verbindungen, z.B. im Zusammenspiel der Organfunktionen (Verdauungs-, Kreislauf- und Atmungs-System). Die Beziehung zwischen Oben, Mitte und Unten ist gestört. Mit Shiatsu können wir Unverbundenes wieder integrieren.

Der Körper erinnert sich

Mit Shiatsu können traumabedingte energetische Spannungen gelöst werden. Es können sich körperliche Reaktionen zeigen wie tiefe Müdigkeit, Gähnen, Tränen, Schütteln des Körpers, usw. Derartige Entladungen sind positiv zu werten. Die Klientin ist zu ermuntern, sie zuzulassen.

Shiatsu kann unter Umständen traumatische Gefühle, Erlebnisse und Erfahrungen reaktivieren. Dies kann sich in verschiedenen Formen ausdrücken:

- Körperliche Symptome: erhöhter Puls, Nervosität, Schwitzen oder kalte Haut, Schwindel, Atemnot, Berührung wird unangenehm empfunden, Körperteile werden unempfindlich
- Flashbacks (bildhafte Erinnerungen an das Trauma)
- Emotionelle Aufregung, Hochkommen von Angst und Wut, Weinen
- Gedanken rasen
- Schnelles Sprechen und erzählen wollen, Verleugnen („nein, es ist nichts").

Spannungen dürfen deshalb nur langsam und Schritt für Schritt gelöst werden. Insbesondere ist bei gewissen Körperzonen Vorsicht geboten. So sollte man bei stark traumatisierten Personen nicht zuviel im Kiefergelenk arbeiten, da unterdrückte Schreie und Erfahrungen sexueller Übergriffe dort gespeichert sein können. Der Hals ist eine weitere Zone, die man infolge von Würge-Erfahrungen manchmal überhaupt nicht berühren kann. Bereits die Berührung in Halsnähe kann eine gewisse Aktivierung auslösen, die sich beispielsweise dadurch bemerkbar macht, dass der Kopf heiss und rot wird, der Oberkörper erstarrt und die Atmung schwer wird. Eine leichte Aktivierung kann durchaus gut sein. Wird sie festgestellt, ist darauf zu achten, dass sie bestimmtes Ausmass nicht überschreitet und sich wieder auflöst, entlädt oder entspannt. Zu starke Aktivierungen führen zu Retraumatisierungen und zur Überwältigung durch den negativen Sog des Traumas. Sie sind rechtzeitig durch eine Veränderung der Arbeit zu verhindern (z. B. Wechsel der Position, der bearbeiteten Stelle, des Meridians).

Bei Retraumatisierung oder Schock sind folgende drei Punkte von Bedeutung:

- Orientierung im Hier und Jetzt. Die KlientIn soll die Augen öffnen, sich aufsetzen, umschauen und erzählen, was sie sieht. Die TherapeutIn soll die Alltagssprache verwenden und die Klientin fragen, was sie in diesem Moment benötigt, beispielsweise physischen Kontakt, ein Taschentuch, eine Decke oder ein Glas Wasser, das man ihr respektvoll anbietet. Die Therapeutin soll die Aufmerksamkeit sorgfältig auch auf Schönes und Positives hinlenken.
- Kontakt halten: Stellen von Rückfragen zum Befinden, damit die Klientin den Kontakt zu sich selbst und zur Therapeutin aufrecht hält. Die Klientin muss das Vertrauen haben können, dass man in der Lage ist, den Prozess zu halten, selbst

nicht überwältigt wird, dass man mit der Situation sein kann und fähig ist, sie zu einem sicheren Abschluss zu führen.
- Erden: physische Arbeit und Übungen (massieren, kneten, mit Füssen stampfen).

Das begleitende Gespräch

Oftmals ist sich eine Klientin früher Traumata nicht bewusst. Aufgrund ihrer unangemessenen Verhaltensweisen und rigider Muster vermuten wir jedoch einen entsprechenden Hintergrund. Es kann auch sein, dass die Klientin sich früh erfahrener Traumata bewusst ist, diese jedoch der Shiatsu-Therapeutin gegenüber nicht anspricht, sei dies aus Scham, oder weil sie keinen Bezug zwischen Trauma und Shiatsu herstellt, oder weil sie die Wunden der Vergangenheit nicht mehr aufreissen will.

Es gilt, mit solchen Situationen sehr subtil umzugehen. Der Weg führt am besten über Fragen. Gibt es besonders belastende Gefühle und Situationen im Leben? Kehren diese regelmässig wieder? Seit wann ist es so? Welche Beziehungen zwischen Symptomen und Ereignissen werden gesehen? Man kann der Klientin das Gespräch als ein offenes Gefäss anbieten, das zu Selbstwahrnehmung und Selbsterkenntnis hinführt und ihre Resilienz unterstützt. Daraus kann sich möglicherweise auch die Erkenntnis entwickeln, dass eine Psychotherapie oder Traumatherapie hilfreich sein könnte.

Es gibt Klientinnen, die den Zusammenhang zwischen ihren Problemen und Trauma klar sehen und gerade deshalb ins Shiatsu kommen. Gewisse sind gleichzeitig in eine Psychoanalyse, Psychotherapie oder Traumatherapie, andere nicht. Dies gilt es im Erstgespräch zu klären. Sie suchen primär eine Unterstützung durch energetische Körperarbeit, nicht durch das Gespräch. Dennoch ist das Gespräch ein unabdingbarer Bestandteil jeder therapeutischen Begegnung und kann nutzbringend ergänzend zur Behandlung eingesetzt werden.

Die Gesprächsführung bei Trauma orientiert sich an zwei Hauptzielsetzungen
- Vermeiden von Überwältigung (Ohnmachtsgefühlen usw.)
- Aufbau von Stabilität und Ressourcen.

Vor jeder Behandlung ist zunächst die seelische und emotionale Stabilität der Klientin zu prüfen. Wir müssen ein Gespür dafür entwickeln, in welchem Rahmen wir uns bewegen können, was die Klientin emotional halten kann. Bei Überwältigung ist Orientierung im Hier und Jetzt vordringlich. Zudem ist diese ein Zeichen dafür, dass eine professionelle Traumatherapie dringend erforderlich ist.

Es ist nicht empfehlenswert, dass man mit der Klientin über ihre traumatischen Ereignisse spricht. Es ist jedoch gut, wenn die Shiatsu-Therapeutin weiss, dass Traumata vorliegen. Es reicht vollkommen aus, „die Kapitelüberschriften" des Buchs zu kennen, man benötigt nicht die Inhalte der Geschichte selbst. Oftmals hat die Klientin das Bedürfnis, alles zu erzählen und einen sogar förmlich zu überfluten. Hier sind klare Grenzen im Eigeninteresse beider Seiten zu setzen. Zuviel und immer wieder über Trauma-Erlebnisse zu sprechen hat auf die KlientInnen erfahrungsgemäss eine retraumatisierende Wirkung, da Gefühle wie panischer Angst und Ausgeliefertsein wieder aktiviert und neuronal verstärkt werden. Nur mit professioneller Traumatherapie gelingt es, dem Teufelskreis eines derart starken Traumas zu entrinnen.

Ein wichtiges Ziel jeder Traumatherapie ist es, dass KlientInnen lernen, sich der Sogwirkung des Traumavortex zu entziehen, und Kompetenzen entwickeln, sich mit dem Thema bewusst aber dosiert beschäftigen zu können. Eine Zielsetzung hierfür besteht darin, zu erkennen, wann die Sogwirkung sich zu entfalten beginnt, und zu lernen, rechtzeitig „auszusteigen", sich nicht überwältigen zu lassen. Aussteigen heisst, wieder zu den Resilienzfaktoren zurückzufinden. Die Bedeutung der Fähigkeit, sich von den Gefühlen möglichst nicht überschwemmen zu lassen und wieder zur eigenen, inneren Kraft zurückzufinden, muss den KlientInnen bewusst gemacht. Es braucht zudem ihre feste Entschlossenheit zur Veränderung. Ist diese gegeben, kann die Shiatsu-TherapeutIn im begleitenden Gespräch bei der Verfolgung der obigen Zielsetzungen mithelfen. So soll die Klientin nicht nur das offensichtlich Beschädigte wahrnehmen, sondern die Aufmerksamkeit beispielsweise zur Kraft bringen, die es ihr ermöglicht hat, unter schlimmen Bedingungen weiter zu leben. Oder die Unterstützung kann darin bestehen, ihre Fähigkeit, eine gute Mutter zu sein, wert zu schätzen. Dieses Pendeln muss explizit und auf eine sehr subtile Art geschehen, um zu vermeiden, dass zwischen Klientin und Therapeutin ein „Gezerre" entsteht, dass sich die Klientin unverstanden fühlt, weil die Therapeutin immer wieder von ihrem Leid ablenkt. Es braucht deshalb eine explizite Übereinkunft, dass die Rolle der Therapeutin darin besteht, immer wieder zum Gesunden, Stärkenden und Nährenden hinzulenken. Fragen sind am besten geeignet, negative Stimmungen und Gefühle auflösen. Es sind Fragen wie: Was würde helfen? Was würde im Moment gut tun, eine Erleichterung bringen?

Das Aufbauen von Ressourcen und das Entwickeln stabilisierender Einstellungen und Muster ist harte Arbeit. Es erfordert Willen und Beharrlichkeit. Ohne Bereitschaft und Motivation seitens der Klientin führt jede Bemühung der Therapeutin ins Leere und endet in Frustration.

Shiatsu-TherapeutInnen können traumatisierte KlientInnen im Gespräch darin unterstützen, ihre seelischen Kräfte zu erkennen und Stabilität zu entwickeln. Das

Ziel soll erreicht werden, dass KlientInnen Wahlmöglichkeiten im Leben erkennen und zu ergreifen beginnen.

- Der erste Schritt dazu besteht darin, Handlungen möglichst achtsam zu tun, d. h. den Geist nicht rasen zu lassen sondern im Hier und Jetzt zu halten. Ich fordere sie z. B. auf, beim Gehen auf den Kontakt mit der Erde zu achten und in die Füsse hineinzuspüren, um die Selbstwahrnehmung zu entwickeln.
- Der zweite Schritt besteht in der Selbstbeobachtung, im liebevollen und nachsichtigen Wahrnehmen der eigenen Reaktionsmuster, Einstellungen und Verhaltensweisen.
- Der dritte Schritt besteht darin, eigenen Stärken und „nährende“ Ressourcen zu erkennen und Positives zu pflegen und dafür Rituale zu entwickeln.
- Der vierte Schritt besteht darin, Handlungsalternativen und ihre Wirkungen zu visualisieren und versuchen, das damit verbundene Gefühl zu erspüren.
- Der fünfte Schritt besteht darin, kleine „Übungsfelder“ (z. B. zum Thema „Grenzen setzen“) bewusst zu nutzen, selbstbestimmt kleine Erfolgserlebnisse zu suchen, die eigenen Grenzen und Handlungsspielräume zu erweitern (nicht gleich den Ehepartner als Übungsfeld nehmen, wenn die Beziehung schwierig und traumatisch verkoppelt ist).

Falls die Klientin sich gleichzeitig in einer Psycho- oder Traumatherapie befindet, sollten wir uns mit der entsprechenden Fachperson absprechen, inwieweit wir ihre Arbeit unterstützen können. Insbesondere sollten wir nichts tun, dass ihrem Konzept zuwiderläuft. Zudem sollten wir vermeiden, mit zusätzliche Ideen und Übungen die Klientin zu „überfrachten“.

Wir können den Klientin helfen, ihre inneren und äusseren Ressourcen zu erkennen, aufzubauen, auszubauen und zu stabilisieren. Wir lenken sie durch Fragen und Impulse beispielsweise zu folgenden Möglichkeiten hin:

- Unterstützende Beziehungen suchen, wertschätzen, pflegen, nutzen.
- Freudvolle Aktivitäten unternehmen (Bewegung in der freien Natur, Musizieren, mit anderen Menschen zusammen sein, gut Kochen und bewusst Essen, emotional nährende Bücher lesen, Kontakt mit Tieren usw.).
- Ein „Tagebuch der Freude“ führen. Ziel ist ein Eintrag pro Tag, um die Aufmerksamkeit von den Problemen auf das auch existierende Erfreuliche zu lenken, um einen wachsenden Beweis von Positivem zu führen, und um Ressourcen zu entdecken.

- Eine Liste der eigenen Stärken erstellen.
- Kleine Erfolgserlebnisse bewusst suchen und herstellen.
- Gleichgewichts-Übungen, Tai Chi, Yoga, Atemübungen und Meditation (um die verlorene Kontrolle und innere Stabilität wieder zu gewinnen).

Positive Gefühle wie Zufriedenheit, Dankbarkeit, Freude, Vertrauen sind wichtig. Sie sind bewusst herbeizuführen, zu erkennen und wertzuschätzen (z. B. Essen mit Kerze, Visualisieren von freudigen Ereignissen). Das Selbstwertgefühl und der liebevolle Umgang mit sich selbst müssen wieder aufgebaut werden. Letztlich ist es die Einstellung im Kopf, die sich vom Negativen und vom Trauma zum Positiven und zu den Ressourcen hin umorientieren muss. Jedem Aspekt des Traumavortex steht mindestens ein Resilienzfaktor gegenüber:

Trauma	Resilienz
Ohnmacht	„Ich kann“
Hilflosigkeit	Unterstützung haben und holen können
Verzweiflung	Zuversicht, Hoffnung
Überwältigungsgefühle	Grenzen spüren und ziehen
Sinnlosigkeit des Lebens	Was lehrte man durch das Trauma
Wut, Hass	Dankbarkeit, Verzeihen
Immobilität, Starre	Bewegung
Dissoziation	Kontakt, Körper
Starre Muster	Achtsamkeit.

Das therapeutische Feld

Aus der Psychotherapie weiss man, dass eine mitfühlende Beziehung für den Therapieerfolg mitentscheidend ist. Es geht darum, sich auf die Klientin „einzuschwingen“ und ein Feld zu gestalten, in dem Transformation und Heilung der Wunden möglich ist. Dieses Feld muss bewusst konstelliert werden. Dies benötigt bei traumatisierten KlientInnen besonders viel Bewusstheit. Bei Trauma ist es wichtig, dass die TherapeutIn selbst emotional und spirituell stabil ist, damit sie den Raum und die Orientierung im Hier und Jetzt mitfühlend zu halten vermag und die Zuversicht in die Weisheit des Lebens aufrecht halten kann.

Trauma benötigt die Fähigkeit der TherapeutIn,

- die seelischen Wunden und körperlichen Leiden anzusprechen und sie voller Mitgefühl zu spüren, ihre Energie auf der Schwingungsebene zu berühren, sich von den Emotionen aber nicht über- und mitschwemmen zu lassen
- den Kontakt zum Hier und Jetzt jederzeit zu halten und die Orientierung zu haben, was gerade geschieht
- das Einsetzen der Sogwirkung des Traumas zu erkennen und die Klientin respektvoll zu unterbrechen, damit sie vom Traumavortex nicht überwältigt wird
- alle Erfahrungen der Klientin in einem „grösseren Feld" zu halten, d.h. nicht nur mit dem Geschehen an der „Oberfläche" sondern der tiefen inneren Lebenskraft, der Zuversicht und dem „kosmischen Feld" verbunden zu sein.

Die Gefahr besteht, mit gut gemeintem Helferwillen zuviel zu tun und Eigenes zu wollen, die Klientin zu überfordern und sie einzuengen. Es ist essenziell, im Kontakt mit Traumaklientinnen sich selbst gut zu spüren und zu beobachten, sich zurückzunehmen, bewusst das richtige Mass von Nähe und Distanz, Intervention und Nicht-Tun zu finden. Mitgefühl ist zu unterscheiden von Mitleid, bei dem die Therapeutin ihre Grenzen verliert, sich mit der Klientin identifiziert und deren Leid zu sehr auf sich lädt, was zu Burnout führen kann.

Aussagen der KlientInnen können eigene Traumata aktivieren, sodass man sich z. B. plötzlich selbst dissoziiert fühlt. Zudem haben KlientInnen die unbewusste Tendenz, TherapeutInnen in ihr energetisches Trauma-Muster hineinziehen. Typisch sind Idealisierungen („Sie sind meine letzte Hoffnung"), Abwertung („Shiatsu bringt auch nichts") und Erpressung („Wenn Sie mir nicht helfen, dann..."). Man soll als TherapeutIn nicht RetterIn sein, keine wohlfeilen Ratschläge erteilen und keine privaten Beziehungen mit der Klientin pflegen. Selbstentwertungen sind häufig. Die Klientin sucht unbewusst immer wieder die Bestätigung, dass sie „der letzte Mensch" und ein hoffnungsloser Fall sei. Man sollte keine entwertenden Formulierungen aufgreifen oder verwenden – selbst nicht in Scherzform.

Die Arbeit mit Trauma-KlientInnen ist fordernd und bereichernd zugleich. Die Inanspruchnahme von Supervision ist empfehlenswert.

Quellen

- Peter Levine, Trauma-Heilung, Synthesis 1998
- Judith Herman, die Narben der Gewalt – traumatische Erfahrungen verstehen und überwinden, Junfermann 2003
- Diane Poole Heller. Laurence Heller, Crash Kurs zur Selbsthilfe nach Verkehrsunfällen, Synthesis 2001
- Peter Levine, Maggie Kline, Verwundete Kinderseelen heilen, Kösel 2004
- Louise Reddemann, Imagination als heilsame Kraft – Zur Behandlung von Traumafolgen mit ressourcenorientierten Verfahren, Pfeiffer bei Klett-Kotta 2003
- Luise Reddemann, Eine Reise von 1 000 Meilen beginnt mit einem ersten Schritt, Herder Spektrum 2004
- Luise Reddemann, Cornelia Dehner-Rau, Trauma. Folgen erkennen, überwinden und an ihnen wachsen – Ein Übungsbuch für Körper und Seele. Trias 2004
- Michaela Huber, Wege der Traumabehandlung, Junfermann 2004
- Babette Rothschild, Der Körper erinnert sich – Die Psychophysiologie des Traumas und Traumabehandlung, Synthesis 2002
- Angwyn St. Just, Soziales Trauma, Kösel 2005
- Friederike Denner, Missbrauch, in: Shiatsu 2, SGS 2006

Anhang Fallbericht zu Missbrauch in der Kindheit

Einleitung

Ich gebe dieser Klientin seit über fünf Jahren regelmässig Shiatsu. Dies ist ein aussergewöhnlich langer Behandlungs-Zeitraum, bedingt durch schwere traumatische Belastungen der Klientin seit ihrer Kindheit. Ihre Entwicklung im Verlauf dieser fünf Jahre ist sehr berührend. Ich wurde immer wieder mit den wunderbaren Möglichkeiten, aber auch mit den Grenzen therapeutischer Arbeit konfrontiert. Es ergaben sich für mich vielfältige berufliche und ethische Herausforderungen. Ihr „Fall" hat wesentlich dazu beigetragen, dass ich selbst eine Ausbildung in Trauma-Therapie nach Peter Levine (Somatic Experience) in Angriff genommen hatte, um traumatisierten KlientInnen optimal helfen zu können.

Vorstellung der Klientin

Im Zeitpunkt der ersten Behandlung ist die Klientin ca. 50 Jahre alt. Sie ist verheiratet, hat zwei beinahe erwachsene Söhne, die noch zuhause wohnen. Sie arbeitet teilzeitlich als Lehrerin (50 %). Sie wirkt im ersten Kontakt übergewichtig, sehr depressiv, unsicher, ängstlich, mutlos, fahrig und erschöpft. Sie erscheint mir als eine geknickte Person, ohne Energie und ohne Fähigkeit, gut zu sich selber zu schauen. Sie gibt mir folgenden Bericht über ihre Kinder- und Jugendzeit ab.

Im Alter ab 4 Jahren litt sie dauernd unter wechselnden Krankheiten (Gelbsucht, Masern, Röteln, Lungenentzündung, Erkältungen). Sie interpretiert diese Phase so, dass Krankheit die einzige Möglichkeit gewesen war, die Aufmerksamkeit und das Mitgefühl ihrer Eltern zu erreichen. Als ältere Schwester stand sie im Schatten der jüngern, dem „Goldschatz" der Eltern. Sie wurde mit 6–7 Jahren zu einer befreundeten Familie in die Berge gegeben. Sie begann in dieser Zeit, oft „in die Hosen zu machen". Sie führte ihre Durchfallattacken bei Behandlungsbeginn auf die Trennung von den Eltern zurück. Erst rund 4 Jahre später trat in der Trauma-Therapie zu Tage, dass sie in dieser Zeit von einem Burschen mindestens zweimal vergewaltigt wurde, und dass von einer unbekannten Person ein schwerer Sturz von einem Baum absichtlich herbeigeführt worden war.

Als Kind blieb sie klein, schmächtig, unscheinbar und unglücklich – so ihre Aussage. Sie hatte grosse Angst vor ihrem älteren Bruder, der ihre Kleinheit und Schwäche immer wieder auf vielfältige Weise ausgenutzt hatte, um ihr existenziell Angst zu machen (z. B. vor dem Ersticken durch Kissen, vor dem in die Luft geworfen und nicht aufgefangen werden). Er war viel stärker, und sie hatte keine Chance, sich zu wehren.

Auch ihre sexuelle Angst wurde genährt. Sie hatte zudem grosse Angst vor ihrem Vater, der sie regelmässig geprügelt hatte, oft auf den nackten Hintern, und der sie oft in den Keller eingesperrt hatte. Von ihrer Mutter erhielt sie weder Hilfe noch Trost oder Geborgenheit oder körperliche Zuwendung. Sie fühlte sich von ihren Eltern abgelehnt.

Mit 12 wurde sie von einem Mann gewaltsam festgehalten. Seine sexuellen Handlungen wurden glücklicherweise durch das Dazwischentreten von Schulkameradinnen unterbrochen. Sie redete mit niemandem über das Erlebnis, musste dies jedoch zwangsweise bei der Gerichtsverhandlung. Sie litt anschliessend 4 Jahre lang unter regelmässigen Gallenkoliken, die aber erst mit 16 erkannt wurden, als eine notfallmässig Entfernung der Gallenblase notwendig wurde. Sie hatte diese Anfälle als Strafe und das Frau-Werden als etwas schlimmes empfunden.

Mit 16 wurde sie von einem Mann mit einer Pistole bedroht, mit 17 rannte ihr ein Exhibitionist vors Fahrrad. Sie musste täglich an den Orten des Geschehens vorbeifahren, ohne ihre Ängste mit jemandem teilen zu können. Sie verabscheute Männer und Berührung und hatte weiterhin Bauchschmerzen. Eine Schulärztin verordnete ihr – sie war inzwischen 19 – eine Kurzanalyse bei einem Psychiater, die – so ihre Aussage – Wunden aufriss, die mit Valium zugestopft wurden. Kurz darauf lernte sie ihren Mann kennen, der sehr verständlich war. Sie konnte Mutter werden, eine Rolle, die sie mit Leib und Seele ausfüllte.

Fallgeschichte

Im Zeitpunkt der ersten Behandlung leidet sie regelmässig an Kopfschmerzen, Druckgefühlen in der Brust, Übergewichtigkeit, Schlafstörungen, Erschöpfung, Schwindelanfällen, Kreuzschmerzen, steifen Beinen und Nacken, juckenden Hautausschlägen, einem Dutzend Durchfallattacken täglich, Depression, Leerheits-, Opfer- und Ohnmachtsgefühlen, Schreckhaftigkeit, Angstgefühlen und „Nicht-Abschalten-Können". Sie befindet sich seit zwei Jahren in ambulanter psychiatrischer wie auch ärztlicher Betreuung. Die Begleitung durch den Psychiater ist in eine Sackgasse geraten, wodurch sich ihre Symptome eher noch verschlimmern. Medikamente sind inzwischen mehr oder weniger wirkungslos oder mit starken Nebenwirkungen behaftet.

Besonders belastend empfindet sie die sehr starken, chronischen Bauchschmerzen, die nur mit stärksten, rezeptpflichtigen Mitteln und nur vorübergehend vermindert werden. Sie hofft, diese Schmerzen mittels Shiatsu lindern zu können und ihre körperliche und seelische Situation insgesamt zu verbessern.

In der ersten Phase von 3 Monaten (ca. 10 Behandlungen, einmal wöchentlich) geht es mir vor allem darum, dass sie Vertrauen ins Shiatsu und unsere therapeutische Beziehung aufbaut, dass sie lernt zu entspannen und die körperliche Wahrnehmung zu verbessern. Ich lasse sie bewusst werden, wie sie sich verspannt, sobald sie berührt wird, und sie lernt allmählich, Rotationen der Arme und Beine zu zu lassen, sich vertrauensvoll führen zu lassen. Am häufigsten tritt in der Hara-Diagnose das Feuerelement in Erscheinung, welches für das leidende (blutende, bedrückte) Herz steht. Beim Arbeiten mit der Dünndarm-Energie beziehe ich mich oft auf Integrieren und Bewusstheit, mit der Herzkreislauf-Energie auf das „Sich schützen können". Der „Schmerz im Bauch" ist, auf Shiatsu bezogen, ihr zentraler Bezugspunkt. Der Bauch wirkt bei Behandlungsbeginn jeweils wie ein aufgeblähter Ball. Bereits während der Behandlung kann sich diese Spannung lösen. Ich arbeite in die Weite, verbinde Extremitäten und Rumpf, und habe einen raumgebenden Fokus. Sie meint, sie hätte ein „völlig neues Bauchgefühl". Die Schmerzen sind nach jeder Behandlung verschwunden, kommen aber nach ein paar Tagen zurück. Shiatsu verhilft ihr dazu, dass ihr Alltag Zeitfenster erhält, in denen es ihr „richtig gut" geht. Sie fühlt sich dank Shiatsu leichter, klarer und zuversichtlicher. Alles sei wieder miteinander verbunden. Sie ist eine sehr visuell/kreativ begabte Person. Sie beschreibt und zeichnet ihren Bauch oft als gefährlichen, dunklen Raum, in dem ein kleiner Embryo eingeschlossen ist und von vielen Krallen, Fäusten usw. bedroht wird. Nach dem Shiatsu verwandelt sich der Bauch z. B. in eine Blumenwiese. Sie fasst den Mut und die schwierige Entscheidung, die psychiatrische Behandlung zu beenden und zu einem Körperpsychotherapeuten zu wechseln.

In einer zweiten Phase von einem Jahr Dauer (ca. 50 Behandlungen, einmal wöchentlich) ist das Erreichen einer gewissen „Alltagsstabilität" in Bezug auf das körperliche und seelische Wohlbefinden ein wichtiges Ziel für das Shiatsu. Sehr häufig finden sich in dieser Phase Magen Kyo/Blase Jitsu als Diagnose. Die Arbeit mit dem Magen-Meridian beziehe ich primär auf die Themen Erden, Zentrieren, Stabilisieren. Bei der Arbeit mit dem Blasenmeridian lege ich den Fokus auf Urvertrauen und in Fluss kommen. Beim Dickdarm-Meridian, der ebenfalls oft auftritt, beziehe ich mich auf das Verarbeiten und Loslassen von Altem und darauf, Grenzen zu stärken. Ihr Bauch wird in dieser Phase vollständig schmerzfrei, Schuppenflechten und Kopfschmerzen verschwinden. Sie schläft gut (währenddessen sie früher nachts nicht abschalten konnte). Sie ist voller Lebensfreude und fühlt sich körperlich so gut wie noch nie. Sie ist voller Dankbarkeit für Shiatsu und meine Arbeit mit ihr. Ich unterstütze sie im Gespräch bei der Bewusstwerdung von Mustern, die im Alltag ihre Opferhaltung zementieren und ihren körperlich-seelischen Zustand immer wieder verschlechtern. Ergänzend zum Shiatsu suchen wir Möglichkeiten zum Aufbau von Ressourcen. Ich führe mit ihr einfache Körperübungen zum Erden und Grenzen setzen durch, die sie regelmässig zu Hause macht. Ich motiviere sie dazu, ein „Tagebuch des Schönen" zu beginnen, was sie zunächst nur widerwillig tut, dann drei Monate lang voller Freude, bis es plötzlich nicht mehr notwendig ist. Die Klientin wird sich immer mehr schöner Erlebnisse bewusst und schafft sich selber solche, die sie jedoch meist nur mit schlechtem Gewissen geniesst. Sie erkennt die problematischen Seiten ihrer Ehedynamik, wo sie immer wieder zur „Schuldigen" degradiert wird, die „alles falsch macht". Unter den massiven Angriffen geht sie in die Opferhaltung und schluckt alles, ohne sich zu wehren.

In der dritten Phase von zwei Jahren besteht mein primäres Ziel, dass sie versucht, die gewonnene Alltagsstabilität selbständiger zu erhalten. Wir vereinbaren, die Behandlungen nur noch vierzehntätig vorzunehmen (ca. 40 Behandlungen). Der Körper soll lernen, dass er auch ohne intensives Shiatsu wohler sein kann. Die Zeit ist jedoch stark durchzogen von Phasen mit Kopfweh, Bauchweh, Schwindel. Die Ehe-Situation ist schwierig, und die (Verhaltens-) Psychotherapie nicht befriedigend. In dieser Zeit beginne ich eine Ausbildung in Trauma-Therapie. Das tiefere Verständnis hilft mir, energetische Muster der Kindheit zu erreichen und den Raum für deren Transformation zu erweitern. Es kommen mir z. B. Bilder, das 7-jährige Mädchen zu behandeln, zu trösten und zu nähren. Oftmals ist es wichtig, ganz einfach den Raum energetisch zu halten. Teilweise fliessen Übungen aus der Traumaausbildung in mein Shiatsu ein. Beispielsweise soll sie ihre Kraft spüren und mit den Füssen fest gegen meine Hände stossen. Die Klientin beginnt, ausgelöst durch unsere Arbeit, täglich regelmässig leicht zu joggen oder schnell zu gehen und zu schwimmen. Ich setze ihr wechselnde Ziele, z. B. beim Gehen die Füsse zu spüren, oder den Kopf aufrecht zu halten. Dies wird von nun an zu einer wesentlichen Ressource für sie.

Die Körperpsychotherapie entwickelt sich zu einer grossen Enttäuschung für sie. Wie schon vorher beim Psychiater hat sie das Gefühl, in der Therapie nichts recht zu machen, nichts zu können und nicht wirklich ernst genommen zu werden. Der Psychologe glaubt nicht mehr an ihre Heilbarkeit und reagiert ihren Schilderungen zufolge gereizt und überfordert. Sie weint viel, traut sich jedoch erst durch mein Insistieren, ihr Unbehagen auszudrücken. Die Therapie gerät in eine Sackgasse und wird von ihr abgebrochen. Es fällt ihr schwer damit umzugehen, dass sich dieses Muster wiederholt. Ich kann ihr einen SE-Therapeuten vermitteln. Es gibt ein Auftreten und Verschwinden von Durchfall, Bauchweh und Kopfschmerzen. Sie hat nun Schwindel, Kreislaufprobleme und Schmerzen im Herzbereich, die ich als Verkrampfungen wahrnehme. Shiatsu hilft ihr immer wieder, für eine paar Tage symptomfrei zu leben. Danach treten die Symptome wieder auf. Ihre Arme sind wie tot, energieleer, und ich arbeite belebend und integrierend. Sie bekommt neu häufig Herzrasen, was sie sehr beunruhigt, obwohl ihr der Hausarzt die Angst zu nehmen versucht.

Die vierte Phase verstehe ich als ein Unterstützen der nun einsetzenden Traumatherapie. Diese führt zunächst dazu, dass ihre körperlichen Symptome (Bauchschmerzen,

Kopfweh, Schlaflosigkeit, Durchfall) sich weiter intensivieren. Dies empfindet sie als besorgniserregend, aber gleichzeitig sieht sie es auch als ein wichtiges Aufarbeiten an. Es tauchen neu Atemnot und Hyperventilation auf, mit Druckgefühlen in der Brust und im Kehlkopf, während die Herz-Probleme wieder verschwinden. Es ist, als ob die Symptome sich immer mehr „nach oben" bewegen würden (zuerst Verdauung, dann Herz, jetzt Lunge). Das Thema scheint zu sein: „Lange Unterdrücktes will sich endlich ausdrücken – bin ich dafür sicher und geschützt genug, schaffe ich es?" Sie bemüht sich bewusst, neue Einstellungen und Verhaltensmechanismen zur Bewältigung schwieriger Lebenssituationen zu entwickeln. Insbesondere tritt nun die Gallenblasen- und Leber-Energie in vielen Hara-Diagnosen in den Vordergrund: die lange unterdrückte Wut und behinderte Lebenskraft drückt immer mehr durch und sucht sich neue Wege. Im Shiatsu gilt es, dieser kraftvollen Energie den Raum zu halten. Ferner arbeite ich bewusst am Blasenmeridian des Rückens zur Stärkung der Mittellinie, der Auf- und Ausrichtung, des Zugangs zu Unbewusstem und des „im Fluss seins". Nach dem Shiatsu fühlt sich sich leicht und weit, ganz, im Fluss, klar und ruhig. Inzwischen schafft sie es, bei verbalen Attacken ihres Mannes zu flüchten und ihn stehen zu lassen statt seine „Anfälle" erstarrt über sich ergehen zu lassen. Sich Raum für sich selber nehmen, Grenzen ziehen und Neues ausprobieren werden von ihr bewusst thematisiert.

Die Klientin ist nicht mehr zu vergleichen mit der Person, die vor fünf Jahren zum ersten Mal ins Shiatsu kam. Sie strahlt in der normalen Alltagssituation kraftvolle Freude und Entschlossenheit aus. Sie bewegt sich regelmässig (Jogging mit einer Kollegin, Schwimmen). Sie hat körperlich und energetisch sichtbar abgenommen, sie braucht ihren „Panzer" nicht mehr so stark. Sie sorgt für sich und pflegt sich. Sie hat inzwischen eine Freundin, mit der sie auch Reisen unternimmt. Sie hat ohne schlechtes Gewissen alleine Ferien mit ihren Söhnen unternommen, die zurecht ihr grosser Stolz sind. Sie schaffte es, trotz anfänglicher Widerstände, ihre Mutter in den Tod zu begleiten und sich mit ihr versöhnen. Sie organisiert Tombolas und freut sich über den Erfolg. Sie kann ungemessene Aussagen und Handlungsweisen ihres Mannes Grenzen setzen, sodass er inzwischen sein Verhalten verändert und „gemässigt" hat und die Beziehung von ihr immer öfters als gut empfunden wird. Ihr Selbstwertgefühl ist mehrheitlich richtig erfrischend. Durchfall-Attacken und Schlafprobleme sind immer noch akut.

Hier ein paar Ausschnitte aus einer Shiatsu-Behandlung und der Befunderhebung in der jetzigen Phase. Dabei ist festzuhalten, dass nicht in jeder Sitzung ein expliziter Bezug zu einem traumatischen Ereignis erfolgt, dass diese Behandlung jedoch als Bericht besonders anschaulich wirkt.

T: Wie geht es Dir im Moment?

K: Gesamthaft geht es mir sehr gut, obwohl ich beruflich gerade viel zu tun habe, aber positiven Stress, den es ja auch braucht. Obwohl ich meinen Mann im Moment etwas vernachlässige, ist er sehr nett und unterstützend. Trotzdem muss ich immer noch viel aufs Klo, was mir viel Energie kostet. Ich nehme viele Aufbaustoffe von Burgenstein. Ich habe seit sechs Tagen seit langem wieder einmal sehr starke Bauchschmerzen und Kopfschmerzen. Ich habe Angst, dass sie mich mein ganzes Leben lang nie ganz verlassen. Und ich habe innerlich das Gefühl, nur einen Meter gross zu sein, in meinem Mädchenkörper zu stecken.

T: Hast du eine Idee, wodurch die aktuellen Schmerzen ausgelöst werden?

K: Nein. Ich versuche immer wieder zu schauen, finde aber nichts Konkretes. Vielleicht habe ich zu viel geschleppt, meine Schultern sind verspannt.

T: Wie geht es in der Traumatherapie im Moment?

K: Es kommt viel Altes, aber nichts Konkretes. Ich liege oft am Boden und strample und wehre mich. Die Schmerzen müssen wohl schon mit der Vergewaltigung zu tun haben …

Ihr Kopf wirkt in diesem Moment eingezogen, der Nacken steif, die Kopfhaut ist glänzend und rötlich, intensiv durchblutet, aber eher gestaut. Die Beine wirken kraftlos. Die Bauchdecke ist gespannt.

In einer ersten Hara-Diagnose, die ich auf den heutigen Tag beziehe, erhalte ich Dickdarm-Energie kyo (leer) und Blase jitsu (gestaut). In einer zweiten Hara-Diagnose zoome ich mich geistig bzw. mit meiner ganzen Wahrnehmung und meinem ganzen Sein zurück bis zu dem Tag, an dem der Missbrauch stattfand. Es ergibt sich nun eine etwas andere Diagnose als vorher: Blase Kyo und Gallenblase Jitsu.

Bei der Behandlung beziehe ich meine innere Ausrichtung abwechselnd auf das Heute und auf das 7-jährige Mädchen zum Zeitpunkt des Missbrauchs. Der Gallenblasen-Meridian erweist sich als sehr empfindlich und schmerzhaft. Die Klientin will während der Behandlung wissen, welcher Meridian dies ist. Auf meine Antwort hin erwidert sie, dass sie ja gar keine Gallenblase mehr hätte. Ich erkläre Ihr, dass die Gallenblasen-Energie auch mit überwältigt werden, sich wehren und mit Wut zu tun hat, also auch mit ihrer Geschichte.

Eine energetisch schwache Zone durchtrennt den oberen Teil des Oberschenkels wie ein Band. Die Klientin reagiere auf den Druck und sagt, dass sich diese Region völlig schwach, schmerzhaft und leer anfühle. Mir kommt das Bild hoch, dass sie während des Missbrauchs dort festgehalten worden war, sage aber nichts. Bei der Arbeit am Blasenmeridian beziehe ich mich auf die Themen tiefe Angst – Überlebens-

Wille – Familie und spreche innerlich mit der Zone, dass alles wieder ok sei und sie ihre Aufgabe wieder übernehmen könne. In dem Moment sagt die Klientin, dass sie Lust hätte, endlich wieder mit joggen anzufangen, was sie seit ein paar Wochen nicht mehr getan hätte.

Die Fussgelenke sind auffällig verspannt, und ich verwende viel Zeit darauf, diese Spannungen zu lösen und den Füssen Standfestigkeit, Wärme, Vertrauen zu vermitteln. Hierbei entspannt sich auch der Nackenbereich, und die Energie kann deutlich besser nach unten fliessen.

Die letzte Behandlungssequenz führt zum Dickdarm-Meridian an ihrem rechten Arm. Ich beziehe mich auf seine Funktionen Grenzen Setzen, Altes wieder loslassen. Die Energie fühlt sich völlig „erschöpft" an, kraftlos. Sie signalisiert „ich kann nicht mehr". Ich spreche innerlich mit dem Meridian, dass er sich ausruhen dürfe. Er hätte alles getan, was er tun konnte, er hätte es gut getan, und jetzt sei alles vorüber und ungefährlich und ok. In diesem Moment geht eine tiefe Entspannung durch den ganzen Körper, als ob Dampf abgelassen würde. Die Klientin spürte es sofort und sagt „jetzt ist alles gut. Es hat sich innerlich total entspannt. Es ist kein Kribbeln mehr, ich bin frei und gut aufgehoben". Sie liegt mit einem „seligen Lächeln" im Gesicht da wie ein kleines Baby, völlig zufrieden, gut genährt und sicher in seiner Wiege. Ich halte diesen Zustand für etwa eine Minute. Ich schliesse ab, indem ich meine Hände auf ihre Herzkreislauf-Zone im Hara lege und ihr nochmals (ohne Worte) kommuniziere „Du bist sicher, Du kannst Dich schützen, inzwischen bist Du stark genug".

Schlussbetrachtung

Das wesentliche Arbeitsinstrument der TherapeutIn ist ihr mitfühlendes Bewusstsein. Im Moment der Behandlung arbeitet „es" wie von alleine. Es gibt kein Ego, das etwas erreichen will. Die Arbeit wird leicht, selbstverständlich, spielerisch, kreativ und weit. Sie erhält die Qualität des „Wu-Wei" – des Nicht-Tuns, bei dem nichts ungetan bleibt. TherapeutIn und Klientin sind Eins in einem gemeinsamen Schwingungsfeld, das den Raum für tiefe Transformationsprozesse öffnet. Shiatsu setzt Prozesse in Gang – auf der körperlichen, emotionalen, mentalen und spirituellen Ebene. Erstarrte, oftmals alte Muster können sich lösen, tiefe Bedürfnisse können sich ausdrücken, der seelische und körperliche Energiehaushalt kann sich wieder einpendeln.

Die Essenz des Shiatsu liegt jenseits der Technik. Shiatsu ist
berühren und berührt werden
verbinden und verbunden sein
liebevolle Präsenz und Achtsamkeit
universelle Liebe, Freude, Mitgefühl und Gleichmut
Bewusstheit.

Shiatsu als Beruf zu wählen heisst, dem Lebensweg einen Fokus zu geben. Zu Beginn der Ausbildung ist man noch Anfänger, und man weiss noch gar nichts. Am Ende der Ausbildung ist man allenfalls Amateur und weiss, dass man noch nichts weiss. Nach etwa 5 Jahren Berufspraxis ist man Profi und weiss, was man noch nicht weiss. Nach 10 Jahren ist man Experte / Expertin und findet sich mit dem ab, was man nie wissen wird. Diese Sichtweise ist natürlich nur die halbe Wahrheit. Die andere Hälfte liest sich so: Die Ausbildung zu beginnen heisst, sich auf einen persönlichen Weg zu begeben. Die Praxis zu eröffnen heisst, diesem Weg Verbindlichkeit zu geben. Der Rückblick auf 5 Jahre Berufspraxis zeigt, dass man als Person inzwischen an einem anderen Ort steht. Nach 10 Jahren Berufserfahrung kann man sich nicht mehr vorstellen, dass man früher einmal ein völlig anderes Leben geführt hat.

Alexander Lowen "Angst vor dem Leben"

[illegible] [illegible] Fahrradladen

[illegible] Oldtimer-Museum

[illegible] [illegible] Fahrradhandlung